WHAT MY BONES KNOW

A Memoir of Healing from Complex Trauma. Stephanie Foo

私の骨が知っていること

複雑性トラウマからの回復の記録

ステファニー・フー 著　浅井咲子 監訳　菅田眞之介 訳

岩崎学術出版社

WHAT MY BONES KNOW
A Memoir of Healing from Complex Trauma

Stephanie Foo

私の家族になってくれた
ジョーイ、キャシー、ダスティン、マーガレットへ

著者より

複雑性ＰＴＳＤに苦しむ仲間の皆さんへ‥トラウマに関する本は、読むと心が痛み、トリガーになることがあるのはわかっています。私自身、トラウマに関する本を何冊も読み、そのたびに苦しみました。しかし読者に私の気持ちを理解してもらうためには、虐待を受けた自分の幼少期の体験を語ることが不可欠だと感じました。この本のパートⅠを読むのは、あなたにとって辛いことかもしれませんが、それでも読んでいただきたいです。

途中で数ページ飛ばして読みたくなったとしても、私はあなたを責めません。ただ、少しネタバレになりますが、これだけはお約束します。

この本はハッピーエンドです。

『私の骨が知っていること：複雑性トラウマからの回復の記録』目次

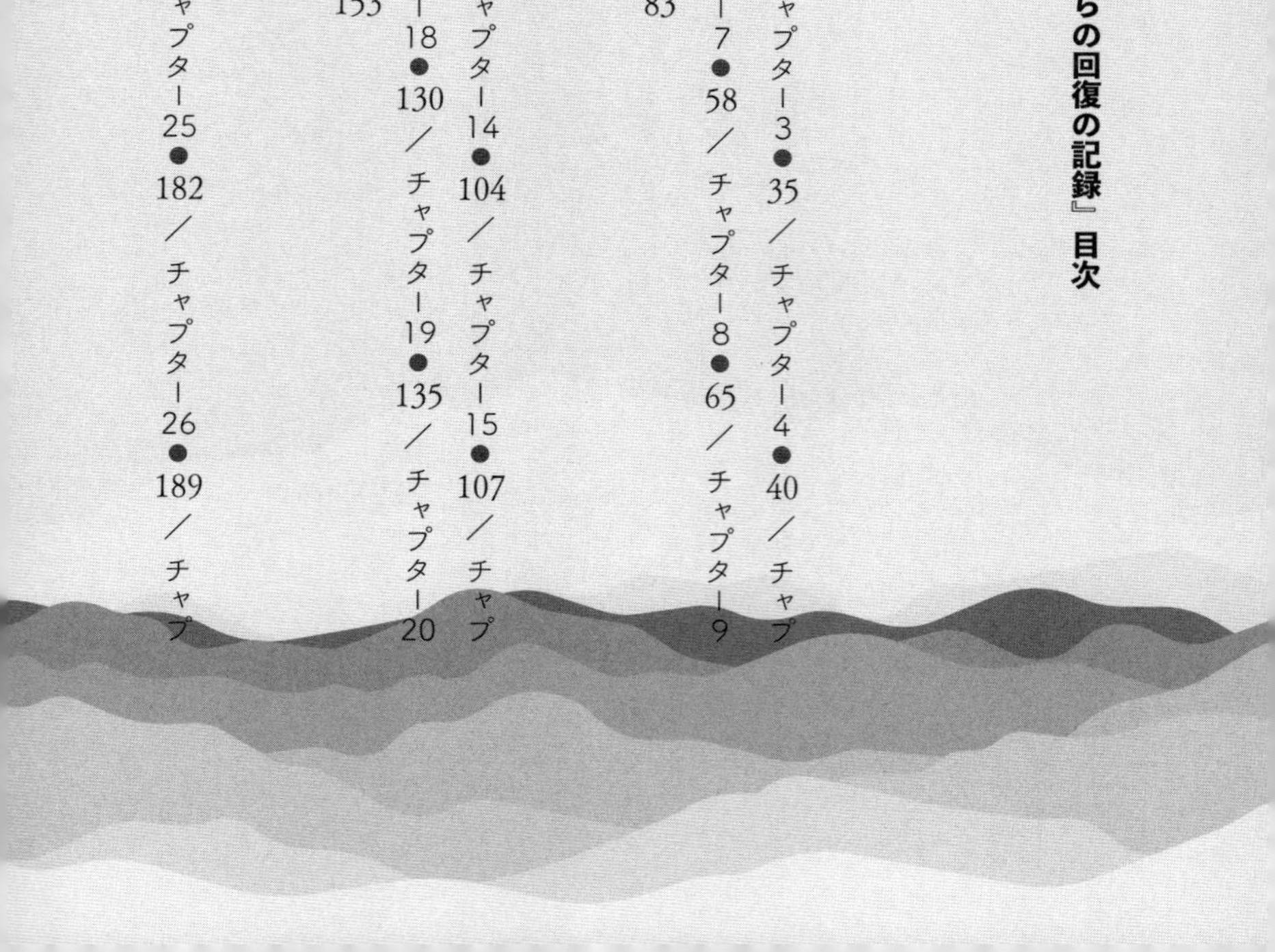

※本文中の〔　〕内は訳注です。

プロローグ

「診断名を知りたい？」

私はまばたきをしながら自分のセラピストを見つめる。薄いカーテンからは陽の光が差し込み、窓の外では小鳥がさえずり、巨大な大理石でできたお決まりの噴水はさらさらと流れる。一般的にはリラックスできる環境のはずだ。そんな落ち着いた診療室の中から、彼女は私を見つめている。部屋の奥には『望まれたものたち』という詩のレプリカが額に入れて飾ってある。「君はこの宇宙の子ども　木々や星々と同じ　ここに居る権利がある」

だが実際のところ、私は〝ここ〟には居ない。セラピールームはサンフランシスコにあり、私はというと、ニューヨークの暗くて凍えるような6フィート〔約180センチメートル〕四方のオフィスでコンピューターの狭いウィンドウ越しに会話をしている。ではなぜそこに詩が飾ってあることを知っているのか。なぜ診断名を言われることが信じられないのか。これには同じ理由がある。私が彼女のクライアントになってから、8年も経っているのだ。

サマンサと呼ばれるセラピストとのセッションが始まったのは、私が22歳のときだ。当時私はサンフランシスコに住んでおり、まさにサンフランシスコらしいトラブルに見舞われていて助けが必要だった。建築家気質で機械オタクの彼氏についてだ。サマンサがそばに居てくれたことは幸運だった。彼女は辛辣で抜け目ないが愛に溢れている。彼女は私が破局するといつも緊急対応時間を設けてくれたし、私が初めて一人で海外旅行に行くときなんて、革装の素敵な旅行手帳をプレゼントしてくれた。セッションでの会話は男の話からすぐに逸れ、何カ月も続く抑うつの発作についてや、友人関係、仕事、家族にまつわる絶え間ない不安についての話し合いになった。26歳で国を横断してニューヨークに移住してからも、スカイプを通じて会い続けるほど私は彼女のことが大好きだった。

今日のセッションは、私が集中力の欠如を訴えたところから始まる。サマンサは私にポジティブなことを思い浮かべるよう言い、自分が安全な場所で、力強く、光に溢れている様を想像をするよう勧めた。渋々やってはみるものの、そのような想像をするといつも虚しい気持ちになった。さらに彼女は毎週のように、自分にやさしく、と言ってくれた。「あなたは自分が思っている以上に素晴らしい」と、私がやれやれという顔をしてもお構いなしに言った。「前にもあなたが同じような憂鬱から立ち直ったのを見ています。今回も大丈夫」

でもそれこそがやっかいなのだ。私はもう立ち直るのに疲れた。もう立ち直るのはうんざりだ。リフトとか、エスカレーターとか、ふわふわ浮かぶ虹色のドラッグの雲みたいなものが欲しい。情緒の安定まで引っ張り上げてくれるものならなんでも。私を改善してくれるものならなんでも。

私が不安とうつに苦しめられるようになったのは12歳のときからだ。苦痛とは、私が何年もの間、幾度となく戦ってきた、牙を持つ獣みたいなものだ。永久に葬り去ったと思ってもその度に生き返り、私の喉元目がけて再び襲いかかってくるのだ。しかし最近になって、こうした戦いはごく当たり前のことなんだと自分に言い聞かせている。20代のミレニアル世代なんて総じてストレスが溜まっているんじゃないのか？　うつなんて、人の体調をシンプルに表現しているだけのものなんじゃないか？　神経質の集まりであるニューヨークにおいて、不安じゃない人なんて居るのか？

この考えは30歳になるまで続いた。地に足がついていなかった友人たちも30代に差し掛かり、次から次へ、急速に大人になっていった。気力が落ちて他人の目をあまり気にしなくなったことで人として丸くなった、という報告も聞いた。そして友人たちはベージュのリネンパンツを買い、子どもも授かった。私もその高尚な落ち着きという名の成熟を待ったが、30歳の誕生日は数カ月前に過ぎており、むしろ今まで以上に人の目が気になるようになっていた。ショッピングカートの置き場所や、海のプラスチックゴミ、そして、聞き上手でいること。いつも自分のせいでなにもかも台無しになっているんじゃないかと気にして、気になってまた気になって、それで自分が嫌になった。

　ただ、友人たちが言ったことの中にはもっともなことがある。私は今とても疲れている。地球上での30年間、少なくともその内の半分を、私は悲しみ続けてきたのだ。

　通勤中の地下鉄内で、静かに携帯電話を見つめている、ひどく神経質であろう人々を見ていて思うのだ。もしかして私だけ違う？　私だけなにかおかしい？　しかもとてつもなく？　ここ1週間は答えを知るためにＷｅｂＭＤ〔健康と福祉に関する情報サイト〕で様々な心の病について読み、似たような症状を探した。

　そして今、サマンサとのセッションの終わり際、いつも通りの励ましも自己肯定も言われ尽くした後で、私は勇気を振り絞り、ネット上で得た自己診断について聞いた。「私って双極性障害なの？」

　サマンサは予想に反して笑った。「あなたは双極性障害じゃない。それだけは間違いない」そこで加えて言ったのがこれだ。「診断名を知りたい？」

　私は声を荒げ、「おい、私はあんたに10年間も会い続けてるんだ。知りたいに決まってるだろ」などとは言わない。なぜなら正しいコミュニケーションについてサマンサから教わったからだ。ありがとう、サマンサ。

　私は代わりに言った。「うん。もちろん」

　サマンサは腹をくくってこちらを凝視した。「あなたは幼少期から複雑性ＰＴＳＤを抱えていて、それが持続する抑うつや不安障害となって現れてる。あなたみたいな環境で育った人は、そうなって当然」と彼女は言った。

「そうなんだ。ＰＴＳＤか」心的外傷後ストレス障害。私の子ども時代はそれはもうめちゃくちゃだったので、なんとなくわかる気がする。

「ＰＴＳＤじゃなくて、複雑性ＰＴＳＤね。通常のＰＴＳＤと複雑性ＰＴＳＤの違いとして、従来のＰＴＳＤは、多くの場合、トラウマ的瞬間に紐づいてる。複雑性ＰＴＳＤの患者は断続的な虐待、つまりトラウマを長期間、何年間も受けてる。児童虐待なんかは複雑性ＰＴＳＤの主な原因だね」と言うと、彼女は画面端に視線を移した。「あっ、もうこんな時間！　続きは来週にしましょう」

　スカイプのウィンドウを閉じて、私はすぐにグーグルを開いた。複雑性PTSDなんて聞いたことがなかった。そして驚いたのは、検索結果がそれほど多くなかったことだ。私はウィキペディアから、退役軍人と関係のあるC-PTSDについて書かれた政府のページへ飛んだ。そこで症状の一覧を見た。とても長いリストだ。それはもはや医学的な文書というより、私の人生を記録したものだった。感情のコントロールが困難。個人情報を公開し過ぎたり、間違った人を信頼してしまう傾向。強い自己嫌悪。人間関係の維持が苦手。虐待者との深刻な関係性。攻撃的だが、他者からの攻撃的態度を許容できない。すべてその通りだ。すべて私だ。読み進めるにつれ、私の人格を形成しているあらゆる側面が診断上の深刻な不具合へとすり替わっていく。この病気がどこまで及んでいるのかわからなかった。私のアイデンティティへの浸食がどこまで完了しているのか。私の欲求。私の愛。私の話し方。私の情熱、恐怖、にきび、食習慣、ウィスキーを飲む量、話の聞き方、物の見方。すべてだ。そのすべてが汚染されている。私のトラウマは、文字通り血液中を巡って脳のあらゆる決断をコントロールしているのだ。

悲しみでどうにかなりそう、というのが私の本音だった。育った環境とはまったく違うような新しい人生を築くべく、私は何年も頑張ってきた。しかし今、あまりにも唐突に、自分が人生で直面してきたあらゆる葛藤やあらゆる喪失、あらゆる失敗や弱さがその根源へと、つまり私の元へと帰ってきた。正常とは程遠い自分。私という存在こそが、私の人生で起きた数々の悲劇の総体なのだ。私という人間は、教科書通りの精神疾患だったのだ。

なにはともあれ、確かにこれですべて説明がつく。当然ながら、仕事に集中するのは苦手だった。当然ながら、愛した人たちのほとんどは私の元から去った。当然ながら、品性があり教養のある人々が集まる一流の組織で成功しよう、などという考えは甘かった。だって、C-PTSDを抱える人、つまり、このインターネット上に描き出されている人は、崩壊している。

オフィスのオレンジ色の壁が私を追い立ててくる。私はここに馴染めていない。私はどこにも馴染めない。私は1日フルで働けることを自らに証明するため、2、3時間、必死でデスクの前にしがみついていたがコンピューターの画面を見ることすらできなかった。ドアの外で同僚が笑う声は、まるでジャッカルのようだった。コートを掴んで寒空の下、ビルを飛び出したが屋外にも逃げ場などなかった。歩くのと同じテンポで頭の中にひとつの言葉が響き渡る。崩壊。崩壊。崩壊。

私は10年間ずっと、過去を追い越せると信じてきた。でも今日、うまく走ることすらできていないことに気づいた。どうにかしなければ。

修正をしなければ。自分の修正を。今までずっと、自分の物語をゼロから始めようと、誤魔化しや完璧主義、そして見せかけのハッピーエンドなんかに頼ってきた。でももう信頼できない物語に沿うのはやめなければ。不屈な鋭い眼差しを持って、自分自身を、自分のふるまいを、自分の情熱を見守らなければ。自分で編み上げた、今にもほころびそうな繊細な人生を解きほぐさなければ。

どこから解き始めればいいかはわかっている。どんな悪役でも、罪滅ぼしの物語はその起源まで遡る。

パート I

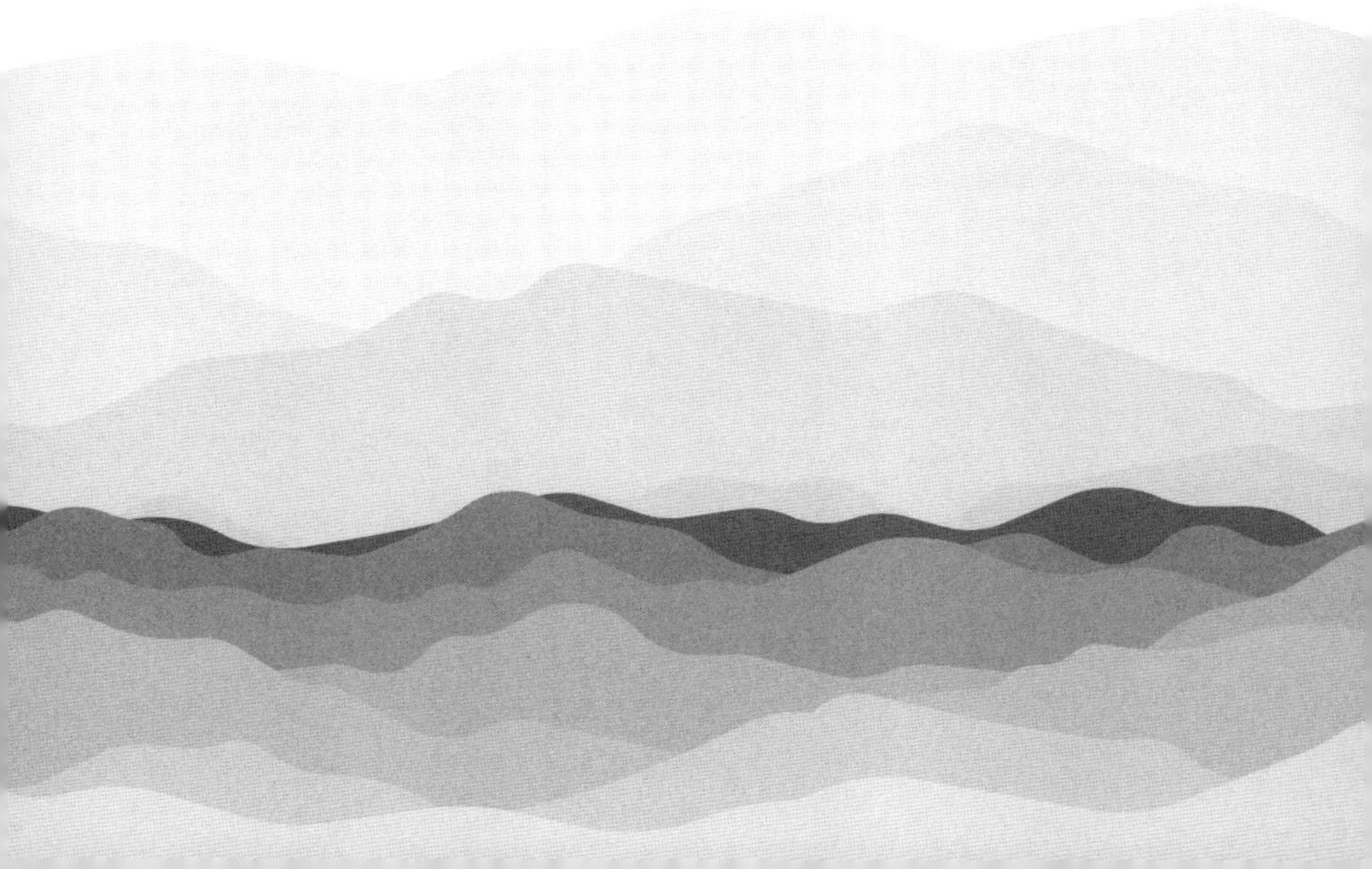

チャプター1

捨てていないホームビデオが4本だけある。それはクローゼットの一番上の、一番奥にしまってある。私はそれを見ることができない。まだビデオデッキを持っているとでも？　それでも、現存する最後の遺産として、私は幼少期のテープを保管している。そしてついにそれらが日の目を見ることになるのだ。

　私は常に過去を携えている自覚がある。だがそれは情動としてだったり、ほんの一瞬の記憶として。挙げられたこぶし、禁じられた言葉、恐怖の瞬間。診断の後、私は細部が知りたくなった。そこで私はビデオデッキを借り、プラグや配線のパズルと格闘し、1本のテープを押し込んだ。

　テープはクリスマスの日から始まる。ベルベットのドレスを着た4歳の少女が、巨大な白いレースの襟に飲み込まれている様子が映っている。ぶ厚いぱっつん前髪に、三つ編みのおさげ。この子は私だが、なかなか認めがたい。彼女の鼻は私よりずっと幅が広く、顔の輪郭が丸い。そして、とんでもなく幸せそうだ。だが彼女が開けているおもちゃはどれもよく覚えている。おお、それは大好きだった青い虫眼鏡。マジック・スクール・バスの絵本もあった。この貝殻型でターコイズ色のポーリー・ポケット〔コンパクト型ドールハウス〕、どんな風に遊んでたっけ？　全部どこへやってしまったんだ？

　場面が変わる。彼女はリビングルームの床に膝をつき、野菜のコラージュが所狭しと描いてある箱を持っている。彼女は保育園でフード・ピラミッドに関する研究の準備中であり、驚くべきことにイギリス訛りだ。「オレンジ、ハヴ、〝ヴィ〟タミンC」と、小さな女の子は笑顔で話し、2つの可愛いえくぼを作っていた。私にはもうそれがひとつもない。

　続いてイースターの映像。私はプラスチックの卵を探してソファーの周りを這い、小さなバスケットを一杯にしている。私の育った家だが、なんだか違和感がある。なにもない壁がさみしく、リビングの家具もぎこちない。逆算すると、この時点では、私たち家族がアメリカに来て2年も経っていないということに気づく。絵の描かれた中国の屏風やカントリー・クラッター〔イギリスやアメリカに店舗を持つ雑貨屋〕の小物、額に入ったバティック〔主に東南アジアの特産品である染め物〕やアップライト・ピアノ。まだそれらで部屋を埋める前なのだ。マレーシアから運んだラタン〔ヤシ科の植物〕製の家具の上に、卵を隠すには薄すぎる花柄のクッションが敷かれているだけだった。

最後の場面、カメラは母と少女に向けられる。二人は家の前の芝生におり、そばではピンクと黄色のバラが咲き誇っている。母親はオーバーサイズのボタンダウンシャツにジーンズ、そして裸足という可愛らしい出で立ちだ。彼女はとても穏やかで、なんだか余裕があるように見える。そしてシャボン玉を吹いている。少女はシャボン玉を追いかけながら息を切らして笑い、芝生の上でいびつな円を描いて走る。最後に少女は「やりたい、やりたい」と大きな声で言ったが、母親は少しの間、それを無視していた。

大人になった自分にはビデオの中の母親を責める覚悟が十分にできている。嫌悪する覚悟が。彼女はシャボン玉をさせてくれないだろう。彼女は私にそんなことできるわけないと思っている。しかし、彼女は私の口元まで棒を下ろしていた。私はそれを強く吹きすぎて液体が飛び散る。彼女はもう一度、棒を液体に浸し、うまくいくまで私に優しく助言を与える。そうしてシャボン玉がひとつ空舞い上がる。その光景はどこか過剰なようで、全然足りないような気もする。待て。この女は誰だ？　こののどかなひと時はなんだ？　こんな風じゃなかったはずだ。これは完全じゃない。もっと見せろ。しかしテープは止まる。以上。映っているのは砂嵐。

私たち家族は逃げるためにアメリカに来たわけではない。成長するために来たのだ。

マレーシアを離れカリフォルニアに移ったのは、私が2歳半の時だった。父は技術系の仕事をしており、移住補助の一環として、シリコンバレーに建てる家の頭金を会社から支給されていたのだ。父にとって、これは帰国だった。

小さなスズ鉱山のイポーという町で、幼い頃の父は、誰よりも頭のいい子どもだった。父の家は貧しく、ほんのわずかなお金も祖父のギャンブル代に消えた。父はそんな祖父に似なかった。頭脳と根性があった。数学と英語の教科書に載っている問題はすべて解き、さらに図書館へ行き教科書を全部借りてきてそこに載っている問題もすべて解いた。ただ頭がいいだけではない。ラグビー場では褐色の少年たちと一緒に転げ回った。彼は優秀であると同時に、誰からも好かれる将来有望な子どもだった。

だがある時、父が手紙で、アメリカの大学の何校かに奨学金制度に関する問い合わせをした際、返ってきた返事は、時間を無駄にするな、だった。外国人学部生向けの奨学金が存在しなかったのだ。

ならば、と父はＳＡＴ〔アメリカの大学進学適性試験〕で１６００満点を取ってみせた。当時のこの点数は学術的天才であることを意味した。この１６００点が貧困、ひいてはマレーシアから脱出するための切符に変わったのだ。結婚していた裕福だった父の姉は、アメリカの大学に出願するための資金を父に貸してくれた。父はありとあらゆる大学に合格し、そのすべての学校が学費を全額負担してくれるとのことだった。

霜で覆われた古い建物や赤茶色の葉に囲まれマフラーとコートを着込んだ生徒たちの写真が、アイビー・リーグ〔東海岸にある８つの私立大学の総称〕から送られてきたどのパンフレットにも載っていたが、熱帯の暑さに埋もれて暮らしてきた父はそれを見て怖気づいた。対照的に、カリフォルニアのとある名門校のパンフレットに載っていたのは緑の芝生でフリスビーをする、タンクトップに短パン姿の生徒の写真だった。父は当然、そこを選んだ。

「お前も東海岸の女になれたのにな」と父がよく言っていた。「フリスビーのせいでただのカリフォルニアの女になっちまった」

卒業後、父は仕事で世界中を飛び回り、数年経ってマレーシアに戻り定住することになった。母と出会ったのは銀行で、彼女は窓口係だった。母はかわいらしく魅力的で、父も当時、26歳だった。いやはや、なんて大昔のことなんだろう。父のお母さんは、誰か良い人を見つけなさい、と口うるさく言った。二人は丸２カ月交際して、結婚した。

そうして、私が生まれた。その年にマレーシアの国王がパットに失敗し、それを笑ったキャディーを殴り殺す事件が起きたが、国王には何の影響もなかった。父はこの暴行と腐敗に恐怖を感じていた。私たちは民族的には中国系で、マレーシア内では差別を受けており、民族的にも宗教的にも少数派だった。父は子どもの頃、父の叔父、母、姉とクアラルンプールに住んでいたが、当時そこで起きた民族間暴動によって何百人もの中国系民族が虐殺された。その日、姉がなんとか職場から抜け出し中国人街の避難所を見つけ、一家でそこに何日間も隠れ住んだ。警察とつながりを持つ友人が飢えをしのぐための食料を持ってきてくれた。外では、スクールバスに乗った子どもたちが学校に向かう途中で虐殺された。

父はアメリカの自由と快適さを知っている。だからこそ彼は、マレーシアにいるままでは子どもの将来に暗い影が落とされると感じていた。ここに留まっていては娘の仕事や教育において、将来的な可能性が乏しくなってしまう、と。自分の志を継がせるためには海外へ行くことが必須である、と。そして、それをするのは今しかないだろう、と。

こうして私たちはサンノゼにある、テラスとプールが付いた綺麗な家に移り住んだ。いい学校が近所にはいくつもあったが、中でも最良の学校に娘を通わせるため住所を偽っていた。父はフォードのステーションワゴンを購入し、母はタルボットでお揃いのセーターを買ってくれた。両親は新居の内装を古風なマレーシア家具で統一していたが、私にはアメリカ製で錬鉄フレームのクイーンベッドを買い与えられた。ステファニーという名の娘にはピッタリだ。両親は「王冠をかぶる人」という意味でこの名前を付けた。

土曜日になると、両親は喧騒を離れ快適な郊外へと出かけた。二人は私を、最新科学ミュージアムや、子どものディスカバリー・ミュージアム、ハッピー・ホロー公園なんかへ連れて行ってくれた。母はこの地域で一番教育にいいアクティビティはなんなのか、ＰＴＡのお母さん方に聞いて回ることにかなりの時間を割いていた。どのアクティビティも制覇してしまうと、裏庭のプールサイドにマレーシア人の友人とその子どもたちを招いてバーベキューをした。母はチキンの蜂蜜焼きを作ってくれたし、いつも私のために骨つきのもも肉を残しておいてくれた。

土曜は楽しみのために。日曜は懺悔のために。

日曜になると教会へ行った。父はネクタイを締め、私と母は肩に巨大な丸いパフのついたお揃いの花柄ドレスを着て、白人の信徒たちと一緒に「叫べ全地よ」を歌った。その後、ニュー・トン・キーという名前の中華料理屋兼ベトナム料理屋の仮設食堂に行き、私はメニューの一番上にある「フォーのセット」を注文した。家に帰ると、母は私を黄色いスパイラル綴じのノートの前に座らせる。表紙には私が書いた「日記（日誌）」という文字がある。ある日曜のこと、母はノートにこんな課題を書いた。

サンタクルーズ・ビーチ・ボードウォークでのことを書きましょう。何をしましたか？　何を見ましたか？　朝から夕方までのことをなるべく面白く書いて。綺麗な字でね！

たった1ページ埋めるだけの課題に、私は1時間以上かけてしまった。6歳である私は気が散ってしまい、ビーズでできたデスクマットを弄ったり、ペルーの〝アルピジェラ〟と呼ばれるタペストリーに小さなラマやトマトのフェルトをくっつけたり、反対側のページに手の込んだ漫画を描いたりした。それからようやく、課題文に目をやった。

「やあ！　みんな！」と書き出す。これは革新的だった。普段なら「わたしはきのう、」と書き始めるところだが、その時の私は語りかけたい気分だったのだ。

土よう日にサンタクルーズ・ビーチ・ボードウォークにいってきたんだ。さいしょにチケットをかうためのれつにならばなきゃいけなかった。そして、さいしょにケイブ・トレインにのった。これはそんなこわくなかった。タイムマシンにのっているとき、げんしじんがおどったり、つりをしたり、せんたくしたり、くまとたたかったりするのを見た。それから、かんらんしゃにいった。すごく高いから、おかあさんといっしょにのらなきゃいけなかった。

うーん、と思った。もっとワクワク感を入れなきゃ。お母さんがわざわざ連れて行ってくれた冒険の素晴らしさが伝わるように。

それから、カエルのゲームを2回やった。1回はせいこうして、けいひんをゲットした。それから、トランポリンというものをやった。わたしはそこで1回てんした。それからまた1回てんした。そこの女の人にとてもいいねと言われた。ほんとうにたのしかった。

挙げ句の果てに、例の小賢しい挨拶を際立たせようと企んだ。**ねえ！　さいしょがちがうのわかった？　おもしろいからそうしたんだよ。ステファニーより。**

私は全体を読み返してみたが、これはかなりいい感じだ、と思った。そして母を呼んだ。彼女は椅子に座り、ノートを目の前に置き、赤ペンを握った。私はしかるべき位置、つまり母の左側に立って気をつけの姿勢で手を前に組み、彼女が添削し始めるのを見守る。彼女は私の作品にものすごい量の赤いバツ印や文字囲み、取り消し線を付け加えていく。線が書き込まれていくたび、胸が押し潰されて息苦しくなった。やばい。嘘でしょ。やばい。

文章の最後で母はため息をついた。そしてページの一番下に評価を書き込んだ。

「最初に」は普通ひとつしか使いません。「それから」も多すぎます。それから、かんらんしゃにいった。それから、カエルのゲームを2回やった。別の言葉を使いなさい。あと、「うまいね」に変えましょう。「とてもうまいね」に。「いいね」はおかしい！

それから、彼女はページの一番上に大きく成績を書き殴った。〝Cマイナス〟。そして私の方を向いて言った。「『それから』を減らせって前の2回でも言ったのに。もっと面白い文章を書けとも言った。それと、書くのが遅すぎる。あと最後はなんの話をしているの？　なにが面白かったの？　全然わからない」

「ごめんなさい」と私は言ったが、母はすでに引き出しを開けていたので私は手を差し出した。彼女はプラスチック定規を頭上に上げ、私の手のひらに叩きつけた。

ピシッ。私は泣かなかった。もし涙を見せたら、情けないと言われてもう1発叩かれる。母はノートを閉じて言った。「明日またこのページをやり直しなさい」

このノートは私の文章力向上の目的もあったが、子ども時代の思い出をよく整理し、保存する目的もあった。母は、大人になった私にノートを懐かしみながらめくり、センチメンタルな思い出に浸ってほしかったのだ。しかし実際に読み返してみると、彼女の計画は失敗に終わったと言わざるを得ない。サンタクルーズに出かけたことも、この時の獅子舞のことも、このメンドシーノの海岸へ行ったことも全く記憶にない。唯一鮮明に思い出せるのは、手のひらに当たる定規だけだ。

旅のテーマは「成長」だった。これが「思春期」を指していることはすぐにわかった。

ガールスカウトの隊員たちにとって、それは今までにない経験だ。母親を連れて山小屋に泊まったことなんてあるだろうか。それは特別なひと時であり、初めてづくしの時間だった。11歳の私たちはいろいろなことが変化している最中だった。

我々の部隊は土曜の午後、山小屋に着き、夕食後にゲームで遊んだ。みんな一緒にピクショナリーというお絵かきクイズゲームをして、母親たちの描いたひどい絵で笑い合った。その後、女の子たちは部屋の奥でウノをして遊び、母親たちはソファーに腰掛け世間話をしていた。私の母は中でも一際華やかに見えた。母親たちの多くはたるんだ体をだぼだぼの服で隠していた。英語をあまり話せないアジア系のお母さんたちの何人かは、見られたくないという感じで恥ずかしそうに背中を丸めていた。しかし私の母は背筋を物差しのように真っ直ぐと伸ばして座り、部屋全体を掌握しており、ハイウエストのジーンズにTシャツという格好でも輝いて見えた。肩や腕は毎朝のテニスで鍛えられており、完璧なラウンドパーマが後光のように後頭部を覆っていた。話し声は独特で、甲高く震えており、マレーシア特有の強いイギリス訛りを帯びていた。その声が山小屋内を引き裂くのを、私は聞いていた。しかし誰もそれに気づいていない。なぜなら、彼女が喋った後にはたびたび笑いが起きるからだ。男性ならそのわがままで強気なところに魅力を感じるだろうし、女性だったら気前が良く素敵だと感じるだろう。なんせ、アメリカに来たばかりの移住者たちへの面倒見が良く、カルビやマルガリータなど、感謝祭での様々なディナーについて説明し、勧めてくれるような人だ。（だが彼女自身は乾燥肉をターキーや北京ダックで補っていた。）

かたや女の子たちはイン・シンク〔アメリカの男性アイドルグループ〕へ話題を移していた。私が「バックストリート・ボーイズの方が好き」と言うと、隊長の娘はそれを鼻で笑い、「バックストリート・ボーイズなんて子ども向けじゃん」と言った。他のみんなもそれに頷いて私に背中を向けた。私は隊員の一人である友人を連れ出して早々にベッドまで行き、二人きりでオタクっぽい心霊話をしようと思った。だがその場を立ち去る時、振り返ってみると、私の母が他の母親たちと電話番号やら、約束やらを交わし、みんなが母の持つ紙切れに名前を書こうと躍起になっているのが見えた。

翌日、私たちは思春期教育のカリキュラムを行った。隊長たちがナプキンとタンポンを持参し、生理の対処について生々しく説明した。その後トラストフォール〔信頼向上を目的とした相手に向かって倒れるゲーム〕をしたり、輪になって思春期特有の気持ちをシェアしたりした。他にも何かあったと思うが、恥ずかしすぎてほとんどのことを記憶から抹消してしまった。今でも思い出してぞっとするのが、隊長が各々大きな紙を持ってきてそれを床に広げた時だ。子どもたちがその上に仰向けになり、母親は体の輪郭をマーカーでなぞる。そして親子で一緒に、我々の身体に起こるであろう変化を描き込んでいくことになった。胸には乳房。脇毛と陰毛。私は脇の下に緑の波を描いて悪臭を放たせたり、首にプカシェル〔ハワイの小さな貝〕のチョーカーを描いたりしてふざけていたが、この儀式そのものの忌まわしさから逃れることはできなかった。私の未来のおっぱいには乳首が存在しないことになっていた。二人とも乳首を描くことが耐えられなかったのだ。私の胸にはただ大きくて雑な形の、ぶどうの香りがする紫色のUが2つあるだけだった。

私は母が、こんなの白人特有の馬鹿な真似だ、と嘲笑してくれるのを待っていた。しかし彼女は、さも自分が白人であるかのように終始積極的に同調し、微笑み、声を出して笑い、私をからかっていた。

その後、私たちは立ったまま輪になって手を繋いだ。

隊長がギターを引っ張り出し、みんなで体を揺らしながら『屋根の上のバイオリン弾き』の劇中の「サンライズ・サンセット」を歌った。この曲の歌詞は、昨日までただの少女だった娘がどうしたらこんなに立派な女性になってしまうのか、といったような感傷的なものだ。

　私たちが歌っていると、母親たちはみな目に涙を浮かべ、娘の髪を撫で、頭のてっぺんにキスをした。私以外の女の子たちは母親たちの抱擁に身を任せた。私の母は私の身体に触らなかったが、一人立ったまま大声で泣いていた。家ではいつも醜く前かがみでむせび泣いていたのだが、人前で泣き崩れることはなかったので、その光景は私を動揺させた。

　私が成長することで母がそんなに苦しむなら、成長などしたくない。その出来事がそれからの私の数年間の行動を左右した。生理がきても何も言わず、下着にはトイレットペーパーを詰め込み、汚れた服は屋根裏に隠した。胸を縛って、だぼだぼのTシャツを着て、発達中の胸を見られないよう猫背にしていた。母が私の肩甲骨の間を手で叩いて、ノートルダムのせむし男〔ヴィクトル・ユーゴーの小説および同作品の登場人物〕のようだと叱った時でさえも。母を幸せにするためならなんでもする。私という存在が、永遠に母のものであるということを示せるなら他のことはどうでもよかった。

　歌の後、私たちはそれぞれ母親と抱き合い、母親たちは自分の涙をぬぐい娘を抱き寄せた。それから私たちは2段ベッドのところまで行き、ダッフルバッグを持って出発した。私の母は泣いていたこともあってまだ顔が赤かったが、私としては、彼女がただ動揺しただけで終わらないことを祈った。あの異様な儀式を通じて、どうにか私とより友好的になってくれることを願った。

　しかし残念ながら、車内は静かだった。家に着いてダッフルバッグを車から降ろすまで、私は気を揉んで、荒れた唇の皮をずっと剥いていた。そして突然、母は爆発した。

「今朝、朝食の時、あんたがリンゼーのナイフの持ち方を直そうとしたの覚えてる？　ハムの切り方が違うって。リンゼーのお母さんの前で！　どういうつもりなの？」母は怒っていた。「なんであんたが教える必要があるの？　馬鹿にしてるようにしか見えなかったんだけど」

私はうろたえながら言った。「わからない。ナイフの持ち方が悪くて切れなさそうだったから助けてあげようと思って……」

「助けてあげようと思って！　はー！」母は怒鳴った。「助けてほしいのは私の方だよ。この旅行中あんたのことが恥ずかしくて我慢できなかったんだから。ピクショナリーの時のあんたの負けず嫌いっぷり、自分でわかってる？　あんたの描いた絵を誰もわかってくれない時のあの不機嫌さ。大きな赤ちゃんみたいだった。みんな嫌な気持ちになってたんだから。みんなあんたのこと睨んでたよ。本当、死にたくなった。『これは私の娘じゃありません』って言いたかった」

2段ベッドの上の段でさっと起き上がって、天井に頭をぶつけたみたいな感覚だった。今？　嘘でしょ？　よりによって、親子の絆を深める旅の後で？　「ごめんなさい」と私は言った。「気づいてなかった」

「そりゃ気づかないでしょうね。何も考えてないんだから。私が何度、考えろって言っても、いっつも考えなしに行動して。学校の子たちから嫌われるわけだ」

「ピクショナリーの時のこと、ごめんなさい。ナイフのことも。ただ、こうやるんだよ、ほら、っていうつもりで言っただけだった。リンゼーのお母さんが嫌な気持ちになるとは思わなかった。でも怒ってるようには見えなかったから……」

「は？」母の唇の線はひどく痩せていき、目も細くなった。「私より状況がわかってたって言いたいの？　私に言い返そうとしてるの？」

「謝りたいだけ！　お願い！　本当にごめんなさい。私はただ……この週末が終わったら……良くなると思ってたのに」

「私を悪者にすれば良くなるのか」彼女は鋭い声で叫んだ。

今頃、他の女の子たちは誰一人として怒鳴られていない。私はあの歌の間、みんなが簡単に母親に身を預けていた様子を思い出した。なぜ抱きしめてくれると思えるんだろう。なぜ安全だと思えるんだろう。だが私の母親は正しくもあった。他の子たちは私を嫌っている。みんな私のことを不気味で感情的だと噂している。ピクショナリーの時、そんな本気になってたっけ？　本当にみんな私を睨んでた？　なんで気づかなかったんだろう？

どうしたら自分の失敗に気づけるの？　私は何をやってもだめなの？　目から涙が溢れ出した。

「泣くな」と母親は怒鳴った。「あんたが泣くと最悪だ。鼻が大きく平べったくなって、父親そっくりになる。泣くなって言ってんの！」母は私をビンタした。私が両手で顔を覆うとそれを引き剥がされ、また何度も叩かれた。そして彼女は座り込み、むせび泣いた。「あんたのせいで私の人生は台無し。あんたなんか生まれてこなければよかったのに。すぐ私を悪者にして、恥をかかせて」

「ごめんなさい。お母さん。ごめんなさい」私は言った。

母は満たされていなかったんだと思う。几帳面だけど家事には消極的で、料理も手を抜いていた。その代わり午後になると学区内の会計係として、率先してパートタイムのボランティアに従事し、電卓を叩きながら表計算ソフトに数値を入力していた。時々、母は父に、銀行で働きたいと言っていた。父はそれを一蹴し、「お前なんてしょせん高卒だろ！　誰が雇ってくれるんだよ」と言った。

だがこうした見解も、所詮推測にすぎない。私がこれまでに見てきた退屈な主婦たちのドラマを何本かつなぎ合わせ、自分の両親の結婚生活に重ね合わせて導き出した仮説でしかない。子どもの頃の私なら、母がいつも悲しんでいる理由を正確に理解していた。母も苦しみの原因をはっきりと自覚していた。それは私だ。

子どもの頃の記憶で長きに渡ったものとして〝鞭打ちの刑〟がある。母は何度も私を鞭打ちの刑に処した。母と話す時に目を見ていないと鞭打ち。ただ、あまりにも怒っている場合は、目を見ていても鞭打ちだ。片膝を立てて人力車の引き手みたいに座ったり、〝牛を飼うなよ(興奮するなよ)〟みたいなアメリカのスラングを使うと、叩かれた。郵便受けに届けられていた雑誌『ピープル』のビニールカバーを剥がしただけで、30分間テニスラケットで殴られたこともあった。時には素手や箸、私のおもちゃなどを使って穏便に殴られることもあった。またある時はプラスチック定規や竹の杖が折れるまで叩かれ、それを私のせいにされた。「あんたの馬鹿さが私にこうさせてるんだ！」と彼女はわめいた。それから彼女は天井の方を見て、神に向かってこう叫んだ。「私はこの不愉快で無用な子どもをどうするのがふさわしかったのでしょうか？　こいつは私の人生を破滅させました。どうかこいつを引き取ってください！　もうこの醜い顔を見たくありません」

母は年に数回、神の手によって永久に娘を連れ去ってもらいたいと思うほど、私に嫌気が差す時があった。彼女は階段の最上段から私を投げ落とすのに私のポニーテールをうまく使った。私の手首の上に大きな包丁を振りかざしたこともあったし、私の頭を持ってその刃に首を押し当て、その冷ややかな鋭さを私の柔らかい皮膚に押し迫らせたこともあった。私が必死に謝ると母は、本気じゃない、頸動脈を切り開かれたくなければ黙っていろ、と絶叫した。私が大人しくしていると、お前は悔い改める気がないんだ、と言った。それを聞いて私が再び謝り始めると、お前の謝罪にはなんの価値もない、涙のせいで顔が醜い、お前が死ぬ以外にもうどうしようもない、と言う。なのでまた私は大人しくして、口をきけ、と叫ばれるのを待つ。私たちは何時間も無意味なループから抜け出せずに、そこに座っていた。

母は昔からずっと震え声だったわけではない。私に向かって叫ぶせいで喉が傷つき、甲高く細い声になったのだ。医者によると、彼女の声帯はずたずたで、気をつけないと二度と声が出なくなる可能性がある、とのことだった。だがそれでも彼女は構わなかった。

よくみんなに、こういった虐待を受けて育つというのは一体どういう感じなのか、と聞かれる。セラピストだったり、関係ない人だったり、パートナーだったり。あとは編集者たち。起きたことの詳細、と欄外に書かれるだろう。でも本当に、どんな気持ちだったんだろうか。

この質問はいつも不条理に感じる。どんな感じかなんてわかるわけがない。何十年も前の話だ。それはもう若い頃。ただ、推測するに、それはとんでもなく最悪な気分だったんじゃないかと思う。

私は母を喜ばせることができなくて、きっと憎んでしまったんだと思う。でも愛してもいたから罪悪感もあっただろうし、恐怖もあっただろう。私が覚えているのは、ただ殴られて大泣きした時、痛みで泣いたわけではないということ。痛みには慣れていたから。ただ私は、母の言葉に泣かされていたのだ。唇を噛み締め、手のひらに爪を立てて拳を握っていた。でも母にばかだとか、醜いとか、いらないなどと言われると、涙をこらえることができなかった。私が鼻をすすると母はそれに腹を立てて、また私を叩いた。

しかし殴打が終わり叱責が止んでしまえば、あとは簡単だった。涙の流れを止め、窓の外を見つめるだけ。それか、『ベビー・シッターズ・クラブ』の本を読む作業に戻るだけ。全部過ぎ去ったことにして先に進むだけ。前に一度、重い一撃を食らった後、大変な結果になったことがあった。細かいしゃっくりが出て止められず、肺に十分な空気を送れなかったのだ。今にして思えばパニック発作だったのだろう。だが自分は戸惑いつつも冷静だったことを覚えている。私は「変なの！」と思った。なんだこれ？　おもしろ！

でも、私はそうした感情をどうすればよかったのだろう。どこかに書き連ねればよかったんだろうか。一日中その感情について考え、座っていればよかったんだろうか。母に話して共感してもらう？　勘弁して。私の感情なんて関係ない。そんなの全く無意味。仮に私が、母親に定期的に殺されそうになっていることでのぐちゃぐちゃな感情を受け止めて真剣に考えたとして、それで毎朝一緒に起きて朝食を食べることができただろうか？　毎夜はソファーで寄り添い、暖めてあげられただろうか？　ありえない。

自分の感情にすべてのスペースを使ったとして、母のためのスペースはどう確保すればいい？　むしろ母の感情の方が重要なのだ。私は母の感情にこそ、大きな利害関係を有しているのだ。

母はエキセドリンの入った緑色のボトルをサイドテーブルに置いていた。偏頭痛のためだ。そして逃げ道のため。以前、最悪のパニック発作を起こした後、最高にむごい暴力を振るった後で、母が床の上でボールのように丸くなり体を前後に揺らしていたことがあった。やがて、乾いてひび割れた沈黙の中で彼女はささやくように「お前のせいで人生が台無しだ。もう終わらせる。薬を全部飲む」と言った。「お願い、ママ、やめて」と私は懇願し、彼女が生き続けるべき理由や、彼女の犠牲にみんなが感謝していること、そして彼女がこの世界に必要な優しい人である根拠を伝えようとした。時にはそれが功を奏したこともあった。だがある時、彼女は私を無視して寝室に閉じこもった。彼女は「もしお前が９１１〔アメリカの緊急通報用電話番号〕に電話をして私が生きていたら、お前の喉を掻き切る」と言った。だから私は部屋の外でドアに耳を押し当てて座り、彼女の息遣いを懸命に聞き取りながら、どの時点でその価値が生まれるのか、つまり、どの時点で彼女のために私の命を差し出すべきなのか判断しようとした。

　私は母の昼寝を毎回監視するようになった。母の部屋に忍び込み、母を見下ろして立ったまま見つめ、瞼の奥で眼球が動いているか、規則正しく呼吸しているかを確かめた。

　だが一度だけ確認を怠ってしまった。失敗してしまった。彼女は冗談じゃなく、薬を丸々ひと瓶飲み込んだ。他にも小さな事件が数多くあったので、いつ彼女がその大変なチャレンジをしたのか正確には覚えていない。たしか、休息を取るためホリデイ・インに泊まりに行っている、と父から聞かされたあの時、母の姿を数日間見なかったあの時だったと思う。後になってから、実は母は精神病棟で一夜を過ごしたのだと、母の友人から聞いた。それか、もしかしたら薬をハイネケンで飲んで18時間も眠っていたあの夜も、本当は自殺しようとしていたのかもしれない。その翌日になって、私と父は母のベッドの側に立った。最終的に父は「よく寝てる。二日酔いってやつだ。テレビでも見よう」と言い、その場を後にした。それでもしばらくの間、私は母を見守った。そして起こさないよう、そっと部屋を出た。

　しかし大きなダメージが残ってしまった。母は大量のエキセドリンによって胃潰瘍になってしまい、それが全く治らなくなった。その後は胃が痛むたび、お前のせいだと言われた。

　自殺未遂を私のせいにされたことに対して、私はどういう気持ちだったか。それは言葉になんてできない。とてもか弱い少女にとって、ものすごく強大な感情だっただろう。ただひとつ言えることは、毎晩寝る前にひざまずき、何度も何度も呪文のように同じ祈りを捧げていたということ。「神様、お願いです。私をこんな悪い子にしないでください。ママとパパを喜ばせてあげられるような、いい子にしてください」

チャプター2

中学生になった私は眠るのをやめた。

週3回のテニスレッスン、週2回の中国語にピアノ、そしてガールスカウト。これらすべてに加え、学校と宿題。日々の基本的な労働時間は12時間にも上った。そしてさらに、私の活動時間の残りを食いつぶす別の仕事も存在した。両親の仲介だ。

私が散々聞かされていた野心家としての父、つまり、家族を貧困から救い出し、希望に溢れたアメリカの未来に向かって働いた父は、私が共に暮らしてきた父とは別人だった。私が知っているのはその抜け殻だ。

父は1日8時間働き、その後ゴルフ場へ逃げ込む。家に居るときは家族に対する責務の苛立ちによって正気に戻るまで可能な限り半透明の亡霊としてただテレビの前でだらだらしていた。私が時々思ったのは、父の情熱がアメリカにおけるガラスの天井に奪われてしまったんじゃないかということだ。ガラスの天井というのは、父のようなアジア人が平凡な中間管理職より上には出世できないということだ。だが彼に言わせればそうではなく、魂を打ち砕いたのは母だそうだ。

母の当たりが強かったのは私に対してだけではない。父が口を開けたまま咀嚼したり、大量の汗をかいたり、口数が多すぎたり少なすぎたりした時には母からの糾弾を受けた。父の方も、気を遣うことなく思ったことをそのまま口にしたり、母の耐え難い絶望に対する理解を示さない節(「テレビを見てテニスをしてるだけの毎日で、何がそんなに不満なんだ?」など)があった。二人は懐事情でも喧嘩をした。レクサスが欲しい母に対して、そんな余裕はないと言う父。アメリカに引っ越すことを決めた父のせいで今では馬鹿な白人たちやその失礼な子どもたちから下の名前で馴れ馴れしく呼ばれている、と喧嘩になったこともあった。その喧嘩はエスカレートし、石鹸置きが部屋の中を飛び、身も凍るような脅し文句が浴びせられた。そしてどちらかが車で家を去った。私はガレージに座り、暗闇の中で震えながら帰ってくるよう祈った。

　私は身勝手ながら全てをいびつな丸の中に収めようとしていた。日曜日に両親が寝過ごそうとした時も私が無理やり教会へ連れて行ったので、私たち家族がどれほど家庭の円満を保つことに真剣なのか、神様は理解してくれているはずだった。私は二人にお互いの感謝すべき点について気づかせようとした。父が脱ぎ捨てた服も、母に見つかり怒鳴り声が聞こえる前に床から拾い上げた。母がわけもなく怒っていたら、その日は私があきれてしまうような悪行をしたせいだと父に嘘をつき、母の怒りを父にとって納得できるものにした。そして母の機嫌が取れるような手頃なプレゼントの案もいくつか提案した。「ママは悪くない。私がだめで、ひどくて、クソなだけ」と父に言った。父はそれを信じて「なんでお前もそんなことをするんだよ」と言っていた。「なんでもっとうまいことできないんだ」と。

　やがて自分すらも、自分で作り出した物語を信じるようになった。学校やそれ以外の場所でもより良い人間であろうと努力した。さらに努力し、そして完璧なパフォーマンスをするために自分を追い込んだ。やがて成績表は全てA評価になった。

　だが私はまだ子どもだった。極限までただ戦い、頑張り、勉強するだけの世界では生きていけなかった。遊びが必要だった。発散が必要だった。だからその他の取り組みと同じように遊びにも取り組んだ。そのための時間も**作った**。ベッドへ行く前、スダフェド〔鼻詰まり用内服薬〕をキメればいい。それは軽い覚せい剤みたいなもので、私を目覚めさせ続けた。両親が寝静まった後は、毎晩のように朝4時まで家のコンピューターをこっそり使って、インターネットに夢中になった。大量の同人作品を読み、ＡＯＬ〔専用ソフトウェアを使ったチャットサービス〕のチャットルームを荒らし、スターウォーズの掲示板では真の仲間たちと語り合った。もちろん、先生が授業で映画を流すたびに居眠りしてしまった。もちろん、中国語の単語を覚えることなど不可能な時があったし、時々立ちくらみだってして、なんなら倒れてしまいそうなことすらあった。だが私はなんとか全てをこなしていた。だからなおさら遊びが必要だった。

ある夜、パソコンにログインして、私はふと右手にあるプリンターを見た。そこには画素化され、安物のトナーのせいで縞模様の入った女の写真があった。その女は浜辺に座っており、金髪で、日焼けした肌は限りなく裸に近いが、2箇所だけはコンパスで引いたような完璧な円形の砂の塊が戦略的におっぱいの一部分だけにぴったりと、まあ、つまり、乳輪を覆っていた。私はトレイから用紙をつかみ取り、脳をフル回転させた。ゴミ箱に捨てたらきっと母に見つかる。私のリュックの中も母がよくチェックするからだめだ。だがこの仕事部屋には高さが7フィート〔約210センチメートル〕もある巨大な無垢材の本棚がある。私の知る限り、この本棚が移動したことは一度もない。だから私はその後ろに紙を滑り込ませた。

一方で私は憤りを感じた。母のか細い正気を保ち、夫婦生活を維持するために私は人生の全てを捧げ、気を遣ってきたのに。これはもうほとんど侮辱だ。なぜ父はこんなに浅はかなんだ？　それでも現状は、かろうじて私の管理下にある。私はＡＯＬ上のアカウント管理者になり、ペアレンタルコントロール設定を変更した。これで父は13歳の少年にふさわしいコンテンツしか見られない。

数日後、母が私の部屋に激怒しながら入ってきた。

「うちのお金はどうなったの？」と叫んでいた。そしてビンタされた。**父がオンラインバンクのアカウントにアクセスできない？　私はやってしまったのか？　全ての金を失った？　どうやって請求書の額を払えばいいんだ？　住宅ローンはどうすればいいんだ？　私はなんてことやらかしたんだ？**　やばい。こんなことになるとは思わなかった。本当に全財産が消えてしまったのか？　呼吸が荒くなる。だが私には、なぜこんなことをしたのかなんて言えなかった。

「5分くれれば、直せると思う」と私は言いづらそうに言った。「ちょっと試してみただけで、本当にごめんなさい――」

「直せればいいってもんじゃない。二度とインターネットを使わないで。携帯も半年間禁止。外出も半年間禁止。友達にも会うな。テレビも映画も見るな。これからはただ勉強だけに集中するために、」と、もう一度ビンタ。「こんなくだらない、」膝を蹴られ、その場に倒れた。「ことばっかするのはやめろ！」床に横たわる私の腹を蹴る。「はやくパスワードを言え！」

　インターネットはむしろ〝こういうこと〟から逃げるための唯一の場所だった。それを取り上げられてしまったらどうなってしまうかわからない。私は現段階でも夜遅くナイフの刃を指で触りながら、手首を切ったらどうなるんだろうとか、学校用のリュックにそれを忍ばせたら、母に朝、気づかれるだろうかなどと考えているのに。家をこっそり出て買ってきたディラン・クレボルドとエリック・ハリス〔二人組の大量殺人犯〕の死体写真が載っている『ナショナル・エンクワイアラー〔米タブロイド紙〕』を見ながら、何もかもに耐えられなくなった時なんかは、最終手段としての自殺を考えることだってあった。

　唯一の安らぎを奪われるくらいなら死んだ方がましだと思った。だから私は母に対して初めて、冷ややかに「いやだ」と言った。

「はあ?」母は金切り声を上げた。「なんて酷いことを……お前はもうだめだ。お前は醜くて、恐ろしい化け物だ。なんてものを産んでしまったんだ私は！」母は私を殴り続けた。私の体を。私の顔を。私の頭を。そして私の髪を掴んで部屋から引きずり出し、階段を下りて角を曲がった。そうして私が投げ込まれた仕事部屋にはコンピューターの前で怒りをあらわにして座っている父が居た。そしてこちらを振り返った。

「この子、パスワードを言いたくないって」と母が言った。

　父からの暴力は珍しいことだが、無慈悲なものだった。私は過呼吸になりながらとっさに「直せる。パスワードを教える必要はなくて――」と言ったが、言い終わる前に父は立ち上がり私のシャツを掴んで投げ飛ばした。私はクローゼットの壁に背中をぶつけ、床へずり落ちた。さらに父は私を掴んで立ち上がらせ、高い本棚がそびえ立つ、部屋の反対側へ投げ飛ばした。裸体が印刷された紙を隠した本棚だ。父はその本棚に手をかけて言った。「パスワードを言わないならこれをお前の上に倒す。お前を潰す」

「いやだ」と懇願した。だがすぐに私は黙った。両親は「いやだ」が好きじゃない。「いやだ」は口答えだ。私にそれを言う権利はない。それでも私はパスワードを教えまいとしたが、両親はまた私にのしかかり、ひっぱたいては蹴り、手首をひねった。歯茎は血まみれになり、部屋は罵声で満たされた。夜が更ける頃には三人とも疲れ果てていた。気がつくと両親はリビングで私を取り囲んでいた。私は全身に力が入らず、床に泣き崩れた。そして声にも出せず繰り返した。**理不尽だ。理不尽だ。私は悪さをしたんじゃない。私はむしろ守ったんだ。理不尽だ。**

　すると父はゴルフバッグの方まで行きドライバーを取り出した。丸いヘッドは父のこぶしより大きくて、硬い。「パスワードを、教えろと、言ってんだろ！」と怒鳴って歪んだ父の顔は、もはや誰なのかすらわからなかった。彼はクラブを振りかぶり、私の頭上で振り下ろした。私は転がってそれを避けた。青地にピンクの花柄のクッションが敷かれたラタン製のオットマン。それが壊れた。

　ドライバーはオットマンの真ん中が折れてできた穴にはまり込んだ。そこで私も折れてしまった。二人にパスワードを教えた。そして寝る前に、枕の下にナイフを忍ばせた。念のためだ。

チャプター3

目を閉じてアメリカでの幼少期を思い出してみても、思い描けるのは鞭打ちによる腫れと強く握りしめていた拳だけだ。無理矢理ポジティブなものを引っ張り出せといわれて出てくる自分は、テレビでセーラームーンを見ているか、ガーフィールドが描いてある巨大なTシャツを着ているか、ダンスダンスレボリューションをしているか、ランチャブルズ〔飲み物や軽食が箱にひとまとめに入った商品〕のピザを食べている。いやあ、ランチャブルズのピザは実に最高だった。

だがマレーシアでの幼少期となると記憶も断片的ではなくなる。それどころか目の前に広がる世界を五感で余すことなく感じ取り、没入することすらできる。上唇から滴る汗、道路の騒音、ガソリンやフライパンから上がる煙の匂い、腐朽したジャングルの、ナチュラルかつ強烈な匂い。

私はマレーシアが好きだった。植民地様式の長屋や店先に沿って延びる雨水用の排水路が好きだ。屋台や商店の脇にあるラタン製のひさしも大好きだし、冷凍庫からライムバニラの棒アイスを掘り出すのも好きだ。モンスーンの時期にいとこたちとする枕投げも好きだった。暗闇に身を潜め、落雷で辺りが照らされたらお互いの顔に枕を投げつけ合った。食べ物も好きだ。濃厚でラードたっぷりのブラックミー、辛くて独特な風味のプラウンミー、シャキシャキでぽっちゃりしているイポーの豆もやしと、柔らかい冷めかけの海南鶏。これら全てがロビンズエッグブルー〔青色の一種。ターコイズブルー〕のプラスチック皿に載せられ、明るいオレンジ色の箸と、キンキンに冷えたグラス、そこにはヨー〔東南アジアの飲料メーカー〕の豆乳か蛍光色のキカプージョイジュース〔柑橘系フレーバーの清涼飲料〕が注がれて出される。後部座席でシートベルトをしなくていいところも好きだし、いとこたちと一日中コンピューターゲームで遊ぶのも好きだ。ネイティブと大差ない程度に使いこなせる言葉たちも好き。その洗練された簡潔さ（**キャン・ラー！**）、豊潤な感嘆詞たち（**アラマ！　アイヨヨ！　アイヤー！　ワラオ・エー！**）、たくさんの言語からの盗用（マレー語：**トロング！**　広東語：**スイ・ロー！**　タミル語：**ポダー！**）、面白くて難解な文法（**とても暗い！　明るいそれを点け！　わー、そんなあー？**）。

　そしてなにより、マレーシアからの愛を感じられたからこそ、私はマレーシアが好きだった。

　私が小さかった頃は2年に一度くらいのペースで、冬休み中の数週間や夏の数カ月程度、マレーシアへ帰省した。私は何カ月も前から熱帯地方ではしゃぎ疲れないための準備として、昼食の時間になると陽炎が揺れるカリフォルニアのアスファルトで横になり、心身が灼熱に耐えられるようになるまで鍛え抜いた。

　マレーシアは救いだった。それは猶予期間であり、安全な場所だった。私の両親は家族に囲まれていると幸せそうだった。二人は笑ったり食べたりで、喧嘩などしなかった。念入りな仲裁が必要ないので、私は気ままな子どもでいられた。いとこと私で自分達しかいない秘密のマジカルワールドへと駆け落ちしたとしても、食べ物をくれる以外邪魔をしてくる人はいなかった。私たちは王様のような生活をしていた。

　しかも私は、王の中の王であり、最高位だった。私は人気者として、それも幅広く認知されていた。ケーキがサービスされるなんてレベルの好かれ方ではない。親戚が集まる中、みなにはっきり「ステファニーが一番好き」なんて言われてしまうレベルの人気者だ。叔母に至っては自分の子どもたちに対して「なんでもっとステファニーみたいにできないの？」と言っていたほどだ。私はみんなから優秀でとても礼儀正しい子だと言われた。滅多に問題も起こさないし、おもちゃを欲しがればみんなして買ってくれた。こうした運動を主導していたのは私の親族内の家長である、父の叔母だった。私たちはみんな、彼女を〝オバちゃん〟と呼んでいた。

　私の大叔母であるオバちゃんは、5フィート〔約150センチメートル〕足らずの身長で足を引きずりながら闇雲に家中を歩き回ってはいたものの、熱血乙女なおばあちゃんだった。よく拳をテーブルに打ちつけながら、おいしいランブータン〔東南アジア原産の果物〕を手に入れるのがなんで最近こんなに難しいんだ、とわめきながらその場から立ち去ったりした（オバちゃんは老後の情熱をおいしいフルーツに注いでいた）。オバちゃんは突然尋常じゃなく大げさになるという芸当も習得していた。以前彼女が幼少期の話を優しく語ってくれていた時、「私が子どもの頃はテストで0点を取ったらその家は学校に罰金を払わなきゃいけなかった」と言っていたことがあった。私は一瞬驚いて、本当かと耳を疑い、「罰金？」と聞いた。

　彼女ははっとして、まるで憑依されたかのようにぴしっと直立姿勢になり瓶底眼鏡の奥で瞳は見開かれ、顎はだらんと垂れ下がり手も小刻みに震えだした。そして「なんだと！」と、普通だったら殺人犯を罵る時でしかありえないような激しさで私に叫んだ。「そうだ！　罰金を払え！」と言ったと思うとすぐに彼女は身体を元に戻し、くすくすと笑いながら話を続けた。

　彼女はそんな感じで完全に変人ではあったが、その人となりは、怒りや悲しみにすら、茶目っ気が宿っていた。以前、麻雀をしている最中に大きなおならをしたことで自ら笑いすぎておしっこを漏らし、足を引きずってトイレへ向かう道中、そこら中におしっこを滴らせて余計に笑い転げていたことがある。

　オバちゃんは家系全体の世話を焼いていた。父がまだ子どもの頃、父の母（オバちゃんの姉であり、私の祖母）は一家が住むイポーから2時間かかるクアラルンプールでガラス工場の工場長になった。彼女はクアラルンプールにアパートを借り、平日はそこで寝泊まりをし、週末に帰って子どもたちの世話をすることにした。彼女が居ない間はオバちゃんが子どもたちの世話を請け負った。彼女は秘書として働いてもいたし、子どもたちを尻に乗せてあやす傍ら、副業としてお金の貸付までやっていた。やがてそのお金は姪たちのために家を2軒も買えるほど貯まっていた。私の父を含めた子どもたちは、オバちゃんをもう一人の母親だと思っていたし、私が七歳の時に祖母が亡くなってからは家長という力ある役割をオバちゃんが担うようになった。そしてその権力で私を甘やかしたのだ。

　オバちゃんは私が部屋に入ると必ず手を伸ばしてきて、優しく「**ホーグワアイ**、**ホーグワアイ**」と言った。いい子だね。本当にいい子だ、と。そしてスープの入ったどんぶりから魚のつみれを引っ張り出して食べさせてくれた。麻雀も教えてくれたし、私の手も撫でてくれた。

　他の大人たちも口々に私の目やえくぼを褒めた。叔母なんて、私の大好物であるソフトポークジャーキーやカレーパフ〔カレーの具材が入ったパイ〕、それにバターパイナップルタルトや12種類のクエ〔米から作られるデザート〕なんかのためだけにわざわざスーパーまで足を運んで買ってきてくれた。私のいとこで、大人になったら画家になりたいという子が一人いた。本棚が全て自分の描いたデッサンで埋め尽くされているような子だ。だが私がその部屋で落書きを始めるとみんな集まってきて私の生まれついた才能を賞賛した。いとこは怒ってその場を立ち去り、何日も口を利いてくれなくなった。

　またある日、母と二人で銀行へ行った時、貸金庫内の赤いベルベットの箱に入った財宝の中から母がなにやら物色しているのを見た。「おばあちゃんがあの家の一番大事なヒスイをあなたにあげるって。あなたのこと大好きだから、いつかはこれ全部貰えるかもね」と呟きながら、母は私の首に金のネックレスをかけた。目にルビーがはめられた純金のウサギがぶら下がっている。「これはあなたがまだ赤ちゃんだった頃にもらったやつ。卯年だからウサギなんだって！」

「なんで私のことが好きなの？」と私は聞いた。「なにもしてないのに」

「そんなの当たり前だよ」と母は言った。「お父さんが長男だからでしょ。その長男の最初の子どもがあなた。だからあなたが一番なの」そんなエイミー・タンの小説に出てくるような話、疑うだけ無意味だった。

　オバちゃんとの一対一の時間はこの上なく特別な時間に思えた。ある夕暮れ前、みんなが一様に昼寝をしていた時、私はインゲンのへたがオバちゃんの指の間で割られる瑞々しい音を聞きながら大理石の床を素足で優しく叩き、お尻の下半分に複雑な模様を転写させるかのごとくラタン製の椅子に座っていた。私も一緒になってインゲンを割った。「**ホーグワアイ、ガール、ホーグワアイ**」とオバちゃんはとびきり穏やかな声で私に言った。「なんて優しい子だろう。手伝ってくれるなんて」オバちゃんはイポーでの幼少期の話や、特徴の無いひいおばあされた動機があるなんて。

ちゃんの話、マンゴーをめぐって姉妹で取っ組み合いの喧嘩をした話をしてくれた。そして100万年前にオバちゃんが母親から教わったという中国の言い伝えを私に教えてくれた。彼女が強調したのは、楽観的であることこそこの世で一番大切だ、ということだった。

「空が落ちてきても、毛布にしてしまえ」と私に繰り返し言った。

「大きいものはいつか小さく、小さいものはいつか無くなる。誰かに嫌な思いをさせられても、決して心に留めておいてはいけない。放っておきなさい。涙でなく笑いを。痛みを飲み込みなさい」

私はなんとなく頷き、いとこたちが起きてきて、私も足早に遊びへ混ざってしまうと、パジャマを着た先人たちとその変な格言の数々は、白黒に色あせた思い出となって私の記憶の奥底へと消えていった。その話を聞いた時点では、私に生まれた場所を実感させようとしているんだと思った。マクドナルドを食べるアメリカンな私に、オバちゃんは少しでも中国らしさを残そうとしているんだと。当時の私は隠れた動機があるなんて思いもしなかった。生き抜くために必要なことを教えるという隠

チャプター4

13歳の時だ。母親は、私の好物であるエビワンタンが入ったラーメンの店に私を連れて行き、こう言った。「ごめん。もう我慢できなくて。お父さんと離婚するね」この時、どれだけ泣こうが懇願しようが彼女の決心は固かった。「これから誰と一緒に暮らしたいかよく考えておきなさい」と言って彼女は私を家まで送り、ダッフルバッグに荷物を詰めて車で家を去った。

私は何日間にも渡って、朝起きてから夜中の3時まで母に電話をかけ続けた。彼女が出たのは一度だけで、平日の真夜中だった。「大丈夫だから。もうかけてこないで」と言われた。彼女の声は恐ろしいほど軽やかだった。後ろではうるさく音楽が鳴っていた。バーに居るのか？そして電話は切られた。私はもう一度かけ直した。出なかった。1週間後、私は電話をかけるのをやめた。

2カ月経って、彼女は服を取りに初めて家に帰ってきた。車がガレージに入る音を聞いて、私は慌てて階段を駆け下りた。私が聞きたかったのは「大丈夫？ 元気にしてた？」とか「会いたかった」とかで、なんなら「おはよう」ぐらいでもよかったのだが、彼女は入るなり玄関近くに置いてある猫用のトイレ砂に目をやった。「私が居ない間、砂を掃除しなかったの？」と喚いた。「見なさいよこの大量のフン！ どうしてなんでもかんでも私がやらなきゃいけないの？ 何を考えてるの？」彼女は私をキッチンへ引きずり込み、箸を二本掴んで私を叩いた。彼女が再び腕を振り上げた瞬間、私は言った。「叩くなら一緒には住まない」彼女は硬直した。初めて私と母のパワーバランスが傾いた。私が突然シーソーから降りたことで、彼女は強く叩きつけられたのだ。彼女は暴れ出し、私はそこで決心を固めた。私の中の何かが彼女に対して閉ざされ、二度と開くことはないように思えた。父は感情的な人間だったが、私を必要としていた。

父は二度と私に手を上げないと誓い、私はそれを信じた。かたや彼女は私たちが居なくても問題なかった。だから当然の選択だ。

数週間後、彼女がまた戻ってきて、キッチンに私を呼び出した。「ステファニー」と彼女はハキハキした口調で、「新しい夫ができて、その人が大きな家を持っているんだけど、あなたも一緒に来ればいい生活ができるでしょ。どっちと一緒に暮らしたい？　私？　お父さん？」

私は無表情だった。「お父さんと暮らしたい」

「後悔しないでよ」と彼女は言っていた。母が私に言った最後の言葉だった。

彼女がいなくなってから、父は大半の時間を床に寝そべって過ごすようになった。私は父の世話をし、ベッドまで導いてやり、大きな声で起こしてやった。父はうなだれながらのろのろと打ちひしがれたように動くので、私は腕時計を見ながらもっと早く動かないと学校に遅れてしまうと言って急かした。私は父と映画や買い物に行ったり、『ロード・オブ・ザ・リング』という沼にどっぷり浸けることで苦痛を紛らわせようとした。だが父はしょっちゅう私に向かって涙目で「俺は人生を無駄にした」と言ってきた。

「そんなことない」と私は父の手を握り、「ほら、あんたはここまで這い上がってきたじゃないか！　アメリカまで来た！　それで成功した！　そのおかげで私が居るんじゃないか」

「いや、あいつと結婚するべきじゃなかったんだよ。何を考えてたんだろう俺は。なんでだ？　なんで？　多分あいつはレズビアンなんだよ」と父は考えを巡らせた。「あいつはずっと俺を騙してたんだ」

「お母さんのこと大して好きじゃなかったでしょ？　いつも別れてやるって脅してたじゃん」

「さすがに俺だってそこまでは言わない。俺たちは中国人なんだ。親戚で離婚したやつなんて一人もいないんだよ。とんでもない恥なんだよ。俺だけだぞそんなの」

「まあまあ。まだ人生は長いんだし。あんたは頭もいいしユーモアもあるんだから。結婚したせいで枯れてたってことでしょ。あんな女、もううんざりだね！　今からもっと**かっこよく**なろう。買い物行こう！」私はそう言って、飛び跳ねながら父の手を引っ張った。私は父にショッピングモールまで運転させて、トミーバハマ〔アメリカのカジュアルブランド〕のハンガーラックからアロハシャツを試着させた。父はオウムとヤシの葉がデザインされたカラフルな衣装を身に纏い、くるっと回転してみせた。私が拍手をして「ほら！　めっちゃ若く見えるじゃん！　絶対この方がいい！」と言うと、父は笑ってクレジットカードを取り出した。

　こんな感じでその後の2年間は共に生き延びた。私たちは家を売ってもっと狭いアパートに引っ越さなければならなくなったので、母のことを思い出してしまうような物はすべて、つまり所有する物はほとんどすべて捨てた。陶器の人形や家族のアルバム、ピアノ、ラタン製の家具、バティック、チーク材のチェストとその中身のリネン、それにマジック・スクール・バスの絵本もすべて。新居には革のソファー、クロムメッキの照明器具、ポリネシア柄のマグカップを選んだ。結果、14歳の独身男の住む部屋のようになった。まあ、独身には違いないのだが。

　私は父のために新しく、めちゃくちゃ文字列のメールアドレスを作ったのだが、父は何の疑問も抱かずそれを使った。父の友人関係や家族関係における問題について二人で話し合ったり、父が仕事で決断を迫られた時は、私がアドバイスしたりした。私は、父が仲間たちと集まる夜のバーにまで顔を出した。彼らは私をゲーム感覚で、15歳の体は何杯まで酔わずにいられるのか、という遊びに使った。離婚する前、父は私を「ノイノイ」という呼び方で呼んでいた。女の子に対して使う可愛らしい愛称だ。離婚後はそう呼ばなくなった。私が女の子じゃなくなったからだ。私は彼の世話人になったのだ。

　だが悪いことばかりではなかった。ある意味この混乱は救いでもあった。私たちの活動時間を綿密に組み立てたり、勤勉であるかを鷹のように監視したり、マナーについての説教したりする人間が誰一人いなくなったのである。私たちは新しく打ち立てた自由を、いい加減な大学生カップルのように極端なほど謳歌した。私たちは夜遅くまでR指定の映画を見た。私は課外活動をすべてやめ、学校の単位も落とし始めた。犬の首輪をつけてミニスカートを履き、チビで口汚い海賊と化した私は長いこと自分の内に秘めていたすさまじい悪態をすべてぶち撒けた。そして、神を信じなくなった。私は手首やルーズリーフに油性ペンで五芒星を描いた。高潔であり善良であることは何ももたらさないばかりか、家族をも崩壊させた。私にだって別の道を進む権利がある。

父もまた遅れてやってきた青春を謳歌し始め、私に対しては今後絶えることなく友好的な同志であり続けると力説した。俺は呪文によってカエルに姿を変えられていて、たった今あるべき王子様の姿に戻ったのだと。

父に車でサンフランシスコのアートギャラリーや本屋まで連れて行ってもらったことで、私たちは教養を身につけていった。父はヘイトアシュベリーにも連れて行ってくれ、私が何軒かのヘッドショップ〔マリファナ用品店の俗称〕で光り輝くガラスパイプに感嘆の声を漏らしつつ、探検するのにさえ付き添ってくれた。父は結婚すべきだった歴代の元カノ全員分の話や、大学の構内でボルケーノという名前の男と一緒にハイになった時の話をしてくれた。小さい頃は母が流すソフトロックの番組をいつも聴いていたが、今この帰りの車内ではピンク・フロイドが爆音でかけられ、二人とも「ヘイ！　ティーチャー！　リーヴ・ゼム・キッズ・アローン！」と熱唱している。

わけがわからないが、私は父のことを「パパ」ではなく「うんこ犬」と呼びはじめた。私が「うんこ犬！」と叫ぶと父が「なに？」と返すので、私の友達は全員、悲鳴を上げて喜んだ。

私たちにとって最もかけがえのない緊密な時間はディナーの時だった。父は料理ができないので食事の時間になるといつも外に連れ出された。そしてチリズ〔アメリカのレストランチェーン〕でケサディーヤを食べながら、どちらともなく始めるのだった。二人とも「ママ」という言葉は使わない。無論名前も口にせず、ただ「あいつ」と呼んだ。

「あいつだったらこんなの食わせてくれないな。脂肪分が多すぎる、塩分過多だ、って言ってくるよ。体調を崩すのはいつもあいつなのに人の心配ばっかしやがって」と父が吐き捨てた。

「あのクソビッチ」と私が大声で言うと周囲はこちらを見たが、お互い構わず続けた。「私がやられてたサラダを食べなかったら夕食を食べさせてくれないってやつ、覚えてる？」

「かわいそうに。覚えてないな。なんてひどい女だ」

「ただのあばずれ。ゴミあばずれが！　スープに入ってるチャイニーズブロッコリーを食べようとしなかったから箸で1時間叩かれた時の話はしたっけ？」

　父は苦い顔をして、「それを知ってれば早く別れてたのに」と呟いた。私はその言葉が嘘だとわかっていたが、それでもよかった。

・・・

　怒りが悲しみに対する解毒剤であることを、私は早々に理解した。唯一安心できる感情だ。怒りを持っていれば学校で泣くこともない。怒りは脆くない。怒りは優秀だ。卑屈にならなくて済む。怒りとは、純粋な力だ。

　廊下で他の生徒がぶつかってきたら体当たりで押し返してやった。あるチョラ〔メキシコ系女性指す蔑称。あるいはメキシコギャング的ファッションの女性〕の女が私を嫌な目で見てきたので、私は悪口を言われていることに気づいてその女に「あばずれ」と言ってやった。そいつが私に向かって吐いてきた唾が髪にかかったので、坂の上に立っているところを後ろからそっと近づいて転がり落ちるまでテニスラケットで叩こうとしたこともあった（幸運にもできなかったが）。ある女には絵の具が入ったバケツを投げつけた。数学の授業中に男子からゴスビッチと言われたので振り向いて「私はゴスじゃない」と顔をひっぱたきもした。ある生徒が「Anno Domini（西暦）」のつもりで「Ab Dominal（腹部）」と書いたことに腹を抱えて笑い、そいつをクソバカ呼ばわりし、それから、おい、どうした、なんでそう距離を置こうとする？　まあいい、なら消え失せろ。

　みるみるうちに同じ学校の生徒たちは怯えはじめた。どこへ行っても噂がついてまわった。麻薬の売人なんて言われ方もした。ヤク中とも。あいつは魔女で、家の裏庭で鶏を虐殺してる、なんてのもあった。校内の全員と寝たビッチなんてのも。どれも真実ではなかったが、高校生にとって真実がどうこうなんてものは通用しなかった。匿名の偽アカウントからAIM〔アメリカ発のメッセージアプリ〕で「**死ぬほどウザいんだよイカれ野郎**」とメッセージが来たので「ウザいっていう言葉の意味がわからないんだけど　あと、てめえこそ**ウゼえ**んだよゴミ、の意味も教えて」と返した。やつらは「おもしろ笑笑笑　おっけー教えてやるよ低俗ビッチ」と打ちこんでログアウトした。そうした結果、みんなに普通の人間だと思わせるどころか、私は自分の異様さの方に傾いていき、自らの怒りを増幅させていった。

父も大人の仲間内ではあまりうまくやっていけていなかった。ほんの一握りしかいない友人たちも、前妻への愚痴が止まらない父とは距離を置くようになってしまった。

やがて父も私もこの世で取り残され、ふつふつと煮える怒りも行き場なく互いに向けるようになった。

チャプター5

母親に似ている、と父が私に初めて言ってきた夜、父は生涯溜め込んできた怒りのコルク栓を抜いた。母が出て行ってからまだ2カ月しか経っていなかった。私は未だに、母が叫びながら私の名前を呼んでいるような気がすることがあった。昼休みの校庭で私は立ち上がってくるっと振り向き、母が来るんじゃないかという恐怖でパニックになりながら彼女を探したこともあった。

私は父からのこの攻撃が許せなかった。「最悪、このクソジジイ」と父に怒鳴った。「私とあいつが同じ？　あいつが私に何したかわかってんの？　あいつが私たちに何したか。あいつは私の人生全部を痛めつけて、なのにあんたは私を守ろうともしないで、しかもあいつのようだなんて。誰があんたみたいな落ちこぼれの面倒見てるかわかってんの？」

「なんだと」と父が言った。「あいつがお前のことを嫌ってた理由がわかった。なんで出ていったのか」

「あっそ。私は必要ないのね。わかった」と吐き捨て、私は走った。私はバンズの靴を叩きつけるように履き、玄関のドアを開け放って全力で走った。金も食べ物もコートも持っていなかったが、そんなのどうだっていい。全部どうにかして、どこかへ行って、誰かを見つける。私は子どもだ。人っていうのは子どもの世話をするもんなんだ。そうでなきゃいけない。1歩ずつ前へ踏み出す。それが私のやり方なんだ。

父は私を追いかけようとした。「待て、戻れ、止まれ！」と声が聞こえたが、私の足はスリングショットになって、頭は冴え渡り、さわやかな秋の空気を肺に流し込むと身体は夜と同化した。私は失踪してしまえる自信があった。

そうしている内に父の悲鳴が聞こえてきた。しゃがれていて、泣き叫ぶような金切り声だった。「足！　足が！　足が血まみれだ！」父はアスファルトを裸足で駆けていた。私はそこから半区画ほど走ったと思う。だが速度を急激に落として、足を止めた。そこでしばらく立ち尽くし、次の横断歩道を遠く見やった。大通りを車が走っていた。私の住んでいた区画はいつも乾燥地特有の草と熱された路面の匂いがした。インディゴ色の夕陽が道路に並ぶヤシの木の天辺に隠れていく。もうすぐ暗くなる。私は一体どこへ行こうとしたんだろう？

　父はまだ小さな声で泣き言を言っていた。私は歩いて引き返した。父は足を両手で掴み、痛々しく握りしめていた。家に帰って、バスルームまでの階段を上がれるよう父を手伝ってやった。バスルームの床に座り込んだ父は「血まみれだ」と嘆いた。私はネオスポリン〔抗生物質軟膏〕を取って、父に手をどかすよう言った。父は空気を吸い込みながら言われた通り手をどかした。私は足を見た。傷口の大きさは消しゴムほどもなかった。皮膚が少し破れているだけだ。出血もない。私は父をじっと見て、待った。こちらを見るのを待った。でも父は私を見ようとしなかった。私はネオスポリンをその頭に投げつけ、自室へ戻ってドアをバタンと閉めた。私はサバイバルナイフを手に取って親指の付け根にある赤く太い皺を切り開いた。たじろぎもしなかった。

　高校2年の中頃になると、父を目にするのが1週間で3夜程度になった。それ以外の夜、父は新しい彼女の家にいた。だが父はそう呼んでいなかった。「友達」と言った。「友達に車を借りたんだよ」「友達の子どもたちの面倒を見てるんだよ」その無二の親友っぷりといったら、毎晩一緒にパジャマでポップコーン片手に楽しくお泊まり会をするほどだった。私がデートして欲しくないと思っていることは父もわかっていた。私はまだ心の傷が癒えておらず、もう一人の母として今すぐに受け入れることなどできない、と父に伝えていた。なので父は私たちを別々のままにして、自らの生活を分離することでそれを解決した。半分を私に割き、もう半分をその女に割いた。父は欲しいものを思い通りに手に入れた気分だったはずだ。私の方は、また見捨てられた気分になった。父が姿を見せなくなり始めると、私の姿も変わった。私は食事を控えるようになり、体重は95ポンド〔約43キログラム〕まで落ちた。だが私はやがて、もがいているのがもはや父と私の二人ではないという事実を受け入れ始めた。もがいているのはただ一人、私だけだったのだ。

終わりの始まりとなったその日、際立って晴天だった。私は16歳、高校でも最上級生になろうとしていた頃、父の運転で家に帰っている最中だった。何を言い争ったかは忘れたが、父の目が血走ったことで事態が危険な状態にまでエスカレートしたことがわかった。父はひどい汗だった。エンジンの回転速度がみるみる速くなっていった。

「やめて」私は警告したが父はただ笑うだけで、その笑い声も不気味に大きくなっていった。

「もう遅い。もう遅いですよおお」父は抑揚のない声で言った。そして1つ目の信号を無視した。2つ目も。

どうなるかは知っていた。初めてやられたのは私が10歳の時だった。両親がニュー・サム・キー〔サンノゼにある中華レストラン〕で喧嘩をし、母は腹いせに店から私を連れ出して家まで歩いて帰ろうとした。父は私たちのそばに車を横付けし「乗らねえなら轢いてやる！」と叫んだ。その声は凶暴で歪み、目はくぼみにはまったピンポン玉のようだった。母は「乗って」と囁き、渋々私を車に乗せた。私がドアを閉める間もなく父はアクセルを踏み込み、スクールゾーンで65マイル〔時速約105キロメートル〕を出した。

「俺たちは死ぬんだ。俺たちは死ぬんだ。自分で自分を殺すんだ。お前も一緒に殺すんだ。もう俺は無理だ」誰かに言わされているみたいな声だった。映画から持ってきたみたいな言い方の、その芝居がかった感じに私は少し腹が立った。「お願い、パパ」と私は泣いて懇願したが父はそれを絶叫で黙らせ、ハンドルを切って対向車線になだれ込んだ。クラクションの合奏は私に死を知らせてくれた。だが父は土壇場で元の車線に戻り、ペダルを踏みつけた。左、右、左、右、ストップ、発進。その間中、私は頭を前に放り出しては後ろの座席に叩きつけていた。私は一応、全員を頭によぎらせた。アッラー、ブッダ、イエス。そしてイエス様には、たくさんの神々を巡ってしまったことの許しを請うた。当然、唯一無二なのは承知しておりますがイエス様ならおわかりになっていただけますよね？　そして私は両手を挙げて構えた。もし車がひっくり返っても天井を押し返せば頭は守れるかもしれない。いや待てよ、赤ちゃんが高いところから落ちても死なないのはリラックスしてるからだって聞いた気がする。じゃあリラックスすべきなのか？　もう飛び降りるべきか？　叫んだ方が？　この死もまた、私に解決できることではないのか？

無事、家に着くことはできたが、未だにあの父の顔、あのガクガクと震えるような声を忘れることはできない。両親の離婚後、再びそれを目の当たりにして私は狼狽していた。

母が出て行ってから父は私を一度も殴らなかったが、車でのテロ行為は好き好んでやった。運転中に喧嘩をすると父は汗をかいて震えだし、窓を曇らせるほど呼吸を荒げた。そして赤信号をすっ飛ばし、シートベルトで息が詰まるほどの急ブレーキをかけ、崖っぷちぎりぎりまで突っ走ってその間中狂喜した。「そろそろ二人とも死ぬ時だ」と歌い、微笑んだ。「人生に疲れたから死ぬ。お前もクソビッチなんだから一緒に来るんだ」彼は何度となく自殺未遂に私を巻き込んだ。私は懇願し、説得し、父をなだめた。我々が生きるべき理由も与えた。それでも事件は起こってしまった。最初のうちはごく稀だったものが2カ月に1回のペースになった。やがてはさらなる頻度になっていった。

だが私は今回、この輝かしい夏の日に、祈ることもパニックになることもなかった。心臓はバクバクしていたが不思議と落ち着いていた。私は至って大人しくドアの取っ手を握って待っていた。やがて彼は信号待ちをしている数台の車に停車を余儀なくされた。彼はわめきだし、車は音を立てて急停車して二人とも腰を折られた。安全になった瞬間、私はドアを開け放ちシートベルトをはぎ取ってよろめきながら外へ出た。それから彼は発進した。

私は名も無い場所に居た。ただ単にいくつもの起伏があってそのどこにも草が生えているような場所で、サンノゼに散在する丘陵のうちのひとつだ。私は重い足取りで彼が買った新しい家の方向へ歩いた。その道はずっと登りだった。太陽が頭上に照りつけていたが、私は寒気を感じていた。私が今まで命乞いをしなければならなかった回数を数えようとしたが、数えきれなかった。私の運が尽きるまで長くはないだろうと思った。彼が赤信号を無視してＳＵＶに側面衝突されるまで長くはないだろうと。

家に着いたら何が私を待ち構えているのか想像もつかなかったので、可能な限りゆっくりと歩いた。草地がくしゃみを誘った。道すがら、排水溝にはまった小さめのショッピングカートが目に入った。なんだあれ、めっちゃいい。私はそれを引きずり出し、家まで押して行った。

家に着くと、私は家の脇にある木の門を開けてそこから続く道にカートを押し込んでいった。その時私は積んである農具が目に入った。今までは注目したこともなかった。前の持ち主が農業用一輪車に乗せて薪置き場の横に残していったものだ。農具はどれも古く錆びついていた。ピッチフォーク。シャベル。斧。

完璧な後ろ盾だ。斧なら間違いなく何かを訴えかけることが出来るはずだと思った。まだ奴が怒っているとしても、確実に**怯ませることが出来る**。私は両手でその重さを確かめ、裏口から忍び込んだ。父は騒がしく鳴るテレビの前で寝ていた。私は音を立てずに自分の部屋へ上がった。

昼の光は夜に飲み込まれていった。私は冷蔵庫に何かないか見に下りるのが怖くてしょうがなかった。どうせ何も入ってないだろう。だから私は何も食べなかった。私は泣かなかった。私は腹を立ててベッドに座ったまま、取り乱し続けた。

私はこれまで何度も死に直面してきたのでその心持ちをよく理解している。ある段階から、人の身体は本能的、動物的なパニックを停止し、妙に冷静さを取り戻す。そして終わりを受け入れる。希望を失う。希望とともに、正気も失われる。

そうして気付けば、夜中の父の部屋で私はベッドの上に立っていた。私は眠っている父を眺め、その大きく開いた口と安らかな顔を観察する。そして斧は頭上に上品な弧を描いて振り上げられた。その弧を辿った先には彼の禿げた頭部がある。そして私は叫び出す。

シーツの下で彼は全身を跳ね上げ、私と斧、そして自分の置かれた残念な状況に必死で意識を集中し、ついには恐怖で泣き出す。彼の命を脅かすことは本意ではなかったが――満足感を覚えた。それは大いなる力と、強大な支配を感じさせた。彼はもがいていた。そして私は生まれて初めて、恐怖を感じていなかった。

「どんな気分だ?」と私はそっと口に出した。それは私のよく知る連続殺人犯のトーンと同じ冷淡さで、超然たる態度だった。その言葉は口に心地よい感触を残した。

「逆の立場に立った感想は？　死を目前にしてどうだ？　誰かに殺されそうな時、どんな気持ちだ？」

彼はただ弱々しく泣いていた。

「答えろ！」と私は刺すように言った。

「い、い、嫌だ！　嫌な気持ちだ！」彼は顎を震わせた。**大げさすぎる**、と思った。**私が同じ状況だった時はもっと堂々としてたのに**。

「いつでもこれを頭に振り下ろせるんだからな。そのどうしようもない頭蓋骨を叩き割ってやる。脳が頭から飛び出るまで叩きつけてやる。眼球がベッドの下に転がり落ちるのをよく見とけよ。いいな？　そうして欲しいか？」

「い、い、い」

「どうなんだ？」

「いやだ！　やめてくれ！」

「わかった。じゃあひとつだけはっきりさせよう。お前はもう二度と私の命を脅かさない。二度と。わかったか？」

「わかった」

「本当にわかったか？」

「わかった！　本当に」

「私を自分のものみたいに扱うなよ。私に触るな。制限速度をオーバーするな。正しく運転しろ。私をひどい目に遭わせるために車を使うな。死ぬ恐怖を何度も味わいながら育った私がどうなったかわかるか？　お前が今見てる化け物になったんだよ。こうなったのはお前のせいなんだよ」

「わかった。悪かった。わかったから」

「まだお前の話す番じゃないだろ？　そうか。何か言いたいのか？　また私を脅すか？　脅したいんだな？」

「違う！　違う！　約束する。悪かった。本当に、本当に申し訳なかった。俺が間違ってた」

「どうだろうな」

「頼む！　約束する。絶対もうしないから！」

「だといいけど」と言って私は斧を自分の体の横まで下ろした。私は部屋を出てドアを激しく閉め、体に斧の柄を巻きつけてから眠りに落ちた。

数カ月後、父は家を出て行った。

父が買ったこの新居は人里離れたところにあった。学校までは車で45分かかる。なので今、私はこの田舎で一人きりになった。二人ですら広い家だったのに、一人いなくなってしまうとだだっ広い洞穴のように感じた。

外観は『アレステッド・ディベロプメント〔アメリカのホームドラマ〕』の家のような、２００８年以前の住宅ブームに急遽建設されたお決まりな感じの家だった。内装は私が派手なライムグリーンとパープルに塗っていた。一部屋だけ空けておいて、そこは汚い服を放り込むのに使った。裏庭の壊れた噴水には黒く濁った水が溜まっていて、おびただしい数のコオロギの死骸が沈んでいた。ある日、赤くて大きい模造紙でダンスパーティーを宣伝するポスターを作っていたら、ポスターが風に煽られてコオロギのプールに入ってしまった。マジで超キモかったのでそのままにしておいた。時間が経って紙が分解され、水たまりは血のような不気味な赤い色になった。

父は私が学校にいる間、家に立ち寄って週に何度かローストチキンだとか巻き寿司なんかをカウンターに置いて行った。長く放置されたせいで食中毒を起こして以降、私はそれを捨てるようになった。私は生活必需品用にデビットカードを持っていたが、父は毎日何を買ったかチェックしていて、40ドル以上の買い物をすると電話で怒鳴られた。私はそんな目に遭いたくなかったので、通学するためのガソリン代以外でカードを使うことは滅多になかった。私は万引きして大量に蓄えたヘルシー・チョイス〔冷凍食品のブランド〕の冷凍食品を食べることで、生き延びていた。

ある時、下の部屋で物音がしたので誰かが押し入ったのだと思い、Tシャツにパンツ姿で外へ飛び出し、警察に連絡するよう近所の人に頼んだことがあった。警察は到着するなり、私の不潔きわまる家を捜索した。彼らはそこら中に散らばる衣服、床に落ちている冷凍チキンバーガーの包装紙、コーヒーテーブルに山積みにされたマグカップや古いプラスチック容器を発見した。だが侵入者を見つけることは出来なかった。私はその日、一晩中眠れなかった。

一人になってから2カ月、私はいわゆる「計画」を立て始めた。カミソリ刃と睡眠薬を盗んだ。友達のほとんどは卒業したり引っ越したりしてしまったので、学校では滅多に人と話さなかった。私は日記の記入事項欄を、どれほどまで死にたいかということで埋め尽くし、何枚もの遺書を綴り、書き置きや遺言を残した。ひどい夜になると父に電話したことすらあった。私からの電話に出るほど父も馬鹿ではなかったので、私はインポテンツとか役立たずのデブなどと罵る留守電を残した。電話を切ってから手のひらに乗せた薬を20錠数え上げ、その全てを飲み込もうとした。それのなにがいけない？　人生が価値あるものだって誰が決めた？

ある遺書の一節にはこうある。**父へ。私が死んでから24時間以上経って、あなたは私の遺体を見つけるんでしょうね。あなたにさよならを言う資格はありません。**

チャプター6

私が自殺しなかったのには3つの理由がある。

1つ目に、臆病者だったこと。失敗するのが怖かったし、死後が必ずしも楽しいとは思えなかった。

2つ目に、二人の友人がいたこと。ダスティンとキャシー。ダスティンはその年の初めにおばあちゃんを亡くして、辛い思いをしていた。これ以上状況を悪くさせるなんて最低だ。キャシーとは小学4年生の頃からの親友だった。彼女は母親とロサンゼルスに引っ越してしまったため、遠距離のズッ友になってしまった。それは二人にとって最悪な別離だったが、心中するよりむしろ生きようという約束をした。だがそれでも、実際はダスティンもキャシーも私のことなど気にしていないんじゃないか、と思うことがあった。**あなたならきっと乗り越えられる**、と二人にお別れの手紙も書いた。**綺麗な夕日を見たら私のことを思い出すかもしれないけど、それでもあなたたちなら前に進める。**

そして3つ目はジャーナリズムだ。

私は高校3年から学校新聞に関わり始めた。ジャーナリズムの先生は私のことを気に入ってくれていた。彼は気難しく、何かに納得することなどほとんどないような人だったので、私は得意な気持ちになった。その冬、みんなで原稿を仕上げている間、私は先生の机に呼び出され「ユーモアのセンスがある」と言われた。デイヴ・バリー〔アメリカの作家兼コラムニスト〕のコラムをたくさん読むように言われ、二人でその構成とテクニックについてじっくり腰を据えて分析した。私は先生の指導の下、学校の理事会を批判する風刺的なコラムを何本か書いた。高校4年生になると先生は私を編集長に任命した。その日の日記には、喜びではなくただただ安堵した様子で「**よかった。編集長になれたからとりあえず自殺しなくていい**」と綴られている。

最高学年になると、私は月に2本のコラムを抱えていた。学校新聞の編集後記と『ティーン・シーン』という地方週刊誌のコラムだ。表向きにはインターンということだったが、一面トップの記事を任されることもあった。私はこの記事の中で、自分の学区内で起きた数百万ドルの資金紛失という莫大な財政スキャンダルを報じた。

サンノゼの『マーキュリー・ニュース』紙はこのスキャンダルを報道しなかった。『サンフランシスコ・クロニクル』紙も触れていなかった。この事件に関わった記者は私だけだった。私は予算会議が開かれるたびに足を運び、猛烈にメモを取り、教員たちや保護者たち、生徒たち、政党の胡散臭い地方支部長たちから教育長に至るまで、インタビューを何本も録音した。そして全員が帰った後で議長のテーブルに近づき、自治体が役員のために用意したポヨ・ロコ〔メキシカンファストフード店〕のケータリングのうち手の付けられていないものを全てぶんどった。車内に戻ると、シートのそこかしこに千切りレタスをこぼしながらこれでもかと口に放り込んだ。2、3日はこれだけで凌いでいたので、脂質のことなどほとんど気にも留めてはいなかった。

会議に足を運んだ日は夜9時に帰宅し、2紙に対応した取材内容の書き起こしに取り組んだ。学校新聞には教職員組合に狙いを絞った内容、保守的な週刊誌には懐疑するにとどめた内容という感じだ。それから数学、物理、英語の宿題に取りかかった。朝6時に車で学校へ行き小テストやワークシートや取るに足らないようなイベントに耐え、最後にようやく編集の仕事をスタートする。レイアウトデザインに丸々手を加え、かわいらしい画像を使って気を引くようにマディーには念押しし、セカンドチェックのためにジェニーを呼び戻す。午後6時に帰宅しベッドにぶっ倒れ、真夜中に起きて宿題に取りかかり朝6時に終わらせる。

こうして私はジャーナリズムの持つ力を発見した。それは不正を正して世界を変えるだけでなく、苦痛に満ちた私の脳を正常に動作する機械へと変えてくれる力だ。私はジャーナリズムがあらゆる面で好きだった。この分野に関して秀でているとみんなから思われていたことも、社会に繰り出すための理由を与えてくれたところも好きな要因だった。まるで探検家がサンプルを集めるためにジャングルへ出かけるみたいな気持ちにさせてくれた。

そしてジャーナリズムがパズルのようであるという点も気に入っていた。自分の掴んだ事実を重要な事柄から順番に並べる。これは通称「逆ピラミッド」といって、読み手の絶望的な集中力の無さや込み入った事柄を扱う場合に効果を発揮する。私はあらゆる考えや不正、惨事すらも受け止め、その全てをまとめ上げて意義あるものとして、秩序あるものとして整える方法を導き出す事ができたのだ。

週末になり、仕事も済んで締め切りに追われなくなると、とてつもない苦痛に襲われた。私はどこにも誘われることがなかった。誘われたとしてもどっちみち気が滅入っていただけだとは思うが。私は記事にするという目的や綿密に作り上げた質疑の台本無しでは誰とも会話する事ができなくなってしまっていた。なので『シックス・フィート・アンダー』や『セックス・アンド・ザ・シティー』をぶっ通しで観た。車で古着屋にも行ったし、セーターの袖をレッグウォーマーにしたりスカーフをベルトにしたりといった風に、マイケルズ〔大型美術工芸用品店〕で万引きした衣服の蓄えを仕立て直したりしていた。そして私の心は崩壊した。ノイズが激しくなっていった。死について空想し、泣きながら眠りについた。だが朝起きると月曜日がやってきて、ありがたいことに、またやらなきゃいけない仕事があった。ジャーナリズムは私にとって初めてのポートフォリオ、つまり、価値の指標を与えてくれた。ＧＰＡが２．９だったにも関わらず私がカリフォルニア大学サンタクルーズ校に入れたのは、ジャーナリズム、とりわけ編集長としての立場があったからだった。そして高校の卒業式の舞台に立たせてくれたのはジャーナリズムだった。式は都心の大規模なスタジアムで開かれ、誰ともわからない無数の保護者や家族たちのざわめきが生徒たちを取り囲んでいた。私の父はそこには居なかった。

誰もが帽子とガウンに身を包み、浮ついていた。皆、早い段階で感傷に浸り始め、寛容になり、旧友たちと抱き合ったりライバルを涙ながらに讃えた。だが私の目は乾いていた。卒業生たちは「よし！　やったぞ、生き残ったぞ！」と言っていた。私にとって、それは文字通りそうだった。頭上のジャンボトロンにクラスメイトの笑顔が映し出されているのを見て、**完全に私はここに居**

るべきじゃないな、とぼうっと考え込んでいた。**死ぬべきだったんだ。**

　そして我々がスタジアムから出たところで、私が1年生の時に英語を教えてくれた変わり者の先生が駆け寄ってきて、封筒を手渡された。中には彼女が入学初日に私たちに書かせた手紙が入っていた。

　1年生の時の私の字はかなり子どもっぽかった。手紙が書かれていたのはドクロがエンボス加工されたホットトピック〔カウンターカルチャー関連商品の小売店〕のノートのページだった。

　そこにはこうあった。**君、いい卒業証書をもらったね。どういたしまして。レノーア**〔漫画作品〕**の8巻、システム・オブ・ア・ダウン**〔アメリカのロックバンド〕、**テロ攻撃。おそらく君は何年も（昨日だろうがもっと前だろうが）こいつらについて考えなかっただろうね。まあいずれにせよ、君がなんであろうと、どうなっていようと、今この現在の君と比べてより良く、頭も良く、さらには、なんというか、大人（笑）になっていることだろうな。４年間は長い道のりだっただろう。良くも悪くも、お前のことを誇りに思うよ。**

　ここでようやく涙を流した。親に誇りに思われているかなんてどうだって良かったんだ。自分で自分を誇りに思うことこそ、一番大切なんだ。成し遂げたのは自分なんだから。自分で努力したから、自分は今ここにいるんだ。

チャプター7

功績は裏切らない。私を安心させてくれる。大学時代、19歳になる前にインターンとしてフリーランスで全国誌の娯楽欄を編集し、2年次にはジェンダーと宗教についての講義を行い、わずか2年半で卒業、成績優秀として叙勲を受けた。大学を早く卒業したのは、ジャーナリストとしての仕事をすぐに始めたかったからだ。自分のやりたいこともそのスキルもすでにあるのに、文学理論の授業に出席する意味なんてあるだろうか？

それに、早く卒業できた理由として、誰も私をキャンパスに置いておきたくなかったというのもあっただろう。

仕事柄、インタビューや話の構成、政治や民衆についての莫大な量の知識を得てきたつもりだ。だが人に優しくする術をまだ学んでいなかった。

カリフォルニア大学サンタクルーズ校での私は、ついさっき絞首台から逃れてきたばかりの少女みたいな生活をしていた。ゴールドシュレーガーを毎回ショットで飲み、食堂でチキンナゲットの袋をかっぱらった。講堂の真ん中の席に行きたいのに人が邪魔で行けない時、そっとかき分けて通路を抜けるなんてことはしなかった。机の上に乗って、飛び移りながら席まで行った。娯楽欄の作家として不動の地位を築くためにきわめて愚かで不躾ないたずらを数多くやった。例えば、肌色のボディースーツにマジックペンでおっぱいと陰毛を描き、自分は過激派フェミニストだと声高に叫びながら不当な男性優位社会の賠償として様々なカフェから無償で物をもらおうとキャンパス中を奔走した。書店の前で「フェミニズムはスリムジムをただで食うための資格ではない」と店員に追いかけ回された時、「有能な女性諸君、立ち上がれ！　これは単なるビーフジャーキーではない！　これは男性優位を示す男根の象徴だ！」と逃げ帰りながら叫んだ。

度胸がついてきたとはいえ、怒りっぽくもなった。大学に入って人生で初めて実際の女性嫌悪や人種差別と相対したのだが、私はその理解に苦しんだ。あるパーティーで白人の男に「アジア人の女性器は斜めになっているのか」と聞かれ、別の人からは笑った時に手で口をふさぐと日本の女子学生みたいで受け身に見えるからやめたほうがいいと言われた。大学でのソフトボールの試合中、ある男が三塁を回る時に私の尻を触ったので金属バットを持って追いかけ回した。チームメイトにタックルで制されるまで私は頭をかち割ってやると脅していた。私は乱暴者で、恐怖にかられて自分を取り巻く世界を闇雲に振り回し、その過程で人を傷つけてしまっていた。自らを守るためにはこうするしかないのだと自分に言い聞かせていた。**自分は少女ではないのだ。自分は刃物なのだ**、と。

そして私が最も恥ずべきことをしたのが、大学の親友の一人が卵巣ガンになった時だった。ガン。彼女はまだ21歳にもなっていなかった。

彼女と私はよく共犯をしたものだ。二人ともセックスのことなど何も知らないのに、セックスについてのコラムを共同執筆した。（**アソコのおならが恥ずかしいって？なら次からベッドの側に傘を用意してみて。音が出そうな度に相手の目の前で傘を開けばきっと気づかれないから！**）一緒にロス〔アメリカのディスカウントストア〕で万引きしたり、ジムに行ったり。未成年にも関わらず一緒にバーへ行き、客の身分証を店員が見て回り始めたらテーブルの下に隠れた。カラオケではお揃いのデニムショートパンツで「フリー・バード」を一緒に歌い、曲の終わりで彼女に体を持ち上げてもらって腕を羽ばたかせたこともあった。だが本当の意味で絆が必要な場面では、彼女をほったらかしにした。

診断が出てからは、彼女のそばにいるべきだった。スープを作ってあげるべきだったし、日に何百回と調子を聞いてあげるべきだったし、一緒に散歩したり、かわいい靴を盗んできてあげたり、不安な気持ちに耳を傾けるべきだった。実際に私がしたことといえば、彼女のアパートへ行って彼女が短くした髪をいじっている横でソファーに横たわり、人種差別がいかにクソか思い知った、とぼやき続けることだった。いたたまれなさを誤魔化すために彼女の痛みを聞くどころか、自分の痛みを分け与えたのだ。

何カ月か経って彼女が寛解すると、彼女のボーイフレンドが私を訪ねてきた。「こんなことを言うのは申し訳ないんだけど、彼女はもう君と話したくないらしい」と彼は言った。私は呆気にとられた。なぜこんなことになってしまったのかわからなかった。私は泣きついた。「愛してるのに！　何がいけなかったの？　どうすればいいの？」と聞いた。

「ステファニーがステファニーである以上、私が変われと求めるのは違う、って言ってた。また違う場所でありのままでいて欲しいって」と彼は言った。そして二人はフェイスブックのフレンドから私を外した。後で彼女のページを見てみたら、私と一緒に撮った楽しげなプリクラが上げられていた。コメント欄にはこうあった。**化学療法を受けなきゃいけないんだけど、本当のガンは私の隣に写ってる。**

なんなのこの女、とその時思った。こんな最低な世の中、信じられる人間なんて一人もいない。

2年生の終わりになると大学内に友達よりも敵の方が多くなっていたことは言うに及ばないだろう。私は見捨てられるような体験ばかりして、自分の人生を壊れたレコードのようだと思い始めた。私はぐるぐる回転し続けて、最初の場所に戻ってくる。みんなが去っていってしまうその背中を眺めながら。私はこのループから抜け出せるほど自分を客観視できていなかったので、またも睡眠薬を検討したがベッドの足元に常備していたウイスキーボトルをがぶ飲みするにとどめた。朝になると、さらに授業を5単位追加して多忙にした。

なぜこんなことになってしまうのかわかるまでは、さらにもう2年かかった。ある夜、卒業後に越してきたサンフランシスコの狭い部屋で横になっていると、もしかしたらみんなに問題があるわけではないのかもしれないという考えが頭に浮かんだ。人の本性や裏切りという話ではないのかもしれない。私に問題があるのかもしれない。

私がちょうど22歳になって、そのお祝いで友人たちとカラオケに行った。知らない男が私にしつこく言い寄ってきたので私はそいつに「さっさと消えろ」と言った。そいつは着けているバッジを見せ、「それが警官に対する口の聞き方か?」と言った。その夜は混乱と涙に明け暮れた。友人たちは逮捕されないよう、私の腕を後ろへ掴んで回させた。また私の怒りが厄介事を生んだ。私が悪いのか? あの警官がしたことは激怒するほどの事じゃない? そんな疑問持つだけ無駄だ。重要なのはその後、友人たちの唇がこわばり、瞳の輝きが失われていたという事だ。なぜ私との夜はいつも悲惨な結果に終わるんだろう?

たくさんのものを破壊して初めて、それが自分のせいであることに気づく。そして私がそうする理由は、自分がそうされてきたことにあるのだと気づいた。私の怒りの正体は怒りに身を捧げた二**人の**人間によって形作られた虚像だった。私はもうすでに一種のクズであり、このまま転がり落ちていけばやつらと同じようになるのだと悟った。

原動力だった怒りをどうやって手放せというのだろう? 私にとって怒りとはパワーだ。怒りとは私を守ってくれるものだ。怒りがなければ、私は悲惨で無力ではないか?

結局私は自らを清めることに決めた。本質的に許すという行為こそ、このループから離別しうる唯一の方法だった。なので私が憎んでいる人をひとりひとり思い浮かべ、その誰もが私の知り得ない苦労をしているのだ、と自分に言い聞かせた。他者の視点から物事を見ようと努力した。そして幸せを願った。

そんなことがあった後、私がタコスの屋台に並んでいる時だった。酔っ払った男が私の前に割り込んできて食べ物を催促して、平然とどこかへ行ってしまった。私はそいつに、見苦しいとか失礼だとか**ハゲ**なんて風に怒鳴ってやりたい気持ちで全身が煮えたぎった。そうしなければ、茶碗の底にご飯を塊で残したり、勘定を支払わず立ち去るような、それか仕事を終わらせないままにするとか、間違った判決を言い渡すとか、そんなような気分になってしまう。ただそれでも我慢するんだ。だけどそれで一体何になるんだ? いや、私は手放すんだ。こうして力ずくで平常心を取り戻した。

〝許しの大行脚〟の一環として、私は父に電話してサンフランシスコのディナーに連れて行って欲しいと頼んだ。フランクリン・ルーズベルトの署名入りの紙や綺麗なペルシャ絨毯など父が最近整理していて見つけた遺品の話を、私はずっと我慢して聞いていた。私は良い近況の話を差し挟もうとした。会わない間もうまくやっているんだと思わせようとした。

セラピストのサマンサに会うようになったのは怒りを捨てるという決断の数カ月後で、愛についての理解を深めるためだった。彼女はゆっくりと健全なコミュニケーションというものの基礎を教えてくれた。怒鳴るのではなくよく聞くこと。落ち着いて、適度な口調で自己主張すること。彼女に教わったテクニックを身にまとい、ボール状の粘土を平らにしていくかのごとく自分の怒りを叩き潰していく練習をした。何百回もの練習の後、私はそれを反射的に出来るようになった。視界はぼやけ、声の抑揚はなくなり、争いとは無縁のどこか天井の辺りを彷徨っていた。私は怒りを手放した。

私が母から学んだ振る舞いを繰り返しているせいでこの負のループは起きている、つまり私の頭の中にまだ母の声が残っているのだ、とサマンサは教えてくれた。なので私はやつを消し去ろうと粘り強く奮闘した。人に多くを求めないようにした。いざこざになっても平和的に終われるよう舵を切った。少しでも聞き上手になれるなら、そのやり方を学んだ。復讐心が覆えるほどに優しさを増幅させた。

奇跡的にもこれが功を奏した。私の輪は親切で誠実な人たちばかりの大きな集まりを擁するようになっていった。毎週土曜の夜が来ると容易にパーティーの開催を知ることができたし、私はそれに毎回招待されていた。広々とした屋上で私が開催していたパーティーにはいつもみんなが参加してくれて、大勢の人からがっしり肩を組まれる中、ＬＣＤサウンドシステムの「All My Friends」がかかると飛び跳ねてはしゃぎ、サンフランシスコの上空へと高らかに合唱した。この曲が本当は悲しい曲なんだと気づくには若すぎたし、純粋すぎたのだ。

曲が終わって解散すると、酔っ払って手すりの方までよろめく。我が家の屋上からはシビックセンターとベイブリッジが一望でき、純白にきらめく景色に見入っているとさながら王族の気分だった。その瞬間、私は過去に打ち勝ったことを確信した。決意を貫いた末にこの温もりを勝ち取ったのだと。私はついに完治したのだ。

小さい頃に虐待されて捨てられたけれど今はすっかり元気になった、という私の人生の物語を話すと誰もが必ず信じてくれた。当然信じるに決まってる。ハッピーエンドを嫌う人はいないし、私の履歴書は見事なものだった。友人たち、素敵なアパート、かわいいクローゼット、401(k)〔確定拠出型の個人年金〕。そしてもちろんキャリアも。自分のキャリアほど完治を確実たらしめているものはなかった。

ある人を**レジリエント**であると言う時、それは災難への順応力の高さ、つまりその人が強靭であり〝精神的頑丈さ〟を備えていることを意味する。だがどうやったら正確に人の精神的頑丈さを測れるというのだろうか？

科学者や心理学者がレジリエントな個人としての事例に、悲劇を乗り越え驚くべき自己調整力を持つに至った清掃係を例示することはない。彼らが著述するのは、苦難を乗り越えた後、医師や教師、セラピストや講演家といった、社会の一員として輝きを放っている人物についてだ。社会に言わせれば、レジリエンスとは心の平穏という漠然としたものを示す言葉ではない。「成功」と同義なのだ。

無論、私もそのおかげでバカみたいにレジリエントになった。善良なアメリカ人プロテスタントみたいに、仕事をすることで自分を保った。

私が大学を卒業したのは2008年のグレート・リセッション〔リーマンショックに端を発する米国内の景気後退〕の最中で、同級生は一人も就職できなかった。私はいくつか無給の出版系インターンシップへ流れついたが、関係のある新聞社はどこも潰れていった。幸運だったのは、私が「ディス・アメリカン・ライフ」というストーリーテリングのラジオ番組にハマりだしていたことだった。どのエピソードも笑えるわ泣けるわで、自分でも「ディス・アメリカン・ライフに連れてって」と題したポッドキャストを立ち上げた。ポルノコミュニティの会合や、中世の戦争のリエナクトメント〔コスプレ等をして歴史を追体験するイベント〕へ向かう車の相乗り募集がクレイグスリスト〔出会い・売買等を個人ユーザー間で行う米国のウェブサイト〕上にあれば飛びつき、私はそれをネタに、いつか「ディス・アメリカン・ライフ」から注目されないだろうかと考えながらストーリーを練った。

だが「ディス・アメリカン・ライフ」は惑星最大級とも言えるポッドキャスト運営の忙しさから、リスナー15

人というこれまた大規模なリスナーを抱える私の番組に耳を傾けている暇などなかった。その代わり私のお粗末なポッドキャスト番組は当時オークランドを拠点に始まった「スナップ・ジャッジメント」というストーリーテリング主体の公共ラジオ番組の興味をひくことに成功した。最初は有給インターンとして採用され、初日から20本のネタを携えて出社した。3カ月後には私が番組内容の半分を担うようになり、それに伴ってプロデューサーに昇格した。

スナップでは週に50から70時間働いた。長丁場の平日、そして連休。水曜の夜は放送日前日で、うまくいけば午前4時、悪い時は午前7時までオフィスにいることになり、1日21時間働くなんてこともあった。私はグラフィックデザインやウェブコンテンツを担当したり、ショートフィルムを作ったりした。そして数え切れないほどの物語を作った。

私は番組の発展をゼロから支えたメンバーだった。番組は2局ネットから20局へ、そして250局へと拡大した。毎週50万人以上の人が私の話に耳を傾けてくれた。私はベイエリアの屋上からじわじわとよじ登り、ついにはサンフランシスコのセレブに仲間入りを果たしたのだ。華々しいショーやフェス、イベントのチケットもタダで手に入れることができたので、帰り際にバッグに忍び込ませるオードブルも上質なものになった。丘の上のマンションやオペラホールにも招待され、一流の有名人たちに握手を求められ、ファンだなんて言われた。

ほらね？ **これが**レジリエンスってことだ。これが**完治**じゃなければなんだと言うのか。

チャプター8

愛し愛され、成功して幸せではあった。私はサマンサに対しても確かに、お世話になる必要がなくなったと言った。それでもどこか、なんというか、矛盾があった。基本的には元気だった。それは本当にそう。ただ、ある気持ちが湧き上がることがあった。

朝7時に自室で目覚めると、枕カバーは昨日のメイクで汚れている。昨日は1日中文句のつけようがない音楽フェスに行っていたこともあって、25歳の私はラメだらけになっていた。フェスの後は友達のアパートへ行きフォーロコ〔度数の高いアメリカの炭酸アルコール飲料〕の全てのフレーバーを飲み比べていた。キッチンテーブルでは口ひげを蓄えた男連中がウィペッツ〔ホイップクリーム缶に含まれる亜酸化窒素。またはそれを吸引する行為〕をやっていた。

だが今は朝で、音楽もなくただ静寂があるだけ。私の頭皮の奥底で何かがねじれた。私は昨夜の良かったところを全て思い出そうとする。昔からの友人たちと踊っていた時間。新しくできた友達と個人的なことを打ち明け合ったりもした。あとは私が持っていた取材記者用のVIPパス。**何か証明になるもの、証明、私の価値の証明。私はすごい。私は影響力がある。私は大丈夫。大丈夫。**

だがそれでも、なんだか頼りない感じがした。何かを忘れているような。私を今にでも終わらせる何かが起こってしまったような感じが。私は頭を振り絞ってこの危険の元凶を探った。**夜が深まるにつれて酔いが回りすぎたか？ 何か言っちゃいけないことを言ったか？ 友人をからかいすぎた？ やりすぎたか？** 終わりのない疑念に30分駆られた後、日曜にも関わらず、仕事を片付けるには丁度良いだろうとベッドから飛び起き、メールチェックをし始めた。こうして数時間潰し、時計が午前10時を指す瞬間を注意深く見守った。常識的に考えて、全然大丈夫な時間帯だよね？ そして友人にメッセージを送る。「昨日の夜は楽しかったね！　ちゃんと家まで帰れた？　二日酔いじゃない？　夜中のことなんも覚えてないんだけど！　私なんかやばいこと言わなかった？」

返信を待つ間、私の心臓は速く動き過ぎて振動しているみたいになった。シャワーを浴び、爪をコツコツ鳴らし、その辺を行ったり来たりして1時間遅れて起床した相手がメッセージを返してくるまで、指を叩くペースは上がり続けた。「マジで！　昨日の夜は嘘みたいに楽しかった！　誘ってくれてありがとう。本当忘れられない日になった！　やばいことって何のこと？　酔っていていつもよりやばかったってことかな？　ふふふ、嘘だよ、大好き」そこでやっと肺の中で大暴れしていた蜂の大群を吐き出せたような気分になった。ようやく〝不安〟と銘打っていたものが吐き出された。

仕事で際どいネタを編集している時やパーティーで人をイラつかせることを言った時、それからペルシャがどこかわからないと友人に自白して、トップクラスのバカに教えこむみたいにあきれた様子で「イランだよ」と言われた時にもその不安は生じた。他の人だったらこんなことではそう動じないんだろうと思う。自分の失敗でひっくり返っても1回転して元に戻るんだと思う。だが私がひとたび失敗すると不安が視界の内側に入り込んできて、その失敗以外見えなくなってしまう状態が1時間、時には1日中続く。だがそういう場合でも基本的にウイスキーをぐっと一飲みすれば良い眠りに就くことができた。

そしてそれはより大きくなっていった。一見なんでもないような数時間、数日、数カ月であってもその不安は膨れ上がり、深刻になっていき、まるで私が水面を歩くその下で強大な暗い影が蠢いているようだった。不安の原因を確認しようと水面下に顔を突っ込んでも、いつも通りの推測が浮かんでくるだけだった。**怠惰のせいだろう、仕事でミスをしたせいだろう、私が友達としてダメなせいだろう、金を使い過ぎたせいだろう。**そしてその獣を満足させるため可能な限りの過酷さで、縦横無尽に働いた。

レストランに行くと料理の成分をいちいち分析し、1ドルの違いで悩み苦しんだ。ハンバーガーを頼んでも脂肪分や温室効果ガスの排出量、食物繊維を十分に取れるかどうかが気になって、味を楽しむことなどできなかった。私は表を作り、それをクローゼットの扉にかけておいて、フリーランスの仕事を多くこなしたり作品を多く作ったり、番組でのストーリーを多く手がけたりした時は、自分にご褒美のシールを授与した。常に、どんな時でも優秀であろうと心がけた。だが不安が最もひどい時は何をやってもうまくいかなかった。

黒く巨大な不安は全てを破壊し始めた。私はこれ以上何を与えてやればいいのかわからなかった。そいつが私に何を求めているのかわからなかった。昼間のふとした瞬間に泣き出したり、髪が塊で抜け落ちたり、愛するみんなを守るためには自分から距離を置いた方がいいのではないかと考えたり。それも全て、お前はなにもかもをぶち壊すかどうかの瀬戸際に居るんだ、と不安に囁かれているせいだった。そして、そう遠くないある日、それは突如として襲いかかり、奪い去り、そして私を殺すのだろう。

時として**実際に**不安が襲ってくることもあった。それは大抵、男と一緒にいる時だ。デートの時、私は意気揚々と相手に媚びた。だが正式に付き合うとなった途端、不安は耳鳴りのように鳴り響いた。新しい恋愛も最初の数カ月で痛ましい状況になった。ボーイフレンドがイライラした様子になると、私の頭は終わりまで早送りし、具体的には、愛が枯渇し恨みだけが残った5年後の悲惨な家庭の光景まで写し出される。そんな動揺を招く予見を鎮めるために何度も何度も確約を求め、鏡を見るたび誉め言葉を欲した。**うわあ、今日の肌荒れは酷いな。どうしたらこんなの愛せるっていうの？　なんて私は愚かなんだ。私なんか振っちゃえばいいのに。本当にまだ私のこと好きなの？**

前日に会ったばかりの人だとしても私を助けて欲しいと頼み、家に行ってもいいかと尋ねた。そして自分が求愛ヒルと化していることに茫然自失し、自分から彼らを突き放す。何日も音信不通になり、戻ってきたと思えば私は見捨てられたんだと憤慨した。

やがて全ての男たちはこのような茶番に疲れ果てた。彼らはため息交じりに「もう数え切れないほど愛してるとも綺麗だとも言ってきたのに。なのにまた言わなきゃいけないの？」と言った。私は謝った。それは私の育ちに関係しているのかもしれないと言うと、彼らはげんなりした様子を見せた。ある人は、私が部屋に飾っていた「すべては過ぎ去っていく」とカラフルな文字で書かれた旗を指差した。君に備わっているものだと思っていたあの力強さ、あのポジティブさはどこへ行ってしまったのか、と私は問いただされた。出会った頃、完全に克服したと言ってたじゃないか。私は男たちが身を引いていく気配を感じ取ると自分からも離れていった。そうすることで、目前に迫った迫った破局に対して率先して決定権を握ることができた。だがそのあと彼らから永久に会うことはないと告げられると、私は毎回のように、情けなくも、よりを戻したいと懇願した。

　そのうちの一人にサイバーパンクやポスト・アポカリプスものが好きな人がいた。（サンフランシスコという土地柄もあって、幼少期に抱いたSFに対する執着から私はディストピアを夢想する少女に変貌していた。）お互いオリジナルの物語を執筆し合ったり、ＲＥＩ〔アウトドア用品店〕にサバイバル用品を見に行ったり、アルバニー・バルブの瓦礫に混じって戦闘ブーツにマチェーテを携えた姿でアポカリプス的な写真を撮影した。彼が「その方がセクシーだ」と言うので私は自分の頭を半分刈った。付き合って1年も経たないうちに人生で初めて射撃場へ連れて行ってもらった。自らの卓越した射撃の腕が発覚したことで、私は大喜びした。全ての弾丸が紙の人型ターゲットの頭部を貫いたのだ。1週間後、私は振られた。私が威圧的だったからだと言っていた。いつか起床するなり自分の頭も撃ち抜かれてしまうんじゃないかと怖くなったらしい。

　私は打ちひしがれた。3カ月間で私が口にしたのはジェムソンのボトルを何本かとコーンフレーク1箱だけだった。1日にほんの少しだけだったが、それでも吐き気を催した。体重はかなり落ち、あばらは脚立のようになり、脊椎の鋭い突起が皮膚の下で危険なほど突き出ていた。

　この問題は解決したはずなのに、と私は一日中呟いていた。**素敵な女の子になったはずなのに。**私は自分の記憶をつついてつついて、あれこれ考え抜いて最善の努力をしたにも関わらず、自分の中心に存在する恐ろしく腐った性根はものの見事に這い出てきたのだ。私は自分が発する全ての言葉、自分が行う全ての行動に疑問を持ち始めた。私はどうあるべきなんだ？

不安はあまりにも膨大で、丸々飲み込まれてしまいそうだった。職場からのとある帰路、息切れを起こしてしまい、呼吸が困難になって悲しみと恐怖で感覚も麻痺したままシビックセンターの路地に逃げ隠れ、湿った壁にもたれかからざるを得なくなった。

それでも私はどうにか対処した。不安の波に襲われた時と同様の対処をした。金曜深夜まで職場で働き、日曜も朝7時には出社した。クリスマスも元日も出勤した。仕事中、涙が頬を伝ってコンピューターの画面がぼやけてしまうこともあった。ダイエットコークに次いでダイエットコークを飲み、韓国料理の惣菜屋に駆け込んで買ったキンパ2本を1日かけて食べ、さらなる仕事をこなした。メールチェックに音源の編集や楽曲の録音、それに知り合い全員に連絡して次のパーティーの場所を聞いたり。私は自分に言い聞かせた。全部うまくいってる。私の人生は素晴らしい。悲しくなんてない。私はただひたすらメールを送り、眠りに就くために毎晩午前2時になるとウイスキーを浴びるように飲んだ。空のボトルがベッドの足元に並んでいった。心身は疲弊しきり、真っ赤なこぶしを握って歯を食いしばりながら「大丈夫大丈夫大丈夫」なんて状態も、いずれ目を覚ましてみれば新しい栄誉が棚に飾られていて、夢にも思わなかったような新たな偉業を成し遂げていて、そして、ようやく大丈夫になるんだ。完璧になってるに決まってる。そうやってその日をやり過ごせることもあれば、たった1時間で不安の蔓が視界の隅に出現することもある。また振り出しに戻る。

チャプター9

こんな風ではあったが、不安には良い作用があるんだと自分に言い聞かせることも不可能ではなかった。私の残虐な労働倫理において、不安は最大の原動力だった。この不安のおかげで2014年には夢であった「ディス・アメリカン・ライフ」での仕事に就くことになった。当番組はストーリーテリングのラジオ番組の中でも世間的に最も大規模な番組で、何百万人もの熱心なリスナーを抱え、ピーボディ賞やエミー賞の受賞歴も数知れず、「サタデーナイトライブ〔TVバラエティ番組〕」や「ポートランディア〔TVコメディドラマ〕」でもパロディされるほど有名だった。「ディス・アメリカン・ライフに連れてって」を始めてから本物の「ディス・アメリカン・ライフ」で仕事をするまでわずか4年だった。この仕事が決まった時、私は悲鳴をあげて喜び、盛大なパーティーを開催し、スーパーラジオスターになる前準備としてニューヨークへ引っ越した。

最初の頃はニューヨークでの生活に厳しさを感じた。私は冬期に適したコートや靴下を持っていなかった。路面凍結に気付くことが出来ず、よく尻餅をついた。当時26歳だった私は持ち場を与えられたほとんどの現場で最年少だった。そしてこの職場に変わってから突如、恐ろしいことに、これまでの私のハードな労働は当たり前になった。ニューヨーカーたちがなぜ生きていられるのか不思議だった。彼らは一日中働き、仕事終わりに飲みに行き、しこたま飲んで夜遅くに帰宅し、翌朝早起きしてさらなる仕事に着手する。バーでは誰もが「何の仕事をしてるの?」と浴びせ合う。すごい偉業を成し遂げた話をしても興味のないふりをされる。大した仕事をしていないのであれば、本当に興味すら持たれない。誰もが本業とは別に副業と講演会をやっている。誰もが超高額の黒いサックドレスを着て、人目を引くような変な形のアクセサリーを着けている。ここでは私など全然特別じゃない。それはつまり、不安をかき消すことが一層難しくなったということだ。

「ディス・アメリカン・ライフ」ではあらゆる類のことを少しずつこなした。ネタの提案や企画の手伝い、記者として報道や物語のナレーター、その他編集。中でもサウンドデザインに関しては相当数携わった。働き始めて最初の月には最高のトピックをプロデュースし、その中で私が編曲した曲が絶賛された。これは私にとって取り立てて自信を持っていたスキルだった。「スナップ・ジャッジメント」時代には何百曲とミックスを担当し、仕事の速さとセンスの良さは社内でもよく知られていた。

しかし、しばらくして私は別の上司の下へ配属になった。彼は私の担当した音声を5分ほど聞いて、嫌な顔をした。「ここわかる?」と言ってもう一度再生した。「この音声入れるタイミングが早すぎるのわかる? コンマ2秒早いな。わかる?」彼は再び再生した。

「そうですね。なんとなくは。すいません、気をつけます」と私は言った。

「わかんない? なんでわかんないの?」とまた再生。「ここわかんない? ミックスが得意だって聞いてたんだけど。やっぱここは間が必要だな。全然ダメだ」そう言って、何度も何度も再生した。

「わかりました。すぐ直しておきます。申し訳ないです」と私は言った。

彼は「うーん、これはダメだな」と私の返答が聞こえていないかのように呟いた。それからまた同じ場所を4回流した。「こりゃダメだ。早すぎ。かなり早い」彼がその箇所を諦めて数分先にまた現れる次なるダメな箇所に移るまで、私は謝り続けた。音が2デシベル大きいということに関しても彼は長々と述べていた。

私の作品は10分だった。それを聞き終わるまで1時間半かかり、その間何度も難聴なのかと言われた。私が泣きながら部屋を出ていくのを見て、彼は驚いた様子だった。

その日から上司は私に無能という判断を下したようだった。私は会議で何を言っても無視されるか、キレられた。唇を噛み座席で縮こまる私に他のプロデューサーたちは同情の眼差しを向けていた。発言することは私の精神をかなりすり減らしたが、たとえ黙っていたとしてもなぜ意見が出ないのかと言われ、それに怯えて要領を得ないことを言ってもため息交じりに私の話は遮られ、上司はお気に入りの部下に「君はどう思う?」と話を振った。たまに彼らは私と同じ意見を言っていたが、鋭いねと褒められていた。彼らみたいにうまく伝えられていないということか? 私は不思議でしょうがなかった。**もったいぶった言葉選びをしていないからか? 気の利いた言い回しじゃないから?** 私は彼らを見習おうとした。アイビー・リーグの教育を受け、優れた評価を受けてきたジャーナリストたちを。だがそれもうまくはいかなかった。1年が経ち、私は重要なトピックの編集グループから外されるようになった。同僚たちに私も参加できないかと頼んだが、後ろめたそうに断わられた。その内の一人は「気を悪くしないで欲しいんだけど、Xがあなたにいて欲しくないって。あなたが出す反対意見で編集が遅れるらしくて」

「そんな、本当に? いつも9割方は彼に同意してるつもりだったけど。他の人の方がよっぽど攻撃的じゃない?」と言ったが同僚は肩をすくめた。「ごめんね」と言って彼女は廊下を駆け下りて行った。「今ちょっと遅れそうだから」

別の日にマレーシアの雑誌カメラマンが「マレーシア移民のタフな女たち」という私への取材撮影のためにオフィスまで来た。上司はカメラマンを文字通り追い出し、君は「会社の品位を損なわせる」恐れがあると私に言い放った。

こうしたことは全て、不安を悪化させた。どうして私はこんなダメな奴の代表みたいになってしまったんだろう。私が大して面白い人間じゃないからだろうか。プロ意識が足りていないからか。知識がないからかもしれない。私はヒールの靴やフォーマルパンツを履いてみたりした。本をもっとたくさん読んだ。今まで以上に多くの仕事をした。今まで以上に遅くまで残って、今まで以上に早く出社した。上司に私のネタがダメだとかつまらないとかぬるいと言われても、とにかくオンエアしてもらうために闘った。私が担当したトピックは幾度となくリスナーたちの胸を打った。たくさんの人が、私の話で泣いたとかお気に入りのエピソードだとか今年一番だったとツイートしてくれた。私の製作した短編映画はエミー賞を取った。コロンビア大学で講義をした。それでも何も変わらなかった。

　なので私はもっと人柄で興味を引こうと頑張った。よりジョークを飛ばしたり、声のトーンは低く穏やかなものにしようと心がけた。エンタメや音楽、読む本の趣向を変え、雑談をするために上司が好きなものに耳を傾けた。上司にとってストレスのかかる日にはケーキを買っていき、体調を崩している日にはカイエンショット〔カイエンペッパーや生姜やレモン等を混ぜた飲み物〕を作って持っていった。それも意味がなかった。ある日、私は彼のオフィスに入って背中越しに「おはようございます」と言った。

「おはよう！　そうだ、聞きたいことがあったんだけど」と彼は返答しながらこちらを向き、そして嘲笑った。「ああなんだ。**君か**。何の用だ？」

　不安は頭の片隅で絶え間なくヒステリックに膨張していったが、良い副作用もあった。注意深くなったことだ。仕事の質も編集の腕も上がり、自分の作ったほぼ全てのものにとてつもなく自信を持てるようになった。私が別のメジャーな番組から引き抜かれそうになった時、会社は昇給してくれた。そのおかげで、話しかける気にもなれないレベルのセレブたちがダンスフロアで私よりかわいくて堂々とした若い女を弄んでいるようなパーティーに足を運べるようになったし、高級カクテルで不安を沈めることが出来るようになった。帰りのタクシーでは冷たい窓に頬を寄せながら、ヘッドフォンの音量を上げて眠ってしまわないようにしていた。〝どん底から始めて今やここまで来た〟

　そして不安はもうひとつ贈り物をくれた。マッチングアプリのティンダーとオーケーキューピッドの継続だ。容姿は枯れていき、目の下の隈も濃くなる一方なんだから、若さという名の特権を失う前に早く落ち着いた方がいい、と不安は囁いた。それで私は無意味なデートを積み重ねた。1年半で50回。デートでの印象を最大限よくする方法もわかった。プロフィールを１００回は変えた。顔が写った写真から後頭部しか写っていない写真に変えたりした。直接会う前にスカイプデートをして男たちを吟味し、嫌な奴を手早く排除することでビール代を節約した。

そんなある日ティンダーで、クリスマスツリーを運ぶキュートな男性とマッチングした。ジョーイは初めから誠実だった。近場のバーで初めてデートをして以来、1日たりとも欠かさずメッセージをくれた。遊びではなかったが、遠慮もなかった。彼はどこへ行くにも私を誘った。彼は手放しで、驚くほど早い段階から私の鼻と指と頭脳を愛していると言ってくれた。不老不死における倫理、アフロフューチャリズム〔テクノロジーや宇宙等を黒人文化と結び付けたカルチャームーブメント〕、中国の交通渋滞など、私が新しく研究することにいつも興味を示してくれて、ドーサ〔南インド料理〕を食べながら何時間も語り合ってくれた。元軍人で今はスピーチとディベートの講師という経歴から、彼は魅力的かつ絶妙な観点を持ち合わせていた。

私はジョーイの、誰とでも共感できてしまいそうな懐の深さが好きだった。エキゾチックなクイーンズ訛りで言う「調子どう?」や、惣菜屋でサンドイッチを買う時店員に言う「社長どうも!」が好きだった。数年前までアフガニスタンでラジオ局を運営していたというのも良い。最近、黒人や有色人種の生徒たちが週末のスポーツ大会中に暗唱できるような一節を探し求めてアヤド・アクタル〔アメリカ人劇作家〕やワルサン・シャイア〔イギリス人作家〕を日々読んでいる、という話も好きだ。老婦人のためにドアを開け、ゴミ拾いをし、週に一度は両親と一緒に食事を取る彼のことが好きだった。なのでもちろん私は自分の狂気を内側の奥底へ包み隠し、彼の理想に適うような、驚くほど健全な女の子を装った。

付き合って3カ月目に彼は私を疑いの目で見ながら「まだ君のことをちゃんと深く知れていない気がする」と言った。

「なんで? どうすればいいの?」

「わからないけど」と顔をしかめ、「でも何かひっかかるのは確かなんだ。不安に思っている。君にどうして欲しいのかは自分でもわからない。君にどうして欲しいのかは自分でもわからない。不安に思っていることはある? なにか心配事は? 君の良いところも悪いところも知りたいんだ」と彼は言った。ソファーの向かいに座っている彼の熱い視線は私の頭に穴を開けた。

「でもそれが解決出来るようなことじゃなかったとしたら? その悪いところが本当に嫌なことだったら?」

「それを知るのは良いことなんじゃない? お互いの悪い部分が本当に耐えられないんだとしたら、それを早く知っておくことで時間を無駄にすることなくお互い前に進める。だし、それが何なのかさえ教えてくれればそういう懸念にもはっきりとした答え方ができる」

正論だ。賢明だ。恐怖だ。だがこの恐怖から抜け出す方法はわからなかった。私がウイスキーをもっと飲ませてくれと言うと、彼は指数本分の上等な酒を注いでくれた。

「オッケー、わかった。知りたいのね？　本当に知りたいのね？　よし、言う。まず第一に、私には育児放棄されたというコンプレックスがあります。これは確実。母に捨てられて。父にも。二人ともに」

「うん。似たような境遇の友達が何人か居る。本当に辛いことだろうと思う。でも原因が君にあるわけじゃ無いってことだけは確かだ」

「うん。それで私は常に安心が必要で。本当に自信がなくて。人を全く信じられない時がある。だから極端に仕事に没頭する」私は永遠のような時の流れを感じながら自分にとって最大の恥を、最低でもあと数カ月は隠し通そうと思っていたことを、余すことなく並べ立てた。彼は終始怖いぐらいポーカーフェイスを貫いており、私は鎌をかけられて墓穴を掘らされているんだと思った。最後に彼はその1分ほどの沈黙の中へと私の欠点を溶かし込み、頷いた。

「オッケー。それで全部？　よし、大丈夫だ」

「何が、よし、大丈夫だ、なの？」

「大丈夫ってことだよ。いけるってこと」

「どうしてそう思うの？　無理かもしれないのに」

「わからないけど、数え切れないトラウマや捨てられた経験や怒りがあることはわかる。でも君の抱える問題は全部僕の許容範囲内だ。教えてくれてありがとう。知れてよかった。僕らは必ずうまくやれる」

「でも多分あなたは疲れちゃうと思う。だって未だに私はこの欠陥を直せてないんだから。絶対に疲れる」

「そうか。忠告どうもありがとう」そう言って彼は肩をすくめた。「でもわかっておいて欲しい。乗り越えられないことがあってもいいってことを」

乗り越えられないことがあってもいい。知り合ってからまだひとつも季節を跨いでいないこの男性はたった30分間で、私の人生において誰もやったことのないことをやってのけた。私の罪を全て受け入れ、ただ許したのだ。

彼は容赦ない改善など求めなかった。終わりの言葉を告げるようなこともない。私に、今のままで十分だと断言した。その重大さは私を愕然とさせ、黙らせた。ジョーイは不安とは正反対にいた。

2カ月後に彼から同棲を申し込まれた。付き合って1年目の記念日にはそれを実行した。彼はいつも私たちの将来や子どもについて話してくれた。私は今まで付き合った人と結婚を考えたことなどなかった。彼らは8カ月先の旅行の計画すら立てようとしなかった。だがジョーイは40年後の高齢者センターでどのクラブ活動に参加すべきかということまで考えていた。彼はシャフルボード〔カーリングに似たスポーツ〕がおあつらえ向きじゃないかと考えていた。

気づいてみると、私はどういうわけだか完璧な生活を送っていた。夢だった仕事、夢みたいな男性、友人のつてで借りた広くて家賃も安定しているアパート。ボロボロの車を走らせて、良いオリーブオイルを買った。近くには立派なマンガ図書館もあった。二人で動物保護施設へ行き、幸せで小さな家族も結成した。私と彼、そしていたずら好きな猫。

そしてもちろん、不安もその一員だ。

そう、それはそこに居座り続け、毎日のように私の心全体を暗くした。それでも私は不安と共存できると思っていた。ある意味、全部不安のおかげなんじゃないかとすら思った。不安から対極にあることだろうがなんだろうが、その全部が。ジョーイは言ったんだ。乗り越えられないことがあってもいいと。

ずっとこのまま行けたかもしれない。

万事順調だと思わせてくれるものを失いさえしなければ。

仕事さえ失っていなかったら。

チャプター10

2017年末のことだ。私は出社時、毎朝コートをかけて座り、泣いた。正確な理由はわからなかったが、自身を問いただせば、自らの愚かしさや使い物にならなさ、それに人種差別や民主政治の崩壊といった淀みが穏やかならぬ胸の内から浮かび上がったことだろう。だがその日の朝は、不安のもっともらしい根源を探ろうともせず、むしろ時間の無駄である、と判断した。普通の人が仕事に来て何気なくそうしているみたいに落ち着くべきなのだろうと思った。なので私はツイッターをスクロールした。海藻をかき分けて泳ぐかのように、この世の終わりを予言する論客たちや炎上を煽る馬鹿なコメントとそのツイート元である大統領の馬鹿馬鹿げた発言の数々をくぐり抜け、死に物狂いで猫動画という休息地点を探した。ルンバと猫。鎮まる。フクロウと猫。原因不明の悲しみというよりは、単に心が死んでいるだけなのかもしれない。猫が飼い主と再会。うん、これは駄目。また涙が出てきた。振り出しに戻る。太ったチンチラ。太ったカエル。太ったパグの太った甲状腺。1時間経過。パソコン画面の下部に貼られたポストイットが目に入った。そこには自分の字で、自らを限りなく奮い立たせる最高に楽観的な言葉が書かれていた。**誰も幸せじゃない**。容赦のない苦しみに満ちたこの世界で、誰が真に幸せになれるというのだろう?

あと5分経ったらやろう、あと10分、あとちょっとだけ、と思っていたら昼前になっていたので、仕事のエネルギーを補う為に昼食とダイエットコーラを買った。書きかけの原稿を立ち上げ、手を入れたのは2時間かけてほんのわずか、あとは人が警官に撃たれる動画を見たり、慌ててそれを閉じたりしていた。多少疲れも取れたがもう帰宅の時間だ。私は立ち上がりコートを掴んでその場を後にする。

長い1年だった。2016年の選挙の週は取材に必死で、その一連の出来事を考える余裕がほとんど無く、1月のトランプ就任の頃には取り返しがつかない失敗をした気分にさせられることとなった。その週末は二人の親友と行きつけのカフェに行きハンバーガーとポテトを注文した。

「アメリカ人はレイシストだから。別に驚きは無かったな」と友達の一人が言った。「でもここまでレイシストだとは思わなかった。実際のところ一緒に居たくないって言われた感じ」私たちは三人とも移民だ。

「でも忘れちゃいけないのは、一般投票だとトランプの負けだったってこと」と、もう一人がポテトにケチャップをかけながらさし挟む。「私たちは半数以上の人からここに居て欲しいと思われてる。私たちはこの国の国民で大丈夫」

「でも、ジョージアとかの田舎に住んでて周りに全然移民の知り合いが居ないって人に会ったことがある」と私は付け加えた。「私たちの事をよく知らないから、そういう人たちからすれば移民は厄介に思える。私たちがやらなきゃいけないのは、彼らと関わり合って、我々も一個人として同じように苦労していることを理解してもらって、物事が両極化していかないように対話の機会を作る事だと思う」

友人は二人とも黙ってしまった。周りではフォークの金属音が我慢できないほどうるさく鳴っていた。それからしばらくして、友人の一人がゆっくりと言った。「ステファニー、それは有色人種に責任を背負わせすぎだと思う。この状況を作ったわけでもないのに。誰かがやらなきゃいけない事かもしれないけど、私たちがやらなきゃいけない事ではない」

「私もそう思う」ともう一人が言った。「自らの意思でこの国に来たわけじゃない人間に対して責任なんて負わせちゃいけないと思う。それは危ない考えだと思う。危険だと思う」

こうなると私も引くに引けない。むしろ激しさは増す。「こうなったらみんなの責任なんだって!」と私は声を張り上げた。「じゃなきゃどうすればいいの？　戦争？　話し合いもせずお互いの派閥に閉じこもるなんてあり得ないでしょ！　これは私の責任でもあるし、二人の責任でもあるの。負わなきゃいけないことなの！　じゃなきゃ悪くなる一方だって！」

それがその二人との最後のブランチになった。二人はその日以降、メッセージの返信も、電話に出ることもなくなった。私は間違っていた。二人には何の責任もない。

それでも私は宣言通り対話の機会を設けた。私は警官や国境警備隊員、ＫＫＫの元メンバーや現役の白人至上主義者たちと電話で何時間も話した。私は大々的に白人至上主義を謳っているある人物の中からわずかでも人の心を見出そうと探りに探ったが、最終的に彼は「君は本当に親切で知的な女性みたいだから今日話せたことは嬉しいよ。でも人種的戦争が起きたら、私は躊躇なく君の頭を撃ち抜く」と認めた。これにて、アメリカの人種問題は解決した。

やがて私は、白人至上主義者をラジオに出演させることが自分にとっても有色人種のリスナーにとっても精神的テロ行為となり、ＫＫＫの活動の後押しになってしまうことを学んだ。だが上層部が聞きたがるのは激しい人種差別ただそれだけで、人間的な喜びや弱みをテーマにした私の企画は、政治上の鋭い切り口がない限り興味すら持たれなかった。そして誰もがこうした類のジャーナリズムの重要性を議論し、その議論は何でもないようなスーパーボウルのＣＭにすら及んだ。ついに私はその重要性を受け止め、スパイダーマンに出てくる文言「大いなる力には、大いなる責任が伴う」について思いを巡らせ続けた。私は毎日朝から夜までニュースを注視し、何もかもを解決してくれるような本当の政治的真相を見出そうとした。一方で、上司が私のネタにゴーサインを出すことはなかった。

２０１８年の頭、私の不安は最高潮に達した。

１月になると私は周囲を異様な空気に変えていた。友人が圧力鍋にいっぱいの肉と豆を用意して開いたカスレパーティー。それに招かれたのは、いつになく騒々しい連中。私はサワークリームとミックス粉で作ったフレンチ・オニオン・ディップ・ソースを持参したが、トリュフ入りチーズ・ディップ・ソースやポルトワインの鶏レバーパテの隣に並べられるといくらか見劣りした。「ル・ポールのドラァグ・レース」（見たことない）や、ニューヨークの名門校であるスタイヴェサント高校（カリフォルニア育ちには無縁）での思い出、ル・クルーゼのココット鍋（無論、調理器具なんてセール品に限る）へと話題が移った際、私はアジア人らしさ全開のジョークを挟み込もうと試みたが誰一人面白がる事はなかった。私は自らを鎮めるため、チーズディップとパテに近づいた。そこでつい、常識的な礼儀作法の観点から見ても、自分が乳製品のラクトースを控えなくてはならないという点から見ても、食べ過ぎてしまった。気がつけばみんなの輪をはなれ、ジョーイが帰り支度を済ませるまでジェイミー・オリバーの料理本を読みながら隅に向かってひどい放屁を続けていた。そして就寝後も、いつまでも恥と後悔とガスの圧力を感じ続けたのだった。以上、これが「圧力鍋」というお話。

「ディス・アメリカン・ライフ」在籍中の習慣として、同僚たちのオフィスに押し入り「クソ上司の悪口を言いたいから、私とタバコを吸いに階下まで来てくれないか」と頼む、というものがあった。だがそれを何度も繰り返していると同僚たちの顔も曇っていった。私は自分が疲れていることに気付いた。ネガティブなことは押し殺すべきだが、かといってポジティブなことを言えるわけでもない。なので私はブラインドを閉め、人と話すのをやめ、一人で頭を抱えることにした。無理をして1度だけ同僚と外へ出たことがあったが、その時の私は暴走列車のように、気付けばめそめそと泣き言を言っていた。

私は毎日地下鉄で「ザ・デイリー〔ニューヨーク・タイムズによるポッドキャスト番組〕」を聞きながら泣くようになった。パニック発作を起こす時間がどんどん長くなっていき、嗚咽はより激しさを増して、制御も利かなくなっていった。

2月中旬のある日、私は上司に呼び出された。先週の放送で私がしたささいなミスについてだった。単調な挿入曲が、上司イチオシの別の単調ものに差し替わっておらず元のままだった、とのことだった。「注意不足だな」と彼は言った。「君はいつもこういうミスをする。細かいところに注意を払わないんだよ。急ぎながらもゆっくりやらなきゃいけない。さもなくば――」と言って首を振った。さもなくば何だ？　クビにするのか？　先週の放送はそもそも私が担当する予定ではなかった。他に誰もＰｒｏ Ｔｏｏｌｓの使い方を知っている人がいなかったからギリギリで私が制作を引き受けた。さらに最近私は番組後の別番組の総合プロデュースをやっており、何週間もかけてスタッフ全員と綿密な調整をする必要があった。上層部がこのとてつもなくストレスフルな役目を私に依頼したのは、私に任せれば間違いないと誰もがわかっていたからだ。細部への執拗なまでのこだわりがあったからだ。いつもだったらこうした怒りを彼のオフィスから遠ざけて終わりなのだが、今回はそれが津波となって再び押し寄せ、食い止めることができなかった。

私は「もう無理です」と一刀両断した。上司が嫌悪感を抱くことは承知だったが、溢れる涙を抑えることはできなかった。「やることなすこと間違ってると言って、いびって、それで何とも思わない。スタッフたちの間では、私があなたに嫌われてることは周知です。私への扱いを見て同情の声をかけてくるスタッフが何人もいました。それでどれだけいたたまれない気持ちになるかわかりますか？　職場のみんなから哀れだと思われる気持ちが。本当にもう疲れました。もういいです。私、辞めます」

「まあ、そうだな、とりあえず、一旦落ち着こう」と上司は背中をそらせながら言った。今回ばかりは奴も動転していた。「君を嫌っているわけじゃないんだが、もしそう思わせてしまったなら……それは申し訳ない。君に嫌がらせをしたのは謝る。私はただ……君を信頼できていないというか……たしかに私としても……なんというか……たぶん君が初めてここへ来た時、君を勝手に過大評価してしまったんだと思う。ただ、ここへ来たばかりの時は君も苦労していただろ。この番組に携わり始めた時から、君は他のスタッフと……なんというか……〝違った〟んだ」

「なぜ他のプロデューサーには私より温かく接するんですか？」私は単刀直入に聞いた。

上司は間髪入れず「彼らは素晴らしい記者だから」と言った。

今度は私が動揺させられた。涙が引っ込むほどの怒りが傷心に取って代わった。「部下を軽視するような人の下で働くことなんてできません」と絞り出すように言った。「すみません。辞めさせてもらいます」

私は自分のデスクに戻り、見つめた。そこは物でいっぱいだった。ビタミン剤、スナック菓子、衣服、ヒーター、ブランケット。偽りようもなく、職場は第二の家だった。私は大きな箱に荷物を詰めるだけ詰め、まだ午後2時だというのにまっすぐ家まで持って帰り身体をベッドに潜り込ませた。「違った」。私は他のスタッフと違った。どういう意味だ？　私はどうすればよかったんだ？

その日の晩、別の上司から電話があり、頼むから戻ってきてくれと言われた。クソ上司に関しては、今後ふさわしい態度で接することに同意しており、謝罪の手はずも整っているとのことだった。君は有能で替えのきかない人材だ。彼がただ愚かだっただけだ。どうかもう一度だけチャンスをもらえないか？　そういうわけで私は次の日も、その次の日も職場へ行った。だが私は毎晩、引き出しを探って荷物をバッグに詰め込んだ。口紅は1日1本ずつ、ゆっくりとデスクを空にしていった。

2月の中頃、最後にもう一度だけ会社のパーティーに顔を出してみた。ほとんどの時間、私は部屋の隅に立っていた。その様子は相変わらずだった。グラスが重なり、笑顔が溢れ、喜びがバターイエローの輝きを纏ってバーの外へと滲み出ていた。断絶は鮮やかに彫刻され、浮き彫りになっていた。世界情勢に関して腹を立てていた人も、実生活ではテレビを観て笑っているのだ。インスタでマフィンを作っているのだ。彼らは人であることを忘れていない。みんなは……おおむね良好なのだ。誰もが私のように不安と鬱のアンハッピーセットを持っているのだとしたら、なぜ毎朝地下鉄で泣いているのが私だけなのだろう？　なぜ私はみんなのようになれないのだろう？　なぜ不安がついて回り、私の通り道には破壊された物の残骸が残るのだろう？

そして2月28日、サマンサと話した時、私は全ての疑問に対する答えを知った。

チャプター11

「診断名を知りたい？」とサマンサは画面上で月のように顔を輝かせながら明るい調子で聞いてきた。そして「複雑性ＰＴＳＤ」と告げられた時、サマンサがあまりにも平然とした様子だったので私も「なんだ、そうか」とただ肩をすくめただけだった。だって重大な病名だったら8年も待たされないでしょう？　でも、それはどの程度のものなんだろうか？

その後、私はグーグル検索をかけた。ウィキペディアのページをクリックし、帰還兵団体のウェブサイトを訪れ、症状の一覧を見た。複雑性ＰＴＳＤを持つ人は仕事を続けることや人間関係の維持が困難です。複雑性ＰＴＳＤを持つ人は愛情に飢えています。そしてあらゆるものに脅威を感じ攻撃的になります。アルコール依存や薬物依存、暴力的、衝動的、行動の予測が不可能である傾向が強いです。

たしかにこの症状の大半は私に当てはまる。だが中でも、複雑性ＰＴＳＤの患者は「救済者を執拗に探し求める」ことに生涯を費やす、というような極端に具体的な項目が私を動揺させた。なぜそんなことがわかるのだろう？　とにかくウィキペディアの項目にはそう書いてあったのだ。聡明で落ち着きがあって優しそうな人に出会うたび、この人が全ての答えなのかも、この人が全てを解決してくれる新しい親友なのかも、この人こそが私に愛を感じさせてくれる唯一の人物なのかも、と錯覚した。奇妙な性質ではあったが、ごく個人的な特徴なのだと思っていた。ところがこれも終始、医学的な症状だったのだ。

そしてこれらは症状というより非難の羅列のようでもあった。科学者や医師によって「複雑性ＰＴＳＤを持つ人はひどい人間だ」と書かれているようなものだった。いいだろう。これでやっと知ることができた。そう自分に言い聞かせた。知ることは良いことだ。これで解決に近づいた。治癒はいつだって診断から始まるのだ。

だがこの世の終わりもまた診断によって始まる。ああ、神様。

私の指は死に物狂いでキーボード上を飛び回った。〝実体験〟＋〝複雑性ｐｔｓｄ〟。誰かの経験談を探そう、と私は思った。今日は1日、自分と似たような状態の人を探そう。

〝複雑性ｐｔｓｄの有名人〟。自分が一人じゃないことを知りたかった。〝私は複雑性ｐｔｓｄから回復しました〟。自分の病気は治るものなのだと知りたかった。〝複雑性ｐｔｓｄ〟＋〝今幸せ〟。私のような、女性で仕事をしながら夕飯も作り、子育ても失敗していない人の話を読みたかった。おもらしがちな老犬を飼い、良き夫もいて、『リアルシンプル』を定期購読している女性の話を。災難を乗り越え、自己中心的ではなく魅力的な存在へ変貌を遂げた女性の話を。

しかし複雑性ＰＴＳＤを持つ有名人で引っかかる人物はいなかった。少なくとも私が探した限りでは。代わりにインターネットが私に教えてくれたのは、バーブラ・ストライサンドがパフォーマンス中に歌詞を忘れてしまったことでＰＴＳＤになったらしいということ。〝実体験〟という切り口では、あまり良い結果が得られなかった。苦しみから解放してほしい、と複雑性ＰＴＳＤに悩む人たちが懇願している掲示板を見つけた。〝私は複雑性ｐｔｓｄから回復しました〟でヒットしたのはたったのふたつ。ひとつはリンク切れで、もうひとつはよくわからない昔の詩が書かれたブログの一節。

もちろんそれで私が元気づけられる事はなかった。かろうじて残っているだけのブログだ。さびれたブログ。オフィスの照明によってオレンジ色に照らされているその薄明かりの中で私は縮こまった。私が生活する中でこうした症状の数々はどういった形で現れてきたのだろう？　私はイメージの中を這い歩くように、その中からすくい上げたものをひとつひとつ自らの至らなさという観点から再検討した。上司に向かってキレたこと。パーティーの最中に愚痴をこぼしまくったこと。ことあるごとに同僚たちが居るオフィスのドアをノックしたこと。バットを持って男を追いかけ回し、球場のダイヤモンドを一周したこと。自分で引き起こしたことの残骸に私は囲まれていた。〝違った〟。これのせいで私は違った。トラウマに関する有名な言葉が思い浮かんだ。「傷つけられた人は人を傷つける」私はこれ以上人を傷つけたくなかった。

・・・

その日は会社を早退した。そしてその翌日も。会社に居る間は終始、朝の礼拝に忍び込んだヴァンパイアのような気分で今にも炎で身を焼かれるようだった。スマートで上品な空間に自分のちんけなトラウマを持ち込んで罪悪感を感じていた。そして一方で、その空間に裏切られたとも感じた。私はキャリアの大半を、そしてアイデンティティの大半をその場に捧げ、友人との食事は切り捨て、夜遅くまでかかる仕事を選んだことで人間関係を崩壊させた。輝かしい人間になれると思ったからそうしたのだ。だが今ここにいる自分は、J・クルーのズボンを履いていた10代の頃と何ひとつ変わらず、変人のままだった。

3月に心理臨床家のピート・ウォーカーによる著書である『複雑性ＰＴＳＤ：生き残ることから生き抜くことへ』を読んだ。彼はあるタイプの人間を強迫性逃避タイプと称して度々書き記している。「(彼女は)まだ行なっていない段階で、行いに関する心配をしたり計画をしたりする。(中略)また、こうしたタイプは刺激物質の依存症になりやすく、彼らが好むプロセス嗜癖に起因して仕事依存や多忙依存になりやすい。深刻なトラウマを抱えた逃避タイプは、重度の不安障害やパニック障害に陥る場合がある」[1]

仕事は救いではなかったのだ。おそらくは、症状だ。

私はこの、恥をかかされ過去を蒸し返され将来に怯えさせられることの連続に耐えることができなかった。この気持ちを知る人物を他に見つけ出し、この人生には別の生き方があることを証明してもらう他なかった。私はインターネットで別の信頼できる体験談を探そうと試みた。

ソーシャルメディア上で、「複雑性ＰＴＳＤと診断された人を知りませんか？」と投稿した。誰からも「いいね」は押されなかった。ツイッター上で1件だけコメントがついた。「ググってみたけど、いなかった😨……。私が読んだ感じ、あまり良いものではなさそうだね[2]😞」絶望の淵に立たされていたその時、ついに別の返信がきた。私の知り合いで、何年か前に一緒に仕事をしたレイシーという素晴らしいジャーナリストからのプライベートメッセージだった。「複雑性ＰＴＳＤこそ正義！　超難解な診断だったけど、一度そうとわかって完全に人生が変わりました。実際に治り始めましたよ！」

　私は衝撃を受けた。レイシーが？　レイシーは出版の契約を取っていた。テレビにも何度か出ている。彼女は髪がとても綺麗な人で、上品な地方の上品な地区出身だ。私の職場の人たちはレイシーのことを尊敬していた。「あなたがそうであることが、私をどれほど安心させてくれるか」私は大慌てで打ち返した。「同じ状態の人はみんな悲惨な状況なんだと思っていました。私は負のスパイラル状態です。でもあなたはすっかり平穏なようですね」

「完全に平穏なわけではないよ！　誰もがそう。でも私は現状、十分回復したことを伝えたい。常にやるべきことがあるのを受け入れざるを得なかったけど、それも順調にいきました。数年前には想像もできなかったような形でなんとかなっているのを感じてます」彼女は電話番号を送ってくれた。

　私はレイシーと数分間メッセージを交わした。自分の深い恐怖を共有できるほど彼女と親密な関係ではなかったし、彼女の負担になるのも嫌だった。だが彼女からの元気な、感嘆符付きの文章は少なくとも生きることが不可能ではないと教えてくれた。この現状には別の側面がある。出口さえ見つけられれば。

　道のりは長く険しい、とレイシーは言った。私が人間としてのあり方を学び直そうとしていることを鑑みても、レイシーの言う通りなのだろうと思った。自らの憂鬱に主導権を握られることなく、他者をサポートできるほどにハッピーで力強く自立に向かえる方法を学びたかった。より良い友達に、パートナーに、家族になれる方法を学びたかったし、つながりの維持に自分を費やす方法を学びたかった。人が離れていかないような女になりたかった。トラウマや苦痛や仕事依存で形成された層の下から引っ張り上げられるものを、何か良い素質がないかを、見つけ出す必要があった。

そのためには時間と場所が必要だった、とレイシーは言った。やっかいで辛い新事実に免疫をつけるため、日中長い散歩をするのだと。打ちのめされ悲しみを感じた時は、執筆をしないでおく。「大事なのは自分を大切にする方法を知ること。自分を優しく扱う方法を知ること」彼女はそう教えてくれた。そこで私は自分のすべきことを確信した。

すぐ翌日の4月1日、生涯続けたいと思っていた仕事を1カ月後に辞める届け出を正式に提出した。上司には「今、私は治療という仕事をしなければなりません」と伝えた。

パート II

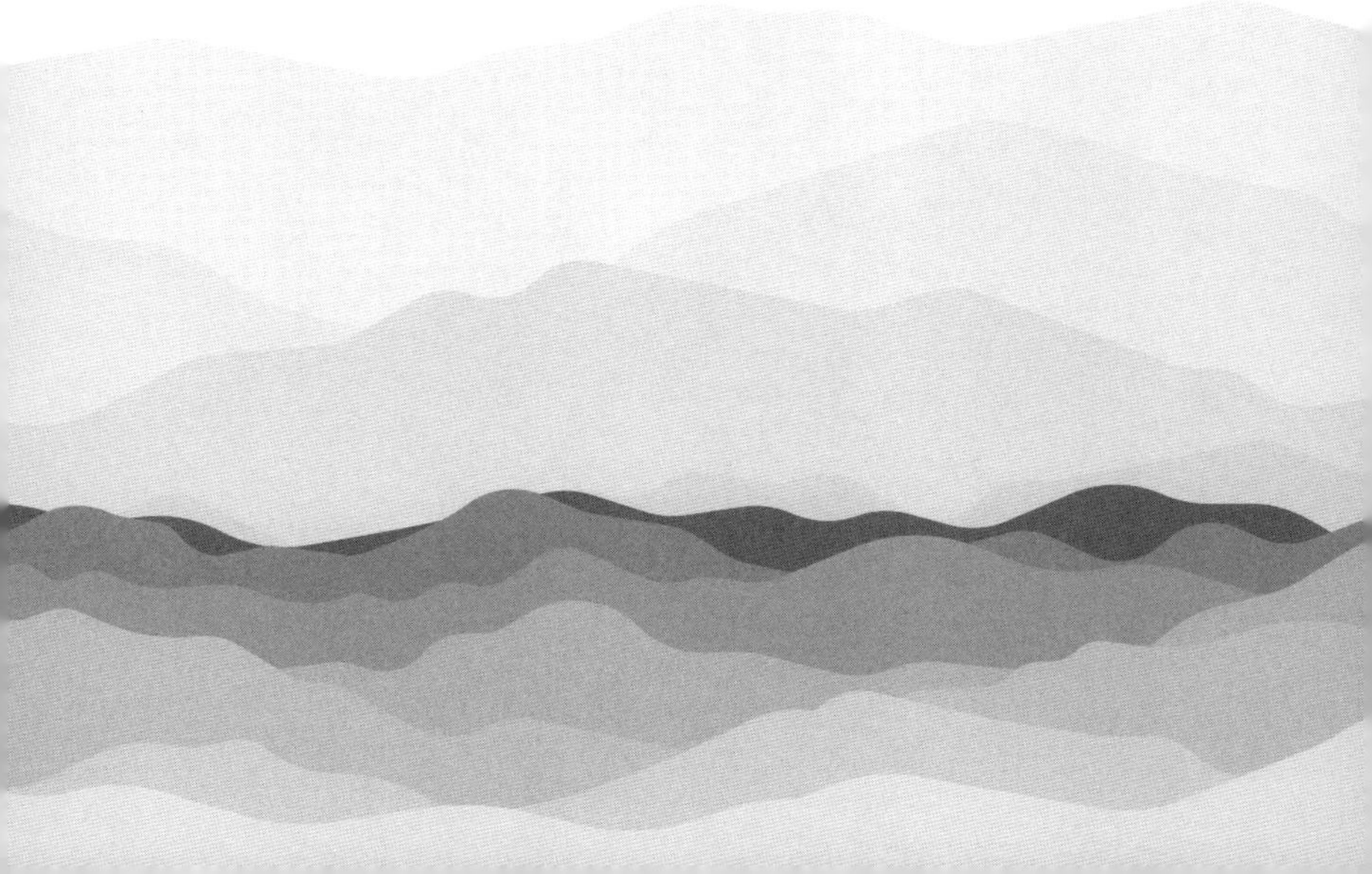

チャプター12

私はよく昔から、神経が衰弱した生活を満喫する妄想をした。『17歳のカルテ〔主人公が薬物服用によって精神病院に収容される映画〕』をねじ曲がった嫉妬の眼差しで観たし、有名人がリハビリ施設に入るのを見てうらやましいと感じた。なんという権利だろう。ただ人生を脇道に追いやり、働くことも偽ることも止め、ただ**崩れ去って**いくことの特権っぷりったらない。悲しみで膨れ上がった脳を皺に沿って瓦解させては、泣いたり、座ってセラピーを受けたり、手入れの行き届いた芝生で瞑想のような静寂の中レモネードを飲んだりすることで日々を過ごす。そして同時にこれは、なんて不可能なんだろう。金銭的に。

手入れされた敷地と専任のセラピストが居るようなエリート施設に入るお金が私にはなかった。だが10年間働き続け、最安値の食品を買い続け、中古品店を利用し続けた結果、数カ月働かなくていいだけのお金は貯まっていた。それでとうとう燃え尽きてしまったわけだが。これはほとんどの人が持っていない非常に貴重な特権だと思った。一方で、私の持っているＰＴＳＤに関する本の冒頭にはこう書かれていた。診断後は絶対に仕事を辞めては**ならない**――サバイバーが癒されるためには、日課と目標が必要だ。

ただ、いくつかの本には「あなたが危険な環境にいる以上、ＰＴＳＤを本当の意味で治療することは不可能だ」とも書いてあった。実際は危険にさらされているにも関わらず、自分に安全であると思い込ませることはできない。私は日々、職場環境を恐ろしく思っていたので辞める必要があった。それに加え、私は専念するんだ、と自分に言い聞かせていた。私は日課と目標を持つんだ。フルタイムで治療をすれば以前のように生産的になれるかもしれない。運が良ければ完治して、２０１８年の終わり頃にはトラウマに寄り添った新しいポッドキャストを運営する会社のCEOになる手はずも整っているかもしれない。そこで手始めに私がしたのは、有能なジャーナリストならそうするだろうということだった。自らに関する研究だ。

複雑性PTSDについて学ぶことは簡単ではなかった。公的には存在しないからだ。「複雑性PTSD」という名称は精神科医ジュディス・ハーマンによって90年代に命名されたもので、比較的新しいものだ。その上、精神衛生のバイブルとして名高い『精神疾患の診断・統計マニュアル（DSM）』にも正式には載っていない。だから存在しないのだ。そこに載っていないということは、実在しないということだ。複雑性PTSDを2013年刊行の『DSM－5』に載せようという動きがとある精神衛生の専門家グループによって興ったのだが、DSM委員会の、名前もわからぬ精神衛生の権力者たち、つまり、生贄にされた子役スターの周りでフードをかぶって何やら唱えている集団と私が想像するその精神科医たちはこれを、PTSDに酷似している、と却下した。〝複雑性〟と付け加える理由もなく、その2つを区別する必要もないとして。一方で、アメリカ合衆国退役軍人省と英国国民保健サービスの両者が複雑性PTSDを正式に診断名として認めていることにも、ここでは触れておこう。

とにかくこういった理由から、複雑性PTSDについての文献があまり存在しない。存在したとしてもたいていはドライかつ単調なもので、学者の共感力の欠如や感情的配慮のなさが表れていた。それでもどうにかして学びたかったので、何冊か本を買った。そのどれもが表紙にぼんやりとした印象派の絵を使っており、魅力に欠けるフォントと一体化していた。私はそれを一度に1ページずつ、骨の折れる思いで読み進めた。

いくつかの本には、私たちがトラウマになるような体験をしている時、脳は周囲のものを重大な危険として認識し、潜在意識下でそれらを危険の源として記号化する、と書いてあった。

例えばあなたが車に轢かれたとしよう。車が猛スピードで迫り来る中、あなたの脳は急ブレーキの音を認識する。アドレナリンやコルチゾールといったストレス化学物質が大量に分泌されることで心拍数や血圧が上がり、あなたの意識は激突の衝撃や痛み、救急車のサイレンに集中していく。しかし同時に、あなたの脳は無意識下でそれ以外にも無数の情報を認識する。曇り空、交差点のクリスピー・クリーム・ドーナツ、車の色やメーカーと車種、あなたを轢いた男が放つ中西部のアクセント、そして彼が着ているウルヴァリンズ〔ミシガン大学のスポーツチーム〕の青いTシャツ。あなたの脳はこうした情報と事故の痛みを強く結びつけ、深く刻み込む。この結びつきはその日の出来事に付随する感情とともに記録されていく。そして基本的にこれらは十分な脈絡を伴わない。つまり、クリスピー・クリームと自動車事故の間に論理的な関連性を伴って記銘しないのだ。おそらくこんな単純な感じだ。クリスピー・クリーム。危険。

その結果、艶のあるドーナツやウルヴァリンズの青いTシャツを見るとわけもわからず不安になるのだ。あなたの脳は生死に関わる重要なパターンを認識し、それに即した感情的反応を反射的に起こす。この反射はパニック発作のような大きな形で表れるかもしれない。あるいは突然すこぶる不機嫌になってしまうみたいに、小さな形で表れるかもしれない。朝ガールフレンドが言ったほんのささいでくだらないことにいらつき、メッセージでその旨を送信してしまうかもしれない。もちろんこれは合理的でもなければ、筋も通っていない。だがそもそもあなたの脳には筋を通そうなんて気がない。ただあなたの命を守ろうとしているだけなのだ。

もし私たちの周りで誰かが銃を抜いたとしても、その銃のメーカーやモデル、銃の仕組みや口径、発砲されたらどの程度ダメージを受けるかなんてこと、何分も熟考する必要などないだろう。銃を見た際、意識にのぼるべきことはただひとつだ。それも迅速によぎるべきこと。伏せろ。動け。逃げろ。

私たちが感情の爆発と捉えている、不安や憂鬱、激しい怒りなどは、必ずしも感情における小さな失敗ではない。それは脳が脅威としてインプットしたものに対する反射であり、自分を保護する目的をもっているかもしれない。そしてこの脅威としてインプットされたもののことを、人は**トリガー**と呼ぶ。

いや、トリガーがあるからといってあなたが脆く、弱々しく過敏だというわけじゃない。それがあなたを人たらしめている。誰もがトリガーを持っているか、いずれ持つものなのだ。誰もが何らかのトラウマを経験するものなのだ。以前付き合っていた人からよく向けられた、人をいらつかせるぼやけた視線。亡くなるまでの数週間、祖母が繋がれていた人工呼吸器の音。トリガーに対して感情的反応を起こすことは全くもって健全だ。トリガーされることがＰＴＳＤとみなされるのは、パニック発作や悪夢や失神やフラッシュバックを引き起こすほど、その出来事に対するトラウマが大きい時に限られる。感情的反応に消耗させられる場合だけだ。

　そしてトラウマの診断において、**複雑性**ＰＴＳＤを比類なく悲惨たらしめているポイントがここにある。複雑性ＰＴＳＤにおいては、その人物に対してトラウマになる出来事が何度も何度も、何百回も、何千回とも、何年にも渡って起きているという点だ。何度もトラウマを受けると、意識的にも無意識的にもトリガーは増え、際限なく、説明もつかない状態になる。何百回もミスをしてぶたれれば、そのミスそれぞれが危険になる。大勢の人から蔑まれたら、誰も信用できなくなる。この世界そのものが脅威になる。

　これを読んだ後、私は本を置き何時間も壁を見つめた。私にとっては具体的に何を指すのか、はっきりさせようと思った。明らかにトリガーとなっている物を数え上げようとした。怒っている人を見ると毎回、その人たちに猛烈に腹が立った。上司、ボーイフレンド、ジョーイ、道端の見知らぬ男。ジョーイがまさに父みたいな歯の食いしばり方や内頬の噛み方をすれば、私は激怒した。私は「何？　何がだめなの？　何が不満なの？」と怒り、ジョーイは驚きと戸惑いの目で私を見た。

「怒ってるでしょ」と私は言い張った。

「怒ってなんかない」と彼は怒った。「なんで怒ってるって思った？」

「直感で！　私そういうのわかるから」と私は言う。

　ある本に、色々な表情をしているある女性の写真がたくさん並んでいるページがあった。それは悲しい表情から怒っている表情へ徐々に移り変わっていく写真だった。ウィスコンシン大学による研究で、これらの写真を虐待の経験がない子どもたちに見せ、続いて虐待の経験がある子どもたちに見せる。[1]すると普通の家庭の子どもたちに比べ、虐待を受けた子どもたちの方がより多くの写真から怒りの気配を感じ取った。彼らは表情のごくわずかな機微を敏感に感じ取ったのだ。

ジョーイは実際怒っていたんだろうか？　私が妄想的で狂っているから、彼の額のわずかな緊張を私が怒りと解釈してしまったんだろうか？　一体真実は何だったんだろう？

眉間の皺を誤解してしまうなら、他にどんなことを誤解するだろう？　私は潜在意識下に１００万個のトリガーを持っているはずだ。だったら私の脳は厳密には、この世界をどの程度誤って恐れているのだろう？

私の目はリビングをざっと見渡した。ジェリーロール〔サクラクレパスのペン〕？　10代の頃よく使った。ハロゲンランプ？　昔から持ってる。リビングには皇帝ペンギンの大きいポスターが張ってあり、私はそこで頻繁に殴られた。クソペンギンどもは潜在意識下でトリガーになってるのか？　私はグーグルで「皇帝ペンギン」と検索し、南極の上を淡々とよちよち歩きしているペンギンの画像を眺めた。太っててかわいい。でも不安といえばそうか？　ペンギンがトリガーなのか？　ストレスフルなトラウマ本を読んだことがすでにトリガーで不安なのか？　真相はどっちだ？

この問いかけこそ、従来のＰＴＳＤと複雑性ＰＴＳＤの治療におけるニュアンスの違いを浮き彫りにしている。もし私が従来のＰＴＳＤなら……例えば車に轢かれた瞬間が私の人生のトラウマの根幹にあるのだとしたら、暴露療法を通じてトリガーに取り組み、解消できる可能性がある。毎日クリスピー・クリームの前を通り安全な状態で交差点を渡ることによって。

しかし残念なことに、私の持つトラウマは１つの出来事じゃない。何千何万だ。私の不安による動揺は、本が言うような「一時的」なものではない。怒った顔を見た時や誰かがゴルフバッグからドライバーを出した時にだけ起こるわけではない。私の動揺は、程度の差はあれど休みなく続き、分離することができないのだ。

おお。わが不安よ。

この無限にあるトリガーこそが、従来のＰＴＳＤよりも複雑性ＰＴＳＤの治癒を難しくさせている要因だ。そして本にあるように、この分離不可能な状態ゆえに問題が山積みなのだ。

・・・

ベッセル・ヴァン・デア・コークによって書かれた『身体はトラウマを記録する：脳・心・体のつながりと回復のための手段』という複雑性PTSD患者にとってのバイブル的書籍がある。ヴァン・デア・コーク自身が虐待者であるという疑いがあるため[2]彼の著作を心から信頼できるわけではないが、この本は私にとって複雑性PTSDの基礎を理解する上で最初の重要なテキストになった。その中でヴァン・デア・コークは、3つのグループ分析に関する研究について書き記している。1つは過去に児童虐待を受けた成人の被害者、2つ目に直近で家庭内暴力を受けた成人の被害者、そして最後に直近で自然災害に遭った成人の被害者だ。[3]全てのグループで何らかのPTSD症状が表れた。だが自然災害のサバイバー（トラウマ的出来事が単回である者）と児童虐待のサバイバー（複雑性トラウマのある者）では明確に異なる症状だった。「幼少期に虐待を受けた経験のある成人は物事に集中することが困難で、常態的な苛立たしさを訴えており自己嫌悪感に満ちていた。彼らは人と親密な関係を築くことにも多大な苦労を要している」とヴァン・デア・コークは書いている。「また、彼らの記憶は非常に断片的であり、たびたび自傷・自殺行為に走る傾向や、数多くの健康的問題も抱えていた。こうした症状は自然災害のサバイバーにおいて、比較的まれだった」

言い換えれば、複雑性トラウマは、継続的に防衛の状態をつくり、それが性格の癖を作り出すのだ。そしてこの性格というものはPTSDという枠組みでは、特に脅威だった。まるで我々には独自の文化があることを暗示しているかのようだった。アメリカ人は個人主義者。中国人は集団としての利益を重視する。フランス人はロマンチックでチーズ好き。そして複雑性PTSDの人は悲劇のヒロインのように自己破壊的で、人を愛することができない。

自らのこのネガティブな読み方は、科学的研究に対して自分の「自己嫌悪」的な脳による暗いレンズが当てられているだけなのかもしれない。しかし、早期にトラウマを受けた人は、「自分にとっても他者にとっても重荷」とか「誰もが避けたい地雷原」と表現した本があったことも確かだ。

自分について書かれたこの文章を読む上で、恥からくる鼓動の高まりを抑えることなどできない。この有害な特徴のせいで、みんなに重荷を背負わせることなどしたくない。

複雑性PTSDが私のパーソナリティに織り込まれているということ、そしてそれがどこからどこまでなのかという疑問は、私が本を読んだことによって生じた考えであり、その考えこそが判断力を鈍らせ、動揺させた。複雑性PTSDがパーソナリティの特徴の連なりなんだとしたら、私の全てが有害なんだろうか？　私の過去は全て有害なんだろうか？　そして私はその全てを捨て去らなければならないんだろうか？　高麗人参とアワビのスープ、パーティーでの膨大な会話の全て、会議中の落書きに至るまで、私が愛した全てのものに対して、診断名は疑問を投げかけた。どの部分が病理上問題で、どの部分がそのままでいいのかがわからなかった。

私は現段階でも、母からのものを全て拭い去ろうとしていた。母の得意料理はビスコッティだったが、今の私は食べないようにしている。母が好きだった花という理由で花束から黄色いバラを抜き取る。母が言いそうなことは自分の語彙から抹消した。しかし彼女が写った写真を偶然見た時、私と同じ手をしていることに気づいた。肩も私と同じ。自分から複雑性PTSDを消し去ることは、鎖骨を交換することぐらい不可能に思えた。治癒するためには自分を形成している全てのものを捨て去らなければならないんだろうか？

私は本を読むことでその答えを探した。本にはトラウマを持つ人に**ならないための方法**が書き連ねてあった。私たちの短所や欠陥が全て詳細に列挙されていた。しかし私が知りたい真人間に**なる方法**はほんの10ページか、多くても30ページ程度で、巻末に追いやられていた。虐待され発育不全な子どもが適切な治療を受け、回復力を身につけ、ついには同年代の人間と同等のパフォーマンスができるようになるまでの幸せなストーリーが1つ載っているだけ。それも多くの場合、子どもの話だ。子どもの脳は柔軟性があり回復も早い、と本には力説されていた。大人は――そうではない。**ヨガをやってみるのはどうだろう**、と本にあった。中には『身体はトラウマを記録する』と同様に、EMDRやニューロフィードバックのような謎めいた高額セラピーを勧めるものもあった。だがその上で、ヴァン・デア・コーク自身も「効果的なものはほんの一部に限られる」と警告している。

私は希望を見出すためにこうした書籍を手に取ったのだ。だがそこから得られたのはごく僅かだった。私の唯一の希望は終わりなき痛みを心配しないでいい、ということだった。どうせ私はすぐに死ぬのだから。

チャプター13

1995年から1997年にかけて、カリフォルニアの健康保険ネットワークであるカイザーパーマネンテは1万7000人以上の患者を対象に、小児期のトラウマのレベルを調査するための質問票を実施した。質問事項の中には、患者の両親が精神的・身体的虐待やネグレクトを行なっていたか、両親は離婚していたか、薬物乱用をしていたか、などがあった。当調査は逆境的小児期体験(ACE)調査と呼ばれた。[1] アンケートの後、患者は0から10までの数値で示されたACEスコアを与えられた。スコアが高ければ幼少期に受けたトラウマが深刻だということになる。

研究結果は驚くほど鮮明だった。幼少期に受けたトラウマが深刻なほど、成人後の健康状態は悪くなっていたのだ。さらに、病気にかかるリスクの上昇も数パーセントで済む話ではなかった。ACEが高スコアな人は肝臓病になる確率が約3倍、がんや心臓病になる確率が約2倍、肺気腫になる確率は約4倍だ。[2] アルコール依存症になる確率も約7.5倍、うつ病になる確率は約4.5倍、そして自殺を試みる可能性に至っては、なんと約12倍だ。[3]

科学者たちはストレスが文字通り有害であることを知った。コルチゾールやアドレナリンのようなストレス物質が体内を駆け巡ることは、適量であれば健全だ。十分な量のコルチゾールがなければあなたは朝起きることができないだろう。だが膨大な量になると有害化し、我々の脳構造を変えてしまう。ストレスやうつによって私たちの身体は疲弊する。そして幼少期のトラウマは私たちのテロメアに影響を及ぼすのだ。

テロメアとはDNAの束の末端にある小さな帽子のようなもので、DNAがほどけないようにする働きがある。年齢を重ねるにつれこのテロメアは徐々に短くなっていく。最終的に消滅してしまうと、DNAそのものがほどけ始め、がんになる確率が上がり、病気にかかる可能性も格段に上昇する。テロメアは人間の寿命と関連性を持っている。そして幼少期にトラウマを持つ人はテロメアが著しく短くなることが研究で明らかになっている。[4]

結論として、ACEスコアが6以上の人は寿命が20年縮む、とこの研究は主張している。ACEスコアが6以上の人の平均寿命は60歳だ。[5]

私のスコアは6だった。

30歳。私は人生を折り返していた。

私がこうしたリサーチをし始めたのは2018年のことだ。その2年後である2020年に、初期のACE研究において主要な研究者のひとりであるロバート・F・アンダ自ら、幼少期のトラウマを計測する上で、ACEは割と大雑把な手法であるという爆弾発言を、学術誌やYouTubeの動画上で語ったことも付け加えておこう。[6]公衆衛生上、幼少期のトラウマの重要度を人々が理解する枠組みという意味で当スコアは非常に疫学的有用性に富んでいる。だがアンダは、個人の寿命や健康状態を測る上でACEが良質であるとは言えないことを強調した。スコアによっても大きなばらつきがあるのだ。例えば、スコアは1だがトラウマとなる事象の頻度が極めて高い人物と、スコアが6でトラウマとなる事象も広範に渡るが普段それを感じることは稀である人物の精神的ショックは同程度かもしれない。次のグラフに示される通り、重なっている部分が広範囲に見られる。スコアが高い人ほど直面するリスクは顕著に大きくなる。だがこのスコアが絶対的な判定ではないのだ。

また、ACEスコアは、安全かつ愛情ある人間関係をもたらしてくれる大人や、ストレスのより良い対処法を教えてくれるセラピストなどの助力については考慮していない。PTSDは男女間で異なる発現を起こすが、性別の違いも考慮されていない。アンダは自身の記事で、ACEスコアを個人のスクリーニングツールとして使用することには様々なリスクが伴う、と警告している。例えば、ACEは「スティグマとなったり、差別を招きかねない。(中略)クライアントに生理学的ストレス反応への不安を与えたり、個人におけるリスクに関して誤った認識を与えかねない[7]」

累積ストレス曝露の仮説的バイオマーカーとACEスコアの関係

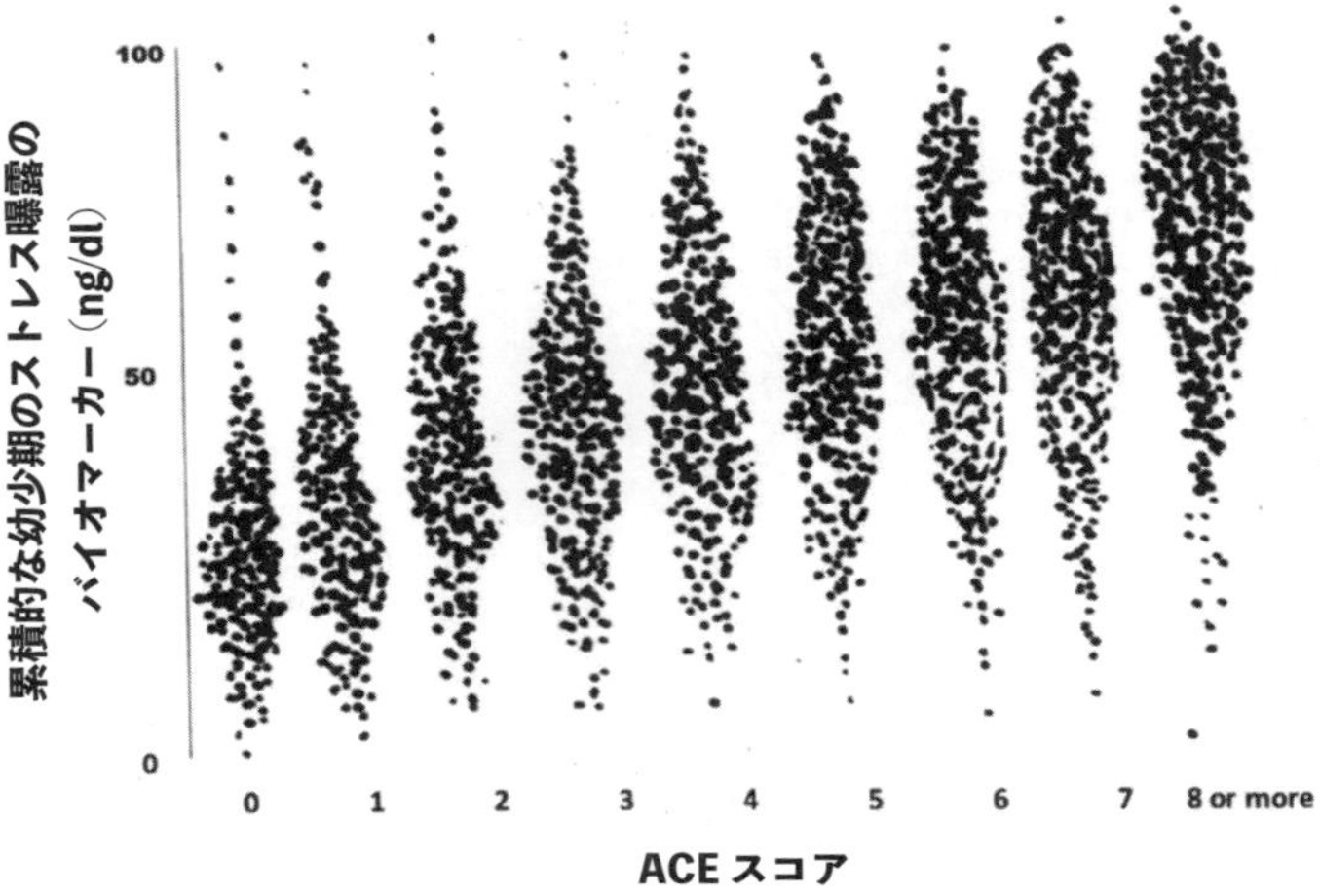

2020年にこれを読んだ私は驚くほど安堵した。2018年時点の私はこのような知見を一切持っておらず、地獄のような不安と恥を感じていた。私は差し迫る終焉に取り憑かれ、死刑を言い渡された者のように小さな実存的危機を被っていた。私は焦り、怯え、腹を立て、そして怒り狂った。何年にもわたる未来を奪われた。マチュピチュでのハイキングや、孫たちの世話や、鶏のキュビズム画を描くことに費やすはずだった未来。

そして自分の身体が病み、害されていることを告げてきたのはACEスコアに限らなかった。トラウマが生物学的にどう影響するかという先進的な研究を読むたび、私の悲しみは増大していき、そのチャート、グラフ、図の全てが、私の脳の損傷を告げていた。

幼少期に重大なトラウマを経験した患者の脳はそうでない人の脳とは**異なっている**ことが脳の画像診断によって示されている[8]。トラウマを経験した脳は扁桃体が肥大化している傾向にある。基本的に扁桃体は恐怖感情に関係している脳の一部分だ。たしかにそう言われるとうなずける。だがそれだけではない。心理的虐待の被害者は、脳の中でも自己認識や自己評価に関係する箇所が縮小し、痩せ細っていた。

幼少期に性的虐待を受けた女性は体性感覚野が小さい。これは、感覚を身体に記録する脳の領域だ。怒鳴られてきたサバイバーは音に対する反応が変化してしまっている可能性がある。トラウマを経験することは、物事の意味、感情や記憶の想起、他者に対する感情知覚、注意力や発話を処理する脳の領域を縮小させることに繋がり得る。夜間に十分な睡眠が取れないことは発達中の脳の柔軟性や集中力に潜在的な影響を及ぼし、後年になって感情面で問題を引き起こすリスクが増大する。そして私にとって最も恐ろしかった衝撃的事実は、児童虐待が多くの場合、前頭前皮質の未発達を起こすということだ。前頭前皮質とは、節度、意思決定、複雑な思考、論理的推論に関係する脳の領域だ。

脳には**たしかに可塑性**もある。扁桃体がなく、恐怖を感じない人が存在する。前頭前皮質が縮小しているにも関わらず、とても論理的な人だっている。脳は失われた領域を他の領域で補い、別の方法で埋め合わせることができる。しかしそれを踏まえても、私はこの数知れない事実を目にした時、精神的な打撃を受けた。

特に、脳の皮質の厚さがＩＱに直結しているという事実は私を脅かした。たとえクールでなくても、優しくなくても、好感が持てなくても私は**有能**なのだ、というストーリーを享受していた。頭はいいのだと。だが論文たちは、お前がどれだけ賢かろうがそれが起こら**なかった**場合になり得たお前には及ばないのだ、と私に知らせてくるかのようだった。そこで再び疑惑が生じた。**だから私の企画が通らなかったのか？　だから上司が私をリスペクトしてくれなかった？　だから退屈な裏方仕事に追いやられた？**

両親の世話人でいることで、制御できているという錯覚に陥っていた。用心深くやれば大惨事は免れられるという確信があった。だが今の健康状態が、私の間違いを証明している。むしろその用心深さこそが、私を滅ぼしたのだ。

私が「ディス・アメリカン・ライフ」で働いていた時、同僚のデイビッド・ケステンバウムが、自由は実在するのかという話を書いたことがあった。その中で彼の友人が、アイススケート中に頭を打って、一時的に記憶喪失になったことについて語っている。彼の友人は担架で運ばれながら何が起きたのか尋ねた。その人の妻は「あなたが転んで頭を打ったんでしょ」と言い、その人は「その程度のことで君もスケート場を出たくなかっただろう」と返した。だがしばらくして、彼はそのやりとりを丸々忘れてしまった。彼は再度何が起きたのか尋ねた。妻は言い聞かせた。彼は同じジョークを何度も何度も言った。「その程度のことで君もスケート場を出たくなかっただろう」「その程度のことで君もスケート場を出たくなかっただろう」短期記憶喪失の典型的な症状だ。患者は同じ話やジョークや質問を何度も、同じ言い回しで、同じ口調で、まるでテープレコーダーを巻き戻して再生しているかのように繰り返す。

つまるところ私たちの脳は、**刺激から反応**という一連の動作においては、単細胞生物とそう変わらない。私たちの脳はある刺激を与えれば必ず同じ反応をするようにプログラムされた、一定の仕様を持つ機械的物体なのだ。この話の中で、我々の回路にはランダム性がなく、プログラムによる指示の枠を出た異なる結果になる余地が全くないという研究成果を量子力学や量子確率論がどのように立証しているのかについて、デイビッドは言及している。そしてデイビッドは、神経科学者で『善と悪の生物学（上・下）何がヒトを動かしているのか』という本の著者でもあるロバート・サポルスキーにインタビューを行った。サポルスキーはデイビッドに、筋肉を動かすプロセスを説明した。「筋肉がなにかをするというのは、運動皮質内のニューロンが筋肉に対しそうするよう命令したということです。そのニューロンの発火は、数ミリ秒前に他の無数のニューロンから受け取った入力信号によるものです。そしてその無数のニューロンの発火もまた、数ミリ秒前に受け取った入力信号に起因し、その前も、さらにその前も、さらにその前も同じです。この過程のどこかで、宇宙の物理法則やイオンやチャネルといった類いのものでは説明のつかない方法で、唐突に何かを伝達するに至ったニューロンがあるのなら是非教えてください。自由意志のようなものを含んだ細胞を持つニューロンがあるのなら、是非教えてください」[9]

私は自分の脳に関する記事を全て読んだあとで、デイビッドとのそのやりとりを改めて聞いた。それは私が学んだことと一致しているように思えた。私の脳は幼少期の体験によってプログラムされた、予測可能なコンピューターであるということ。そのコードから逸れることなどないということ。刺激、反応。刺激、反応。入力がXなら、結果はY。そうなる。毎回必ず。

この前提での問題点は言うまでもなく、よその子どもたちのプログラマーが愛と優しさをもって脳にプログラミングを施したのに対し、私のプログラマーは邪悪だったということだ。私のコードには欠陥があるのだ。

最初に私に沸き起こった衝動は、とにかくバグを除去しようというものだった。自らのひどいコードをシステムから完全に取り除かなければならない。一瞬、一酸化炭素や睡眠薬といった古来の方法もよぎった。だがそれによる悪影響もある。私の治療に対するこれまでの努力は自らを治癒するには至らなかったが、それのおかげで私はこの世界に織り込まれ、公私において社会のネットワークに縫い込まれた。私には心から私のことを気にかけてくれる友人たちや、尊敬してくれる後輩たちがいる。そしてもちろん、ジョーイだって。もし私がその繋がりを自ら切り離してしまったら、深い裂け目を残し、周りの人たちを傷つけることになってしまう。私のこの努力の本質にあるのは、人を傷つけたくないという気持ちだ。

どうやら私は不可能に立ち向かうしかないようだ。クソ。なんて任務を背負わされたんだ。自分の運命に抗わなきゃいけないなんて。

チャプター14

もしこの実存的な窮地が**刺激と反応**のループに囚われていて、その反応を変えられないことに端を発しているなら……刺激を変えることはできるかもしれない。それで私は自分の脳をハッキングできるかもしれない。仕事を辞めることはその最初の一歩として重要だった。上司に怒鳴られるというストレスフルな刺激を除去することで、それに伴う不都合な反応を起こさなくなる。同僚を外へ連れ出してタバコを吸う必要が一切なくなる。毎晩ジョーイとの夕食の最中に上司の愚痴をこぼす必要もなくなる。自分を史上最悪のラジオプロデューサーだと思い続けることもなくなる。これはある種の功績だ。

次に、『情動はこうしてつくられる』の著者であり、神経科学者・心理学者のリサ・フェルドマン・バレットに電話をかけた。彼女は私に、体内の代謝資源は数に限りがあるということを教えてくれた。思考し、新しいことを学び、正しくホルモンを分泌するためには一定量の睡眠と水と栄養が必要であることを。もしその全てが満たされなければ、私たちの身体は〝赤字〟状態になってしまうそうだ。

しかしどの程度の赤字が出ているのか、自分で認識できるケースは少ない。『ザ・シムズ〔街の住人となり生活するゲーム〕』のように空腹や睡眠や退屈のレベルが画面下にゲージで表示され、それを確認できるわけではない。バレットが言うには、我々は脱水症状を起こしても必ずしも喉の渇きを感じるわけではなく、疲れを感じるのだそうだ。胃になんらかの異常をきたした時も、それが生理痛なのか腹痛なのか、うんこをする必要があるのか、自分ではよくわからない。胃に**痛み**があるにも関わらず、長い間それに気づかないことだってあり得る。そしてこれはＰＴＳＤの人に限ったことではない。これはいたって普通の、誰もが日常的に悩まされている身体的な解離だ。自分が嫌な気持ちになったとしても、必ずしも何かきっかけがあって頭にきているわけではないかもしれない。代謝障害が起きているだけかもしれない。身体が「ファニオン〔オニオン風味のスナック菓子〕をよこせ」と騒いでいたとしても、私たちはその空腹からくるイライラを、エレベーターで息を荒げている情けない馬鹿に向けてしまうのだ。

だがバレットいわく、この傾向はＰＴＳＤによって悪化するらしい。ＰＴＳＤは体内の様々なシステムに影響を与え、全体を不調和に陥れるということだ。心臓の鼓動が速くなるかもしれない。肺の活動が激しくなるかもしれない。私たちの体内の経済は簡単に傾いていく。そしてそうなってやっと、赤字に対する莫大な反応を感じることができる。

私がより良い人間になるためにはどうすればいいのかと聞くと、彼女はこう答えてくれた。「十分な睡眠をとって、運動して、健康的な食事をとってください」私が「それだけでは足りなかった」と返すと、彼女は優しくこう言った。「あなたにできることは、可能な限り責任を持つことです。挑戦することが成功すること以上に大事なことだってあるでしょ?」そして彼女は自分で笑った。「いかにもユダヤ人のお母さんって感じの答え方だったね！」

そういうわけで、脳をハッキングするための1歩として私は十分な酸素と栄養で脳をサポートすることにした。ひよこ豆のパスタとカリフラワーをたくさん取り入れた意欲的な栄養管理を組み込んだ。ピラティスやボクシングや高強度インターバルトレーニングなどの、街中のフィットネスを受講できるアプリを入れて週に3種類受講した。トートバッグにはナッツやドライフルーツを詰め込み、事あるごとに巨大な水筒で水をがぶ飲みした。酒とタバコもきっぱりやめた。毎日8時間寝て、言い訳ができないようにするためＦｉｔｂｉｔ〔健康管理に特化したスマートウォッチ〕も着けた。

こうした努力はいくつかの点で実を結んだ。まず体力が向上した。足に力強さや能力の向上を感じるようになった。運動する事で気分が一時的に高まった。だが精神的エネルギーは極度に不足していた。日用品を抱えたまま地下鉄の階段を駆け上がることはできても、メールを送るためにソファーから起き上がることはほとんどできないままだった。

ある春の日のこと。地下鉄の駅へ向かう途中、綿飴色の桜が立ち並ぶ道を歩いたら私は突如不安に取り囲まれた。私は絶対になにかを忘れている。ストーブをつけっぱなしにしてきた？　誰かに電話するはずだったっけ？　病院の予約をすっぽかした？　あまりの後ろめたさに、私は尻尾を巻いて家へ逃げ帰ろうかとも考えた。何がトリガーなのか、なぜこんなことになっているのかはわからないが、少なくともひとつだけわかっていることがあった。この恐怖は身体からきているものではない。一連の活動は、よく休んでいるし、よく食べているし、健康的であるという確証を私に与えてくれていた。ならばこの不安は心の路地裏からやってきたに違いない。

よし、だったら勇気を振り絞って内面に入り込み、発生源を探し出すべきだ。

チャプター15

『トラウマの旅路』というグレッチェン・シュメルツァーの素晴らしくも優しい著作の5ページ目で、彼女はこう主張している。「精神科医や心理学者、ソーシャルワーカー、カウンセラー、もしくは聖職者を、セラピストとして選ぶ人もいるでしょう。グループセラピーを選ぶ人もいるでしょう。ですがまず、率直に言います。治療のためには助けになってくれる人が必要です。この主張に対しての抜け穴を見つけようとしたり、自分一人でやる方法を見つけようとする気持ちもわかります。しかし、これに関しては私を信じてください。そんな方法があるのなら私は見つけていたはずです。私ほど必死に抜け穴を見つけようとした人間はいないですから」[1]私も診断後、しばらくは抜け穴を探していた。

　複雑性ＰＴＳＤを抱えることの重みに気付いてからは、すぐ教えてくれなかったサマンサに対して憤りを感じた。これを秘密にしてはいけないだろうと思った。この診断名は、私の心の健康に関する対話において終始、核とすべきではないのか。

　私はサマンサにメールで自分の気持ちを伝え、どうして複雑性ＰＴＳＤについてもっとオープンにしてくれなかったのか尋ねた。彼女は、初回の時にそのことについて**触れた**、と釈明した。それは8年も前のことだ。初回は私にとって異質で不慣れなものだったので、「**複雑**」という言葉のニュアンスを勘違いしていたんだろう。なぜ二度と触れなかったのかという点に関してサマンサは、うつ状態にあるあなたに対して診断の重みについて言及することは負担になると考えた、と言った。そしてハッピーな時であっても、あなたの喜びを曇らせたくなかったのだと。サマンサは、あなたを守るためだったのだと強調し、愛ゆえに言及しなかったとはいえ、今考えれば間違った判断だったかもしれない、と言った。

私は彼女の釈明と長年にわたる協力に感謝した。だが彼女の愛とサポートをありがたく思う一方で、彼女にはもう会うことができないとも思った。私にとってこのコミュニケーション不足は欺瞞に近いものだった。新しい誰かが必要だ。

長年にわたるサマンサの援助によってたくさんの恩恵を受けてきたように、優れたセラピストなら治療の方向性を示してくれるはずだ。適切なセラピストとなら、安らぎを感じられるはずだ。

私は本当に、本当にセラピストを探したくなかった。自分の最もクレイジーで、最も深淵なる不安を打ち明ける相手を探すことは、到底楽な仕事ではない。アメリカの医療制度のお役所的バカバカしさは単なる雑用を拷問に変える。

もしアメリカの中流階級に属する人間であれば、この処刑の手続きは次のような流れだ。まず保険会社に電話し、その保険会社と契約しているセラピストたちの粗末なリストを手に入れる。リストに載っている人のほとんどはソーシャルワーカーやメンタルヘルスカウンセラーの免許を持っている。彼らは優秀で大変な腕利きの可能性もあるが、例えば心理学者や博士号を有する人に比べると知識や経験に乏しいことがほとんどだ。さらによくよく聞いてみたら、セラピストの何人かは結局あなたの保険会社と契約などしていなかったなんてこともある。たとえ契約していてもクライアントを多く持っていて空きがない。また、たとえ空いている枠が**あっても、あなたと**セッションしたくないかもしれない。低所得の黒人は中流階級の白人に比べ、予約の返答がもらえる確率が最大で80パーセント落ちるという調査もある。[2] 怒りはトラウマに取り組む上で有用かつ正当な感情だ、とセラピスト本人が言っていても、実際に電話口で怒りを露わにするのはご法度だ。メンタルヘルスの専門家の何人かが言うには、脅迫的でおっかなく思うので、セラピストは怒りっぽい患者を避けることがよくあるらしい。

それどころか、セラピストたちはYAVIS（若い・魅力的・言語化できる・知的・社会的に成功している）のクライアントを好んでとる。[3] 従順なタイプ、例えば自分たちの内面に興味があって掘り下げたがっている人だったり、**メタ認知**や**自己一致**といった専門用語を

『ザ・ニューヨーカー』の心理学関連の記事で読み慣れているような人がクライアントになれる。そんなものより『フィラデルフィアは今日も晴れ〔アメリカのコメディードラマ〕』が観たいんだ、というありふれた凡人なら険しい道のりになる。

運良く、免許を持った心理臨床家の枠が空いていたとしよう。その臨床家が白人で（アメリカの臨床家の86パーセントは白人）あなたが有色人種なら無論、理想的とはいえない。それでもかまわないと言うのなら、保険適用には正式な診断が必要だということを伝えておこう。自分が複雑性ＰＴＳＤであるという確信があっても、専門家はそう診断することができない。なぜなら『精神障害の診断と統計マニュアル（ＤＳＭ）』に載っていないからだ。あなたの保険はＤＳＭに載っている病気の治療を目的とした、数回の診療にしか適用されない。ほとんどの保険は適用される期間が決まっており、その頃には良くなっているに**違いない**とでも言いたげに、例えば不安に関するセラピーなら半年間、抑うつなら10カ月という形式を取っている。複雑性ＰＴＳＤがＤＳＭに載っていないもうひとつの弊害として、その臨床家が複雑性ＰＴＳＤに関しての教育を受けていないという点がある。おそらくそれが正しい診断名ではありませんね、と言われるだろう。その人は、実際に扱うことができるかどうかを知るために、いくつかの質問票を試してくる。双極性障害だったり、躁うつ病なのかどうかを。これによってあなたは信用できなくなり、その場を後にする。

ネットで検索をかけると、とても知的に見える有色人種の女性が見つかるだろう。その人は複雑性トラウマに特化した教育を受けている。彼女のウェブサイトに載っている文言が、あなたの心に響きわたる。この人なら本当に私のことを理解してくれるかもしれない。だが彼女は保険会社と契約していない。（精神科医が保険会社と契約している可能性は、対人援助者の中で最も低く、約45パーセントしかない[4]。そして大抵の場合、契約していない人こそ最も腕利きなのだ。）あなたが彼女を非難するのは正当ではない。ネットで調べてみれば、診療所の賃料やその他管理費が上昇しているにも関わらず、保険会社はセラピストに対する報酬率を20年間更新していないことが判明する。もしセラピストが保険会社からの報酬率だけに頼っていたら、平均して年間収入が約5万ドルという羽目になる。それでも構わないかもしれないが、あなたが実際に**医師**なら、満足できる額とは言い難いだろう。さて、この素晴らしい女性セラピストは45分の診療で250ドル取るらしい。週に一度会うとして、それはもはや家賃だ。**自分が幸せになるためにいくら払えるだろう**、と自分に問うてみる。**月に1000ドル払う価値があるのか？　借金する価値があるのか？**　それだけの金があれば、毎月マイアミで優雅な週末を過ごせそうだ。それこそ幸せになれるだろうな。

あなたは唯一の現実的な選択肢として、自分の診断名を飲んでくれない臨床家の元へ戻ることにした。彼はあなたを大うつ病性障害と診断する。以降、何カ月も彼の診察を受けているが、良くなっている気がしない。そして自分には手の施しようもない欠陥があるのだと思い始める。直すにはもはや壊れすぎている。最終的に脱落し、自分は結局駄目人間なのだと思ってしまう。

もしくはこうしよう。あなたは夢のような数千ドルもの遺産を受け取り、好きなセラピストを選び放題になった。それでもなお、道のりが簡単になることはない。文句なしの有能なセラピストでも、顔が気に食わないという理由でいつの間にか拒絶してしまうかもしれない。その人の判断を荒っぽく感じて、拒絶してしまうかもしれない。彼女が間違ってあなたを含むクライアント全員に、bccではなくccでメールを送ってしまい、みんなのメールアドレスが晒され、彼女を再び信頼できるかわからなくなってしまうかもしれない。こうしたことも、セラピストの下を去る理由としては間違っていない。あなたは信頼できる人間を、心から気の合う人間を見つけたいのだ。これはデートみたいなもので（ただし飲酒もセックスも楽しみもないが）、自分に合った人を見つけるには時間がかかる。そしてこれもまたデートと同じく、人生を肯定してくれるような完璧な人間が見つかるにしても、その手順を踏むに見合うだけの価値があるのだろうかという疑念が戦意を喪失させるのだ。

大学時代はよくないセラピストに何人か当たった。私を口説こうとしていた蝶ネクタイの男。まるでディケンズの悲劇的な物語を聞いているかのように、私の幼少期のどこを取ってもため息を漏らした女。プロザック〔副作用が問題視されている抗うつ薬〕を処方しようとした精神科医もいた。

私は『すばらしい新世界』から引用して、こう言った。「情熱とは何なのか知りたいんです！　強く何かを感じていたいんです！」その精神科医は答えた。「私は情熱を、化学物質がバランスを欠いた状態であると思っています」

　その後私は、幸運なことにサマンサと出会う。そして今、新しい誰かを必要としている。

　私は30歳だろうが、19歳の時と同じように良いセラピストを見つけられる自信があった。私は「複雑性ＰＴＳＤ　セラピスト　ニューヨーク」でググり、最初に挙がってきた、３カ月以内にどんな人も治せると自負する男の下へ向かった。彼は1時間で２００ドル取る上にセッションはたったの12回だけ。もはや商売だ。私は彼のセッションを一度しか受けずに終えた。その1時間のうち、彼は私の話をほとんど聞いていなかった。彼は私の倍はしゃべり、私が肝心なトラウマ的ワードを出すとそのたびに割って入り、フリスビーで遊ぶゴールデンレトリバーのように終始興奮気味に私のことを病的であるとみなした。「そうか、なるほど！　あなたはボーイフレンドに安心を求めているわけか。つまりあなたは共依存ってことだ！　過度な愛されたがりだ！　それで、彼が悪い状況に立たされている時は、同じようにあなたが助けてあげましたか？　つまりあなたは混沌や迷える羊にしか惹かれないってことです！」この調子で少ない３カ月が過ぎてしまうのはまだしも、今後のセラピーが『ジェパディ！〔アメリカのクイズ番組〕』の早押しみたいに、私の質問全てに対し聞き終える前から解答するような場になって欲しくなかった。私は法外な料金を払い、そこからの2カ月間は彼の病的な非難から立ち直ろうと、静寂の中で自らに向けて叫んだ。共依存！　愛されたがり！　お前はダメなものしか愛せない！

　別のセラピストはそれとは正反対の理由で、一度しか診療に行かなかった。おとなしすぎたのだ。診療中、私が何を言ってもこれといった反応はなく、「それで、あなたはどういう気持ちになりましたか？」とただ聞いてくるだけ。あー、つまんねー。こんなことなら自分一人でもできる。家で。タダで。

　また別の女性セラピストは、セッションでは良さそうに思えたのだが、その日の午後、私へ電話を誤発信して長時間の留守電を残した。内容は、彼女とその子どもによってなされた平行線をたどる親子間交渉だ。「ダメ、お片づけしないならママは何もしてあげません。うんちも一人で行かなきゃダメだからね」子どもはこの交渉に勝利した。私が彼女と連絡を取ることは二度となかった。自分でも不義理だとは思う。だが子どものうんちをめぐる論争を聞かなかったことにして彼女のセラピールームに入る自信がなかった。

それに、書籍を読んでいく中で、実際のところ従来のトークセラピーが複雑性PTSDに対してこれといって効果的ではない可能性を示すいくつかの根拠に出くわしていた。ベッセル・ヴァン・デア・コークは『身体はトラウマを記録する』の中で、「トラウマ的出来事を言語化することがほとんど不可能」な人に対してトークセラピーがいかに無意味であるかを書き記している。トラウマ体験から解離し、距離を置きすぎているためにトークセラピーがあまり機能しない人だっている。そういった人たちは感情を伝えるどころか感情にアクセスすることもできないかもしれない。またそうでない人たちも、つらい記憶に手を伸ばすのが困難なほどの賦活化状態にあれば、思い出すこと自体がトラウマになってしまう。ある研究によると、トラウマについて話すことを強いられるとその後10パーセントの人が症状の悪化を体験しかねないそうだ。

40パーセントから60パーセントの人が、ある時点でセラピーをやめる。そのほとんどが最初の2回以内にやめてしまう。さらに、的確で優れたトークセラピーですらPTSDに対して効果的でないことが多くの統計によって示されている。トークセラピー形態のひとつである認知行動療法（CBT）は、患者がネガティブな行動様式を廃し、ポジティブな様式を戦略的に実践していくもので、PTSDの治療法として広く受け入れられている。だがこの治療法に関してひどい統計結果がある。74人の患者を対象とした研究で、CBTを受けて改善した患者が8人なのに対し、全くセラピーを受けずに改善したのが4人だった。[6]

そうは言っても複雑性PTSDの友人であるレイシーはセラピストにかなり助けられたと言っていた。人生の立て直しやバウンダリィの構築を手伝ってくれて、自分自身をいたわれるようになったと言っていた。

それはまたもや私にデートのことを思い起こさせた。

自分にぴったりな人を見つけるまではこの世で最も嫌なことのようで、完全に時間の無駄のように思える。でも全ての努力、全ての不満や泣き言も、いつか報われるってことだよね？

私は心の底から、全てが報われてほしいと願っていた。

チャプター16

ベッセル・ヴァン・デア・コークの『身体はトラウマを記録する』の中で、EMDR（眼球運動による脱感作と再処理法）と呼ばれる治療法について書かれていた。これは催眠療法を思わせる奇妙な処理で、患者が眼球を左右に動かしながら過去のトラウマを思い出す、というものだ。あまりにも単純だし、だいぶ胡散臭くも思えたが、ヴァン・デア・コークはこれを熱烈に称賛していた。彼はある（EMDR研修会での）患者役をした人の話を書いている。その人は45分のEMDRを一度試して、こう言った。「私はあなたと接していてあまりに不愉快だったので、自分の患者を紹介しようとは思いません。それはそうと、このEMDRの練習で父の虐待に関する問題は解消しました」**解消した！** ヴァン・デア・コークは「たとえ患者とセラピストに信頼関係がなくても」効果を期待できるセラピーの形態がここにある、と記している。一方で、EMDRは大人になってから起きたトラウマに対して高い効果があり、幼少期のトラウマ経験者に対する改善率はわずか9パーセントである、とも語っている。とはいえ現状、9パーセントだってないよりはましだ。私にとって9パーセントという数字は無視できない明かりだった。

私はニューヨークで自分の保険が適用されるEMDRのセラピストを探した。彼女の所在はウォール・ストリートにほど近い金融街だ。部屋の広さはガソリンスタンドにある大きなトイレほどで、室内の雰囲気までそんな感じだった。そこかしこが紙にまみれている。乱雑に書類のはさまった厚紙のマニラフォルダー〔厚紙を2つ折りにした書類用フォルダー〕が数フィートの高さに積まれ、部屋全体を取り囲んでいた。温度むらのあるエアコンはとてつもないやかましさで音を立て、100均のピンク色のプラスチックファンが2つ、床上6インチ〔約15センチメートル〕ほどの高さで足元の熱気を渦巻かせていた。「エレノア」は小柄な弱々しい女性で、縮れた白髪が顔の周りに大きな巣を作っていた。彼女はしつこく乾いた咳をし、開始は必ず数分遅れた。とはいえ1回30ドル。それに、彼女を好きになる必要はないとのことなので、これで十分だろう。

最初のセッションで、エレノアは私のライフストーリーをメモ用紙にざっと書きなぐった。「すごい」と彼女は言い、首を縦に振る。「大変な苦労を重ねて、どん底を味わってもあなたはくじけなかった。本当に強い人」哀れみはなく、過酷な経験を正当に評価する彼女の口調に私は好感を持った。これなら大丈夫そうだ。それから、彼女は基本的な説明を始めた。

EMDRは1987年にフランシーン・シャピロという心理学者が発明したものだ。彼女は森の中を歩いている時、通りの周囲を見渡すために目を左右に動かしたことで、心配事が解消されたことに気が付いた。その後彼女は、患者の顔の前で指を振り、視線を左右に向けさせながら最も痛ましいトラウマを思い出してもらう、という研究を実施した。彼女は、EMDR治療を受けた被験者たちの「主観的苦痛が大幅に減退し、自己肯定感が大幅に増進した」[1]と報告している。

EMDR療法は「処理」と呼ばれており、「処理とは単に話すこと**ではない**」とEMDRの専門家たちは強調している。話すことによって私たちがなぜそのような状況に立たされているのかという理解を得ることが出来るが、それだけでは不十分だ。その上で私たちは、処理によってトラウマを真に受け入れ、解決出来る。そして脳内の記憶を健全な物語に書き換えることが出来る。私にとってこれは抽象的で、意味がよくわからなかったが、いい響きを持っていることは確かだった。

EMDRがなぜ効果的なのか正確には誰もわからないため、疑いの目を向けられるのは当然のことだ。一説には、EMDRがレム睡眠時の脳の記憶処理に似ている、というものがある。また別の研究では、眼球運動が短期記憶の負担を重くし、過去の経験から生じる耐えがたい反響が弱まり、鮮明な形での回想がしやすくなることが提唱されている。どちらの説が正しいかはさておき、多くの研究が実際に結果として示しているのは、患者をトラウマから解放させるのに、どういうわけかこの奇妙な方法は驚くほど効果的であるということだ。

シャピロがEMDRを発明して以降、テクノロジーによって指を振らないバージョンも出ている。町の商店にあるビール広告のLEDサインのような、光るEMDR装置だ。私のようにEMDR療法中、目を閉じている方が楽な人のために、両手に握る有線のバイブレーション球と片耳ずつ音が鳴るヘッドフォンからなる小さなマシン（バジー）も登場している。

　マンハッタンの部屋でエレノアは私にバジーを手渡した。左耳にノイズ音が流れると左手が振動し、右耳にノイズ音が流れると右手が振動するといった具合だ。これは催眠療法ではありません、と彼女は強調した。あなたは自分の機能を完全にコントロールして、いつでも好きな時に流れを止めたり変えたりできる。それから彼女は一連の質問が書かれたワークシートを引っ張り出し、お互いそれぞれシートに目を通し、彼女は私の返答を使い古された鉛筆で書き留めていった。

「どうやってそこへたどり着いたのか記憶にない場所に自分がいたことはありますか？」

　私は「いいえ」と答える。

「どうやって着たのかわからない服を着ていたことはありますか？」

「いいえ」

「まるで自分の人生の映画を観ているように、自分自身を遠くから見ることが出来たと感じたことはありますか？」

　エレノアが何をしようとしているのか、私にはわかっていた。彼女は私にどの程度の**解離**があるか知ろうとしていたのだ。複雑性PTSDと診断された当初、うつや攻撃性（以下略）といった多くの症状に対して自覚があったが、いくつかの症状には心当たりがなくほっとした覚えがある。その主たるものが解離だ。「解離は複雑性PTSDによく見られる」というのを読んだことがあった。解離は、フラッシュバック、体外離脱体験、トランス、健忘、タイムロスとして発現する場合がある。[2] カーペットの端によくつまずいたりはするし、多少注意不足なのは認めるが、「解離」という言葉は大げさな気がした。解離の極端な形が解離性同一性障害（DID）であり、これを世間的に認知させたのは、高評価ながらも短命に終わったトニ・コレット主演のショウタイム〔アメリカのケーブルテレビ〕のドラマ『ユナイテッド・ステイツ・オブ・タラ』だろう。トリガーによって主人格であるタラは身を潜め、完璧主義の主婦、酒豪のベトナム帰還兵男性、チャラついたティーンエイジャー、といった交代人格たちに変わってしまう。彼女は人格が変わるたびにすっかり気を失い、タラが身体に戻って来ても別人格が引き起こしたトラブルを覚えていない。

私はそうではない。気を失うことはなかった。むしろ、自分のトラウマに関してこれでもかというほど覚えているし、幼少期の最も暴力的な瞬間の内臓のうごめきを呼び起こせることに誇りを感じていた。

さらにいくつかの質問が続いた後、私は質問を遮って言った。「ねえ、たしかに私はいろんな意味でぐちゃぐちゃかもしれないけど、解離してるとまでは思わない」

彼女はただひたすらに頷いたが、どの道ワークシートを終わらせなければならなかった。私はあらゆる質問にはっきり「いいえ」と答えた。

それからエレノアは「EMDRに没頭出来るちょうどいい過去の出来事を決めましょう」と言った。「トラウマの中でも初期の、処理が不可欠だと感じるものがいいでしょう。思い当たるものはありますか？」

私はローロデックス〔回転式名刺ホルダー〕をめくって、「ええ。いくらでもあります。ゴルフクラブのやつとか……」と、生々しい事件の詳細を語った。

彼女はそれをじっと聞き、話が終わると私にこう聞いた。「一番不安にさせられるのが10点満点だとしたら、それは何点ですか？」

親に殺されかけた時の気持ちをどうやって点数化すればいいんだ？　臨死体験という意味では必然的に9点は欲しいところだが、じっくりと回想、つまり実際にゴルフクラブが頭上で風を切る状況を想像してみても、特に何も感じなかった。「うーん、2点ぐらい？」

「2点？」とエレノアは首を傾げた。

「うん。ひょっとしたら、その時のことを思い返しすぎたのかも。処理しちゃったのかもしれません。あんまり不安な気持ちにはならないし。何回も人に話したし。わかんないけど、今はそれについて考えても動揺はしません」

「なるほど。じゃあ、心底不安になる別のものにしましょう」と彼女は言った。「強く感情が動かされるもの」

「うーん……ぱっと思いつくので言うと……両親に車

で殺されそうになったやつかな。崖で急ハンドル切られて、お前らまとめて殺すって脅されたやつ」

「それは何点?」

「3点ぐらい?」

「解離はないと言ってたのが面白いですね」とエレノアは慎重に言った。「あなたが酷いことをされた話なのに、それを驚くほど平常心で話してる」

「多分、私はこの類いの記憶を処理しちゃったんだと思います。10年間セラピーを受けてきたし。誰にも話してこなかったような心にしまい込んだ秘密じゃない。元カレたちにもセラピストたちにも、今まで何度も話してきました。何度も話したことで、その出来事が自分に与えた影響について考えただろうし、いろいろ学んだんだろうし、それでふんぎりがついたのかも」

「そうですか。なら、そうなんでしょうね」エレノアは嫌味なほど疑いを浮かべながら、納得した。「それでもなにか不安になるようなことを探る必要があります。別の切り口からアプローチしてみましょう。初めて虐待を受けた時のことを覚えていますか?」

「ええと…いや、覚えてない。幼すぎて。うっすら覚えてるのは、5歳だったかもっと小さい時だったか…母が私をハンガーで叩いて、その後私に謝ったことがあった。覚えてる中で私に手を上げたことを謝ったのはその時だけです」

「その記憶はどれくらい不安?」

「1点とか2点とか? 記憶がおぼろげすぎます。そもそも私の虐待そのものにアプローチすべきじゃないのかもしれない。私が受けた暴力はどれも、実際問題そんなに不安を煽るものじゃないのかも。もっと別のことに取り組んだ方がいいんじゃないかな。たとえば育児放棄に関してとか。私は見捨てられたことに関してシリアスな受け止め方をしてる。ずっと後ろめたさを抱えてるというか……」

また疑いの目線。エレノアは優しくこう言った。「一般的にはもっと幼い頃の方が良いと思います。最初期のトラウマから取り組む方が段階を踏み易いからです。でもそれは**あなた**が決めること。あなたがベストだと思うものを選んでください。最初に育児放棄された瞬間だと考えている出来事、つまりお母さんが最初にあなたの下を去った時はどうでしょう。1から10までだったら何点ですか？」

私はソファーにもたれかかり、頭を大胆に後ろへ放り出した。「1です」

「そうですか。今日はこの辺にした方がいいかもしれませんね」とエレノアは言った。「今週の内に少し考えてみてください。どの記憶を掘り起こすと気分が悪くなるか。文句なしに取り組みたいものがひとつでも見つかったら、次回はバジーを使ったセッションにしましょう」

　後にEMDRとセラピーについて調べていく中で、EMDRは**どこからでも**始められること、つまり、深く見つめたい記憶であればどんなものでも、それが最近の記憶であろうとも処理できることを私は学んだ。思い出し得る最悪のトラウマを蒸し返すことだけが目的というわけではないのだ。押し入れの奥底をかき分けて深く埋もれたおぞましい残骸を追い払うことから複雑性PTSDの治療を始めるのは過酷である、という主張も実際ある。人生の下水道で出くわした殺人ピエロに、あなたの日々の生活が脅かされ始める羽目になるかもしれない。負の感情を誘発するなにかを掘り起こしてしまい、それによって症状が悪化したり、それと向き合うのが嫌でセラピーを離脱して二度と戻って来なくなってしまうかもしれない。そういった理由から多くのトラウマセラピストたちは、トラウマの根元に着手する**前に**強固な対処法を用意しようと努めるのだ。ゆえに、脳の地下室でペニーワイズ〔『IT』に登場する殺人ピエロ〕に出くわしたとしても、確固たるテクニックを駆使して対処出来るのだ。

　だがエレノアのセラピーを受け始めた頃はそんなことわかっていなかった。彼女の部屋から出てブルックス・ブラザーズ〔アメリカの紳士服ブランド〕のスーツの海を歩いている時は、**一体どうすれば適切な記憶が見つかるというのだろう、**と思った。仕事中、パニック発作が起こることに対しては不安を感じる。去年親友に縁を切られたことに対しても、動揺はしてる。だが幼少期の虐待に関しては手垢がつきすぎている。とは言っても、あまり引き合いに出してこなかった虐待が脳内のどこかにあるはずだ。我がトラウマ史のB面。多分、**それ**が悪さをしてる。

　帰りの電車内で頭の中にあるトラウマをいじくり回した。雑多な物が入った引き出しに手を入れて探るみたいに。ホッチキスを引っ張り出す。お次はハエ叩き。プレイモービル〔子ども用玩具シリーズ〕のあの事件はどうだ？　これはせいぜい3点か。マレーシアでの宿題のやつは？　あのガールスカウトの時は？　もし動揺してるなら、そわそわして動悸が激しくなるはずだ。私がひっきりなしに話すことに対してボーイフレンドが頷きつつもイライラしていると気づいた時なんて、脳がエンジンを吹かしているような気分になるものだ。そう考えると、人生最大の暴力的瞬間を回想して、なんのリアクションもないことは**ちょっと**変なのかもしれない。私は電車内で目を閉じ、ナイフや火傷や鞭打ちを想像した。それから目を開けて、身体を点検する。一切異常なし。あるとしたら、多少お腹が空いてることぐらい。

　私はその理由を探ろうとした。こうした出来事を、心がかき乱されるほど詳細までは記憶できていないのだろうか？　それぞれの出来事について思いを巡らすと、その瞬間や感情、イメージを思い出すことは出来たし、ものによってはそれがどれくらいの時間続いたかも思い出せた。多くの場合、虐待は数時間にも及んだが、その中で思い出せるのはごくわずかだ。母の手や身体は思い出せたが、顔を思い出せなかった。化粧をしていない母がどんなだったか、思い出せなかった。泣いている時の母がどんなだったか、思い出せない。どうやら、特定の記憶を辿り、動揺出来るほど詳細に思い出すためには自らを再トリガーさせるしかないようだ。そしてその方法を私は知っている。

チャプター17

私が初めて『愛と憎しみの伝説』を観たのは14歳、ソファーに座ってザッピングをしていた時だった。映画が進むにつれ、私は床を這いつくばって……テレビから距離を取り廊下へ出て……階段を上がって、果ては階段の折り返し付近からそれを眺めた。その後、私はベッドにしばらく横になる必要があった。画面に映し出されていたのが私の人生そのものだったからだ。当時、母は数カ月前に家を出ていたが、その映画を観ている間、彼女はそこにいた。時代も違う白人女優のフェイ・ダナウェイに、母の言葉、表情、幽霊のような蒼白な顔までもが、気味悪いほどに降りていた。母が実際に戻ってきたわけではないことを身体が理解するまで、私は震えながらベッドに潜り込んでいた。

晴れわたる土曜日、次のEMDRを控えた2日前に『愛と憎しみの伝説』をダウンロードした。ロウソクを灯してノートパソコンの下に五芒星を描いてお祓いをしておくべきだったかもしれない。母の魂は召喚されんとする悪魔だ。私は再生ボタンを押した。

映画は冒頭から薄暗く、不気味な空気に包まれていた。私はきっかけを見逃さないようどんなシーンでも目を見開いていた。その大半はハリウッドの際どいゴシップネタだった。それでも、張り詰めた糸を私の内部でかきむしられるような瞬間が何度かあった。プールでジョーン・クロフォードが自分の娘であるクリスティーナと過度に張り合うシーン。クリスティーナを甘やかしてはいけないと言い張るシーン。掃除に固執するシーン。そして最も有名なシーンが訪れると、私の背筋は凍りついた。針金ハンガーのシーンだ。まさにこれだ。私の身に起きたことの再現だ。

ジョーンが針金ハンガーを見つけるシーンは怒鳴ったり口うるさいだけにとどまらない。彼女はヒステリックに叫び、すべての語句は限界を超えてけたたましく、すべての音節が何秒にも及ぶ。「イヤァァァァ……針金……ハンガァァァァァァ！」私はハンガーを持つあの両手を、そして圧倒的かつカオスに支配されたその瞬間を思い出せた。針金ハンガーが空を切り、私の皮膚に打ち付けられる感覚を思い出せた。だが、母の声量までは思い出せなかった。実際、母の叫びも声帯がちぎれるほどのものだったとしたら、こんな感じに違いない。**うるさすぎる**、と私はメモ帳に書いた。**本当にこんなにうるさかった？**

　その後のシーンはもうめちゃくちゃだ。ジョーンが針金ハンガーで娘を叩き、浴室へ放り込んで粉石鹸をそこらじゅうに浴びせかけ、終始叫び散らす。実のところ、評論家たちはこのシーンを槍玉に上げ、ダナウェイの叫び方が芝居がかりすぎて滑稽である、と酷評した。ロジャー・イーバート〔アメリカの映画評論家〕は本作を、違う意味で「ぞっとした」と語っている。ダナウェイ自身、作中の自らの演技を「歌舞伎のような芝居」だったと悔いている。とんでもない、私からしたら迫真の演技だ。

　針金ハンガーのくだりで一番覚えがあったのは最後のシーンで、ジョーンがクリスティーナを浴室に置き去りにした場面だ。クリスティーナは静寂の中ショックを受けたまま、じっとその場に座っている。めった打ちにされている間は不平や不満を感じる暇などなく、ただ生き延びることに集中する。どうやってこの化け物を鎮める？　どうやって怒りを収めさせる？　だがそれが過ぎ去って静寂に身を置いた時、悲しみを見出すことになる。クリスティーナが「神様」と呟くと、私はその瞬間の鮮明な映像をいくつも思い出した。化け物が退散してしまうと、その残骸を眺める時間のゆとりが生まれる。すべてを元通りにして、後片付けをして、何事もなかったかのように装わなければならないがその前に一旦、自分の人生は**終わっている**という真理を帯びたままおとなしく座っている。そんな静かなひとときだ。

　私はこの映画を観ながら泣くことはなかった。パニック発作も起こさなかった。丁寧にメモを取り、パソコンを閉じ、別の部屋にいるジョーイの下へ向かった。「パーティーに間に合わなくなるからそろそろ行こう」と明るく口に出す。だが頭にはあの声がこびりついていた。取り組むべき何かはこれだ。

月曜日、私はエレノアの診療室に舞い戻った。準備は整った。「とてつもなく平静を失う記憶がありました！」私はソファーに身を投げるなり、得意げに宣言した。「『愛と憎しみの伝説』を観たら、かなりやばいことになったんです。だから母に針金ハンガーで叩かれた時でいこうと思います」

「それはよかった。私もヘビーな映画だったと記憶してるけど……」エレノアは黒いビニールバッグのファスナーを開けながら消え入るように言った。彼女は90年代風のヘッドフォンとふたつのバイブを手渡した。手のひらに乗るそれは楕円形で、小さな卵のようだった。「じゃあ今一度言います。これは催眠ではありません。もし気分が悪くなったり、やめたくなったら言ってください。あるいは安心できる場所があるといいかもしれない。気分が悪くなった時、一旦心を落ち着けるために戻る場所が。目を閉じて、美しく平和な場所を思い描いてもらえる？　世界中のどこだって構わない。安心できると感じるならどこでも」

私は目を閉じる。私は常々、人間には森の人間と砂漠の人間の2種類がいると語ってきた。森の人間は健康的に育まれ、環境にも恵まれているが、木陰に隠れてしまう習性がある。私は砂漠の人間だ。環境は厳しく耐えがたいものであるが、その分正直だ。砂漠は隠れる場所がない代わりに、自分の置かれた状況が常にわかる。乾いた空気の中で、10マイル〔約16キロメートル〕先から来る嵐を捉えることが出来る。

「砂漠」と私は言った。雲ひとつない青空に、漂白されたきめの細かい砂が広がるニューメキシコのホワイトサンズ〔ニューメキシコ州にある砂丘〕。

「素晴らしい。じゃあ今度は砂漠の音と匂いに集中して」

ホワイトサンズは静寂だ。私が訪れたことのある場所の中で、最も静かな場所。カメムシのわずかな足音すら聞こえるほどの静寂。匂いもない。砂埃と清々しい空気。ただ広大にそれが広がっている。

「ではあなたを救ってくれる人物を思い浮かべてください。あなたを守ってくれる人です。あなたを確実に大事にしてくれるであろう人はいますか？」

目の前に白いTシャツを着たジョーイが現れた。彼は私に微笑みかけながらそこに立っている。

「オーケー」とエレノアは言った。「では、マシンを起動します」左耳から短いビープ音が聞こえると同時に左の球体が振動した。そしてビープ音が右耳に移ると、球体の振動も右へ。気が散ることはなかった。ただそうなっているだけという感じ。「針金ハンガーを思い浮かべて、そこから起きる出来事に集中してください」

振動、音。振動、音。聴覚と触覚は薄れていく。頭の中で、クローゼットが見えた。オレンジがかった茶色の、毛足が長いカーペット。床には花柄でフリルの付いたドレスと脱ぎ捨てられたジーンズ。そこには自分もいる。恐らく6歳ぐらい。目は大きくて身体はずんぐりしており、ぱっつん前髪。Tシャツにターコイズ色のショートパンツ姿。それから彼女が見えた。母親とフェイ・ダナウェイを合体したような人物が、どうやら、叫びながら針金ハンガーを振り回しているらしい。子どもの自分が彼女に叩かれる様子を、私は横に立って見ていた。少女である自分の太腿は赤く腫れていった。

母は絶叫した。「服をかけろと何度言ったらわかるの？なんで物を大切にできないの？　無駄遣いするくせに、なんであんたにお金をあげないといけないの？　どういう娘に育っちゃったわけ？」

「わからない。そうしたいんだけど、忘れてました。ごめんなさい」と小さな私は言う。

「口答えか。悪びれもしないで！　言い訳しやがって！ふてぶてしい！」彼女は耐えがたいほどの大声を出している。大人の私は、目の当たりにしている光景のリアルさにたじろいだ。かつてないほど鮮明だ。

エレノアはマシンを一時停止した。私が目を開けると、エレノアがそこにいることに驚くほどだった。「どうだった？」と彼女は聞いてきた。私は脳内で上映された映画の簡単なあらすじを伝えた。「オーケー」と彼女は言い、「続けましょう。**悪びれもしないで！**、に集中して」

再び音が鳴りだす。

「悪びれもしないで！」と母が言う。「あんたは自分が悪いと思ってないんだよ。私を苦しめるために、嫌な思いをさせるためにやってるんだ。あいつにそっくりだよ。でかくて平べったい鼻。間抜けな顔。あんたを見るだけで吐き気がする」父のことを言っている。

「そんなことない。**悪い**と思ってる」と小さな私は言う。「ママは私のことを大事にしてくれてる。テニスとピアノの練習にも連れて行ってくれてる。学校のボランティアもやってくれてる。私をたくさん支えてくれてる。ありがとうって思ってるよ。大好きだよ、ママ」

なんてことだ。とんでもないことが判明した。私は両親に絶えず、あなたたちは愛されているのだ、ということを説得しなければならなかったのだ。2人の娘である私にとって、それが最重要の仕事だった。その逆であるべきにも関わらず。

音は止まった。目を開けると涙で頬が濡れていたが、呼吸はゆったりしていた。私はかろうじて「まさかこんなことになるなんて」と口に出した。エレノアという人物も100均の安っぽいファンも信用ならなかったのに！　この療法だってほとんど信用していなかったのに！　一体何が起こったんだ？

「オーケー」エレノアは言った。「じゃあジョーイを送り込んで、この状況から幼い自分を救い出して」

ブザーが鳴る。目を閉じた。頼もしいジョーイ。私が傍から見ているその状況に、並外れて膨らむ筋肉を携え、勢いよく割って入るジョーイを想像した。彼は母から少女を引き剥がした。「僕と一緒に行こう」と彼は言う。そしてジョーイは母に向かって「こんなこと許されない。やめるんだ。この子を傷つけないでくれ」と怒鳴った。

幼い私は泣き出す。「やめて！　その人は私のママなの。どういうつもりなの？　あなた誰？　ママから私を奪わないで」

「こんなところ抜け出そう。こんな目に遭う必要ない。抜け出そう」

「抜け出すなんてできない。二人には私が必要なの。二人を守らなきゃいけないの」

「そんなことない」とジョーイは私をきつく抱きしめた。「愛されるために何かを繕う必要はない。ありのままの君が好きなんだ。どんな失敗をしたっていい。君がしたいと思うことをしていいし、君には愛される権利がある」

幼い私はもがき、彼から逃れようとして血が出るほどの強さで腕に噛み付いた。ジョーイは少女を腕の中に抱えたまま、少女の目を見て、ついには言った。「二人は君を愛してない」彼は両親を指して、「二人は君が与えられるべき愛を与えてくれない。二人は自分たちの苦痛や痛みに押し潰されていて、君に与えるべき愛を十分に与えられていないんだ」

ブザーが止まる。涙が頬をとめどなく流れている。私は状況を簡単に説明した。

「幼いステファニーはまだ出て行く気がないの？」とエレノアは尋ねた。

「はい」

「他に誰か助けてくれる人はいない？」

「わからない」

「大人のステファニーはどう？　彼女なら助けてくれるかも」

ジョーイはいなくなった。私は前に踏み出し、少女の横で膝をついた。「聞いて。ここにいたい気持ちはわかる。ここでの愛しか知らないからだよね。でも約束する。外にはいろんな形の愛がある。二人がくれなかったものを、これから出会う人たちはくれるから」

幼いステファニーは私を見つめ、憎しみを込めて言った。「でもみんなもお前の下からいなくなった」

平手打ちを食らったかのようだった。私は腹が立った。厳しく愛を教えなければならない。私は両親を指して言った。「でも二人だってそうだよ」

少女はショックを受けているようだ。どういうわけか、彼女はそれを知らなかったらしい。

「本当だよ」と私は声高に叫んだ。「何年後かに二人はあなたを見捨てる。あなたが二人を救うためにしてきた懸命な働きにも、配慮にも、努力にも全て、何の見返りもない。二人は何の感謝もしてくれない。二人はありがたくなんて思ってくれない」

彼女が固まったのがわかった。彼女は私を信用しているようだ。彼女をここから連れ出そう。

ブザーが止まった。エレノアが私を連れ戻した。私は何が起きたかを説明した。「もしそれでも彼女が出られなかったら？　彼女がそこに留まる上で必要なことを、あなたが教えてあげて」とエレノアは言った。ブザーが鳴る。

私はどうしても抜け出して欲しかった。私の実際の身体は、彼女を心配して泣き出している。私は彼女に提供でき得る合理的な秘訣や上手いやり方、緊迫した状況を鎮める方法について思いを巡らせたが、すでに彼女はその全てを実行している。

「私はただ、あなたが悪いことをしているわけではないということを知って欲しい。ゆくゆくは愛される**ようになる**から。約束する」と私は言った。「あと……自分が**パワフル**であることも知って欲しい。あなたの用心深さ。あなたの交渉術。あなたはまだ子どもだけど、この家族をまとめている核なの。あなたが居ようが居まいが、このやっかいな二人の大人は根本的に不幸せだから。それでもあなたは二人をこれ以上悲しませないようにしてる。二人の悲しみはあなたのせいじゃない」

私は彼女を掴み、自分に引き寄せた。私は一度の抱擁で、生涯の愛と温もりを与えようとした。

そこで終わった。ブザーは止まった。幕切れ。

私は戻ってきた、エレノアの散らかったルームで茫然とまばたきをしていた。「気分はどう？」とエレノアは聞いた。「思ってたほど……催眠って感じではなかった」と返した。今起きたことを説明するにはあまりにも足りない表現だったが……これを説明する言葉を私は持ち合わせているだろうか？　私はエレノアに礼を言い、握手をして、よろめきながら廊下へ出た。そこで数分間立ち尽くし、私は茫然と壁を見つめた。

今まで２００回は虐待の瞬間を思い出したことがあるが、一度たりとも泣いたことはなかった。たじろいだこともない。いつも全身が冷静で、抑揚もなく、無味乾燥としていた。過去のセラピストたちは私に何度も「虐待はあなたのせいじゃない」と言ってきた。その度、私は穏やかかつ冷淡に「はい。わかってます」と返答した。

「本当に？」とみんなに言われた。皆、私に同じことを言わせ、ソファーに座らせて何度も「私が受けた虐待は私のせいじゃない」と決まりの悪い陳述をさせた。

私が言い終わると、「今の気分はどう？」と期待を膨らませて聞いてくる。

「良い感じ、ですかね？」と私は言う。「ああ、そうか。私のせいじゃなかった」、そう言う私は空虚だった。冊子に書いてあることを読んでいるかのような声と身体。

実人生は『グッド・ウィル・ハンティング〔トラウマを持つ青年と心理学者の交流を描いた映画〕』ではない。ロビン・ウィリアムズが私の目を見て「君のせいではない」と10回、20回、２００回、叫んだり囁いたりしても、私は彼の腕に倒れ込み、失われた青春を思い咽び泣いたりなどしない。まばたきしながら彼を見て「ああ、はい。わかってます」だ。

しかし**あれ**は別の何かだった。あの小さなブザー音は、電子版ロビン・ウィリアムズの魔法と言っていい。自分の受けた虐待の重さをただ論理的に理解するのとは違った。肉体を切り裂く刃のようであり、骨が飛び出すかのように**感じた**。恋人に「君とはもうお終いだ」と言われているかのようだった。鋭く、直接的で、恐ろしい。私は自分の身に起こったことの恐ろしさを、猛烈にはっきりと感じた。初めてのことかもしれない。あんな若さにして、両親を無理にでも愛さなければならないことの、なんと悲しいことだろうか。何年にも渡って、来る日も来る日も、この世で最も信頼している人物から拷問を受けそれに耐え続けなければならなかった自分は、なんて度胸があるんだろうと思った。幼少期の自分に対する、これまで沸き起こらなかった愛と敬意を感じた。

ただ知っているのと、理解しているのとでは違う。自分のせいじゃないことは知ってはいた。EMDRは実感するという次の領域へのゲートを開いてくれた。ただ暗記することと真に学習することの違いのように。仮説と信念との違い。祈りと信仰の違い。それが今明らかになった。信仰なくして愛なんて存在するだろうか？

その日私は重大なことを2つ学んだ。1つ目は、傷が痛まないからといって治ったわけではないということ。見た目も良く、痛みもないなら大丈夫だよな？　しかし私は、裂け目から生じた穴に、適当な白い補修剤を何層も塗っていただけだった。

そして2つ目に学んだことは、両親が私を愛していないということ。

予期していなかったわけではない。ネグレクトだってあったわけだし。だが頭の中には言い訳や弁解が存在した。そして今、初めて、真実に辿り着いた。彼らが私を愛せなかった理由、愛していなかった理由に。両親は自分たちを憎みすぎていて私のことを愛せなかったんだ。悲しみのあまり利己的になりすぎていて、私のことが全く見えていなかったのだ。私が愛されていない理由は、私や私の行動と全く関係が無かった。全て両親のせいだったのだ。

私はこの新しい考え方を押し進めた。「両親は私を愛していない」と心の中で呟いた。静かに、時には激しく。「両親は私を愛していない」悲惨な文章だ。内臓にがつんとくる。だがそれでも、重みと静けさがある。事実だ。真実なんだ。それでいい。私を愛してくれる人もいる。私は大切に思われるんだ。そして優秀な自分がここにいる。全てうまくいく。**なんてこった。マジでそうなんだ。**

どうやって帰ったのかほとんど覚えていないまま、玄関についた。**両親は私を愛していない。それでいい**、と繰り返し呟いたまま。

治ったかもしれない、と思った。実際これぐらいシンプルなことなのかもしれない、と。

チャプター18

私はそこから丸5日間幸せだった。正常だった。ジョーイが私に空返事をすれば、そこから彼の忙しさを察し、代わりに猫と話した。私がフリーランスの仕事でミスをしてしまい、担当の編集者から指摘された時も素直に手直しをした。私は用心深くも楽観的だった。複雑性PTSDの回復を実感するには3年から5年かかると書かれていたものもあったが、私は根っから早熟だ。どうやら3カ月で治療を終わらせてしまったようだ。

その5日目は土曜日だった。その日は交際記念日だったがジョーイは仕事に忙殺されており大したことはできなかった。ジョーイにとって初めて中学校で数学を教えることになる年であり(結果的にハードな仕事となる)、たびたび忙しそうで取り乱したりしていた。彼はそれ相応の申し訳なさを示しつつ、残念がってもいたが、私の幼なじみかつ親友であるキャシーとぜひ遊びに行ってくれ、と私に言った。お祝いはその後でしよう、と。

キャシーはカリフォルニアに住んでいるが、出張で何日かニューヨークに滞在していた。彼女も忙しく未だ会えていなかったし、ちょうど昨日の夜も疲れているとのことで断られたばかりだ。そして今日、ようやく時間が作れるとの連絡がきた。ところが彼女は私の知らない、別の友達も誘っているらしい。「私たち、小籠包巡りする予定なんだ」とキャシー。「ジャレドが良いお店を知ってるんだって!」

「ジャレドは中国の人?」と私は聞いた。

「ううん、白人」

「ええ? 白人の男がフラッシング〔ニューヨークにあるチャイナタウン〕の良い店なんて知ってんの?」彼女は事を荒立てないようなリアクションをしただけで、何も返事をよこさなかった。

私がルーズベルト通りに到着した時、キャシーとその友人たちは燦然と輝くバーガーやプルコギに関する思い出話をしていた。それによって彼らの飲食店巡りにかける情熱が私に伝わってきた。みんな、以前から何度も一緒に飲食店を巡っているらしい。彼らの言及する店はほとんど行ったことがなかったので、私ができることは何もなかった。ジャレドは「最高なラム肉のブイヨンを出す超穴場の店を知ってるから、いずれそこも行こう」と言っていた。「私も、他所では食べられない、刺すような悪臭を放つおいしいシーフードシチューを食べられるフードコート内の名店を知ってるよ」と差し挟んだが全員に無視されたので、黙っていた。最悪なことに、実際良い店はことごとくジャレドに**掌握**されていた。私は「南翔小籠包」ぐらいしか知らなかったが、彼は「ジョーズ上海」や「上海ユーガーデン」、それから変わったエッグタルトを出す隠れ家的な店も知っていたし、地下の店で食べたラムの煮込みスープは**極上**だった。美味しい料理を食べるにつれ、気分が良くなるどころか私の苛立ちは募っていった。みんながデザートを食べるため2軒目に向かおうとした時、私は小籠包の食べ過ぎで胃が痛いと申し出た。家に着き、ジョーイに「どうだった?」と聞かれたので「楽しかった」と伝えたが、私は話す気にもなれなかった。ネットフリックスでこれでもかというほどしょうもない映画を探し出しそれを流しながら、ジョーイが授業計画を立てる傍ら、満腹にもかかわらずソファーに座って余り物のラムヌードルを食べた。

6日目の日曜、私は起床時から破れかぶれで、気分を悪くしていた。気分の悪さを持続させたくなかったので朝のエクササイズ教室へ行くことにした。ストレッチは気持ち良かったし、スクワットによって内なる炎を鎮火することはできたが、残る苛立ちの灰まで完全に消し去ることはできなかった。よし、次の作戦に移ろう。私は素敵なカフェのテラス席でクロワッサンとビールを注文した。日の光を浴びながら鳥のさえずりを聞いた。心地よい刺激をできるだけ取り入れるため、その場に居座ろうと思っていた。だがビールを飲んでも眠くなるだけで、さながら昼寝から目覚めたばかりのふてくされた猫みたいだった。ついには家路を辿ってベッドに倒れ込み、泣き出してしまった。初めのうちは自分がなぜ気落ちしているのかわからないことに対して、気落ちしていた。何もかも順調だったのに。何も問題はなかったのに。私はいまだ、どろどろとした怒りに満たされている感じだった。何もかもがぐちゃぐちゃに混ざり合っているせいで、**原因**の糸口を掴もうという気にもなれなかった。私は深呼吸をしてみた。周りの赤い物を適当に探し、数えてみた。そして自分の内面を見つめる。ぬかるみの中から、私は憤りの糸口を見つけた。それは、「みんなにとって私などどうでもいい存在である」という、骨髄にまで染み渡る確信だった。なんだそうか。10分間に渡る深呼吸と内省の結果、キャシーが出張中に二人きりの時間を作ってくれなかったことに対する怒りだ、という結論が出た。そりゃそうだ！　親友でありながら、せっかくの遠征中、女同士だべる時間を捻出しないなんてあり得る？　さらに言うと、ジョーイが記念日をキャンセルさえしなければこんなことで悩まされる必要もなかった。もし彼が本当に私を気にかけてくれてるなら、今週末は仕事じゃなくて二人で何か楽しいことができたはずだ。

私は沸々としていた。今となっては、こんなにもくだらないことで不満を抱き動揺してしまう自分に対しての苛立ちに変わっていた。原因はすべて私にあるのだ。**キャシーは極めて寛大だ。文句なしに楽しい知り合いを連れてきたキャシーに落ち度などなく、お前こそが初対面の人たちの前で身勝手な子どものように振る舞い、ジャレドのしごく真っ当な小籠包眼を批評したんだ。ジョーイだって毎日のように「愛してる」と言ってくれるだろ。お前はどんだけ愛されたがりなんだ？**

苦々しい嘲笑が自らの考えを遮った。結局ＥＭＤＲでは治せなかったってことだな？　前回のセッションでは終始、自分は愛されているんだという思い込みに努めていたが、今の自分は腑抜けたヒトデのように羞恥と後悔の波に身を委ねている。

ただそれでも、泥と汚れの中にごくわずかな気付きがあった。自分が動揺しているとわかるまでに16時間かけ、その訳を突き止めることに4時間もかけていることの、この馬鹿馬鹿しさだ。なぜもっと早く気づけないんだ？　自分の感情を明確にして先に進むことができれば、動揺に費やす時間も労力も少なくできるんじゃないのか？　昨日の夜、自らの苛立ちをジョーイに吐き出すこともできた。慰めてもらうことだってできた。それを話し合ったり、記念日を祝う新しい予定を立て直すことだってできた。もっと早くこの感情を認識できていれば、欲しい配慮を求めることだってできたはずだ。だが実際は、空虚で乾き、**鋭く尖った**感覚に身を投じていた。喉元にナイフを突き立てられた話をしている時と同じ感覚だ。泣くのをやめて、雑巾を取って石鹸を片付けなければならない時と同じ感覚。静寂。音のない空間。

結局のところ、砂漠の上だろうが**隠れてしまえる**のかもしれない。

『ユナイテッド・ステイツ・オブ・タラ』ほどの解離はないかもしれない。けれども私には独自の解離が存在することが発覚した。大人しくはあるが、その抜け目なさはむしろ危険なのかもしれない。なぜなら今に至るまで、自分に解離があること自体にも気付けなかったのだから。

数週間後、高校2年生の時の日記を発見した。

私は何かおかしいんだと思う。もう疲れた。というか……死ぬほど疲れた。感情が戻ってきてくれたらいいのに。昔みたいに純粋な幸せを感じたい。でももうそうはなれない。昔みたいに落ち込んだり、世界に向かって叫んだり、自分の胸をえぐるように怒ったりしたいとさえ思う。でも、それすらできない。悪いことが起こり続ければ全部が崩壊すると思ってたのに、そうならなかった。ただガラス越しに見てるだけみたいだ。ただ映画を見てるだけみたい。

映画。エレノアがワークシートを使って質問をしてきた時とまさに同じ表現を、私は使っていた。臨床家や精神科医が解離を診断する際に使う言葉と同じだ。私がエレノアの部屋で否定した言葉。何十年も前から私はヴェールで覆われていたということだ。それは自身を真実から遠ざけておくための、心の奥底にかけた白く分厚い布だった。

不安は「なんでも袋」だった。リアルな感情や欲求が連なる結び目を解く術を持ち合わせていなかったせいで、精彩を欠いた渾然一体の感情として、不安があった。不安は、ヴェールから漏れ出してくる一筋の光だった。

ＥＭＤＲによってヴェールがめくられた時に私は知ったのだ。**両親は私を愛していない。それは私のせいではない。**

ヴェールの裏側には、その他に何が隠されているというのだろう?

チャプター19

解離が存在するのには理由がある。何千年にも渡って我々の脳や身体は進歩するために苦痛を切り離してきた。妻が虎に食いちぎられた？　それは大変だ。それでも打ちひしがれたり機能を停止している場合ではない。今日とて狩りに出かけなければ子どもたちは飢えてしまう。空襲で家が倒壊した？　そうか、だとしても残った物を拾い集めて**今すぐ**新しい住まいを見つけるしかない。感情とは贅沢品なのだ。

　そして喜ばしいことに、私はある意味恵まれている。私はもはや、仕事、酒、健忘、といったかつての解離のための道具を失っている。やみくもに前進するにはこれらは快適な甲冑だった。今の私には、洒落にならないほど膨大な余暇だけがある。だが甲冑を着ていないため、暴風雨にさらされた剥き出しの筋肉がヒリヒリ痛んでいる。ヴェールの裏側には何があったか？　**苦痛**だ。無数のクソみたいな苦痛。

　ある夏の夜、蚊が生暖かさの訪れを知らせる日、友人のジョアンナと飲みに出かけた。そのバーのテラスは通常9時を過ぎると閉まるのだが、ジョアンナ持ち前のはじける笑顔と丁寧な懇願のおかげで、オーナーは長居を許してくれた。カエデの枝が、店内に流れるジャズバンドのかすかなメロディーに合わせて優雅に踊っていた。ジョアンナが南米に住んでいた頃の話をすると、私はそれを聞き、相槌を打ち、いくつか質問をした。だが会話が途切れ、彼女に現状を聞かれた時、私は何も言えなかった。近頃の私は恥ずかしさから言葉に詰まるようになっていた。キャリアに対する挫折と診断への恥からだ。空気を重くしない方法が未だにわからず、自分の気持ちをシェアできないでいた。ジョアンナは中西部の出身で、干し草で育ったミネソタ人特有の温かみが滲み出ていた。

彼女はのんきに笑い、前のめりで、ゴシップを話す前には断りを入れ、それからとても口当たりの良いスパイスティーをこぼしてから謝りつつもこう言った。「私の中のリトル・ジョアンナが言ってるの。言い訳するな、これが本来のお前なんだ！って」

　私は自分の気持ちを伝えなかった。その代わりに、何か提供できる話題はないかとパニック状態の頭を絞った。そういえば、昨日オニオン〔アメリカの風刺報道機関〕の面白い見出しを見てさ。彼女は心地の良い含み笑いをした。良かった。だがそこからどういうわけか、私はろくでもない奴とばかりデートしている友達の話をしていた。言葉が口をついて出てようやく、自分がゴシップ話をしていることに気付いた。そして恥ずかしさがこみ上げ、私は黙り込んでしまった。クソッ、なんで私は面白さと善良さを**両立**できないんだ？　またも会話の絶え間が広がった。私は南米についてさらに質問し、ジョアンナに空白を埋めてもらおうとした。私は会話の端々で自分のしくじりをカウントしていった。そしてその行動にこそ問題があることに気付いた。これでは、友人との同席が真の意味ではできていないことになってしまう。ジョアンナと一緒にいること自体を楽しむべきなのに、今の私は口から出た言葉にいちいち気を揉んでいるじゃないか！　しかし彼女のおおらかさすら非難のように思えた。私はジョアンナの自然な気楽さに嫉妬していた。彼女は愛情込めて育てられたので、まともになるにはどうすればいいか座りながら悩むことなんてない。そうでない私はどうすれば彼女のようになれるんだろう？　なんで私はビクビクしていて、ヒステリックな生き物で、誰かの膝に大人しく座っていられないほど危なっかしくて頑固なんだろう？　いつも他者から遠ざけられ、物置でひとりぼっちにさせられているのは、自分の内なる獣のせいなんだろうか？

　カエデの種さやが地面にくるくる落ちていくように、私は渦を巻いて落ちていった。それはジョアンナと別れてから何時間経とうが止まることはなかった。

　翌日、私はその週にあった他の友人との予定をキャンセルした。

　何をしていても、どこで喜びを見つけようとしても、私はむしろトラウマを見つけてしまう。そしてそれは私にこうささやく。「お前はずっとこのままだ。変われやしない。私はお前にどこまでも付きまとってやる。お前を永遠に不幸にしてやる。そして、殺してやろう」

文献によるとこれはトラウマを持つ人にとって普通のことらしい。専門家は、これを3つのPとしている。我々は悲しみを個人的、普遍的、かつ永続的であると考えてしまいます。個人的とは、直面する問題が全て自分のせいであるとすることです。普遍的とは、失敗によって人生全体が決定づけられるとすることです。そして永続的とは、悲しみが永遠に続くものだとすることです。

だが例によって、自分が教科書通りであることを知ってもそのページから抜け出す助けにはならない。

チャプター20

厄介者にならないためには「自己鎮静化」の方法を学ばなければならない、と文献の中に書かれていた。すぐ携帯で人にメッセージを送るのではなく、不安を自ら鎮める方法を身につけなければならない。セラピーやEMDRというものも、長期的に見て、いずれは私のトラウマ治療に効果を示すかもしれない。だが咄嗟の身を焼く苦しみを和らげるためには、まず瞑想やマインドフルネスをすべきだと誰もが一様に言っている。

瞑想をすることで集中力が高められ、不安や抑うつやコルチゾールの過剰分泌を軽減できる、という裏付けはこれでもかというほどある。[1] 脳における恐怖の中枢である扁桃体の活性化を抑制でき、前頭前皮質の活動を促進することができるという裏付けもある。[2] 瞑想を行う人は、危険なぐるぐる思考から脱することができ、冷静かつポジティブな視点から物事を眺められるようになるのだ。

交感神経系、あるいは闘争・逃走システムは、ストレスによって賦活化する。これは活動準備のためのシステムである。対照的に副交感神経系は、休息と消化のシステムだ。心拍数と血圧を下げ、呼吸をゆっくりにし、ストレス反応を直に抑制する。瞑想は、副交感神経系を稼働させる。[3] 文字通りストレスに対する防御手段なのだ。加えて、ソーシャルメディア上では瞑想が流行っており、ノーメイクでも可愛いタイプのいかした女子は皆これをやっている。

だが瞑想は私に平穏をもたらさない。これまで何十回と試みてはみたが、結果は毎回同じだった。頭を空っぽにしようとする。目を閉じ、何も考えないようにする。ところが、脳を白紙状態にしたいのに考えが浮き上がってくる。取りかからなければならないストーリーのアイデア、終わっていない洗濯物、直しに持っていかなければならない靴。私はシンプルかつ純粋かつありふれた物に思いを巡らす。新鮮で柔らかく白い豆腐だ。20秒間は白い立方体を想像することに成功する。それは私の心の中でぷるぷるしながら輝いている。うーん、豆腐か。夕飯何にしよう？　いやいや、ダメダメ！　そうね、わかった。私は気を取り直して呼吸に集中する。吸って。吐いて。吸って。吐いて。吸って。なんかちゃんと息を吸えてなくないか？　肺に十分な量の空気が送られてない気がするのは何故だ？　息苦しい気がするのは何故？　というか息苦しいのか？　肺がなんかおかしいのか？　もしかして肺がん？　死ぬんだ。そうじゃなきゃ説明がつかない。まだ遺言を公正証書にしてない。多分、公正証書にしとかないとだめだよな。というか死んでいいのか？　サンゴ礁に囲まれてのスキューバもまだしてない。でもサンゴも温暖化で死にまくってる。もし私が肺がんだったら、サンゴも私にスキューバなんてさせてくれるわけないよな。

　後で読んだことだが、人によってはなんと呼吸が**むしろ**トリガーを引き起こしすらしい。納得。

　成果が期待できそうなところでは、「グラウンディング」がある。グラウンディングはマインドフルネスの一種で、瞑想に近いように思えるが、瞑想よりも簡潔で、自分の身の回りの小さなことに対する集中に主眼を置いている。私が見つけた複雑性PTSDに関する資料の中でとりわけ役立ったもののひとつとして「Beauty After Bruises」というウェブサイトがある。そこではグラウンディングについてこう書かれていた。「グラウンディングする、というのは、今、ここに、きちんと存在していることに気づいている状態を指します。自分が誰で、どこにいて、今が何時で何年なのか、周りで何が起きているのかをあなたは知っているはずです。**解離とは逆の状態です**。『グラウンディングする』ことで、フラッシュバックや解離、その他の苦痛から自身を解放するための着実なステップを踏むことができます。（中略）これはトラウマを持つ人にとって極めて重要なスキルです[4]」

　私はフラッシュバックを、言うなれば鮮明な幻覚として過去の自分を見ること、だと思っていた。映画なんかでは、アフガニスタンに逆戻りした兵士たちが砂漠の砂や自動小銃を目にして悪夢にうなされる。しかし私は虐待の瞬間を思い出す時、自分がどこにいるのかわかっている。私はソファーにいる。死ぬことはない。

だがトラウマの文脈ではフラッシュバックが映画のようなものを指すわけではないと、私はすぐに知ることとなった。それは**感情的フラッシュバック**を指すのだ。

例えば私が仕事を辞める前、私の犯したいくつかのさいなミスを告げに、上司が私のデスクへ来ることがよくあった。私の身体と脳が完全にその時点のものであれば、失敗を恥じることはあっても、大したことではないと認識し、自分の非を認め仕事に戻っただろう。私の場合そうではなく、上司が帰った後、毎回罪悪感と不安と羞恥と戦慄を感じていた。タバコを吸いに階段を駆け下り、自分の無能ぶりを友人にメッセージで送り、誰にも尊敬されることなく恐らくクビになるのだろうと、30分間茫然自失していた。自分が完全に今ここにいるとわかっていながら、感情は1997年に舞い戻り、単語テストでミスをした少女として文字通り生きるか死ぬかの問題に直面してしまう。この想起こそが、**感情的フラッシュバック**だ。

感情的フラッシュバックを改善する方法はグラウンディングであると「Beauty After Bruises」は断言していた。なのでその後は、自分がパニックやうつになった時、そこに書かれているグラウンディングにおける101の秘訣を読んだ。目を開ける。しっかりと床に足をつける。手と足を見る。大人の手と足であることを実感する。見える物や聞こえる物、においがする物を5つ挙げる。

私は足を床につけ、少し踏みしめてから周りを見回した。自分の手を見る。たしかに子どもの手ではない。爪は乾燥して剥けている。私はギザギザとした爪の縁を剥いた。自分のシャツの匂いを嗅いだ。自分の状態をチェックする。まだ全然気分が悪い。

他の方法があるかもしれない。もっと身体を使うマインドフルネスのエクササイズから始めた方が良いのかもしれない。気持ちを上げてくれるだけじゃなく、ヒップラインも上げてくれるようなやつ。

「今日はブランケットとバンドと小さな枕をふたつ、それと大きいのがひとつ必要です」とインストラクターは言った。私はひょろっとした年配女性が戸棚まで行くのに付いて行き、ネイビーブルーのがっしりとしたソファークッションみたいな重い枕と、灰色でフェルト生地のブランケットと、キャンバスベルトのようなものをいくつも取り出すところを眺めた。講習名は「陰／レストラティブキャンドルライトヨガ」となっており、その日、午後の最後の講習が30パーセントオフだったので私はそれを選んだ。私は伸縮性の高いパンツと古いタンクトップを着て、汗をかく準備は万端だったが、周りの皆はだぼだぼのスウェットと膝まである長いカーディガンという、くつろぎの極地のようなパジャマ姿だった。

　インストラクターのジェニファー・チャンは正面にあるアクアマリン色が眩しい両開きのドア付近に座っていた。電池式のキャンドルがいくつも部屋全体でゆらめいていた。彼女はパロサント〔香木の一種〕を焚きムードを作っていた。彼女がアジア人であることは、私に安寧をもたらす何かしらの正統性を感じさせた。加えて私は彼女の丸くて健康的な顔が好きだった。

「よし、皆さん。ここに来ただけで自分を褒めてあげてください。今日は陰ヨガから始めましょう。筋膜、つまり筋肉を繋ぐ組織ですね。要するにそこに深く入り込んで行くんです。とても深いストレッチをいくつか行います。こうしたポーズは、人によってはきついと感じるかもしれません。自分の身体に耳を傾けて。この講習は、全てを極限まで行うようなものではありません。痛いようでしたら、緩めてください。70パーセントを目指すのであって、１００パーセントにはしない。もし何か難しいことがあれば手を挙げて、より良い方法を一緒に見つけましょう」そして彼女は私たちを仰向けにさせ、バンドを使って足を伸ばさせた。

　私はこの講習が、逆立ちしたり、片足で立ったり、身体を逆に折り畳んだりするような挑戦的パートに突入する瞬間を待っていた。しかしそれが訪れることはなかった。心拍数が上がることもなく、終始皆で横になったり座ったりしているだけ。筋肉は締まるどころか弛緩していった。20分が経ち、私は陰ヨガがＹｏｕ Ｔｕｂｅで見るようなヨガではないことを悟った。トレーニングとは言えない状態に、初めはイライラした。何にせよかっこいい尻になりたかった。私の経験上、ハードでなければ効果などない。だが、私は自分がリラックスしていることに気付かされた。薄暗い部屋のムードがとても心地良い。

そして変な話だが一番良かったのは、インストラクターのジェニファーが決して黙らなかったことだ。

太腿のストレッチをする時、ジェニファーに、息を吸うときは金色の光が頭のてっぺんに集結して、吐くときは太腿に戻ってくるようなイメージを持つようにと言われた。足のつま先を曲げるときは、足が植物になって大地に向かって根を張り巡らせるようなイメージ。彼女はストレッチしている身体の部分を強く意識するようにと、口酸っぱく言い続けていた。彼女は筋肉ひとつひとつの名称を言いながら、そこへ身体が引き寄せられる感覚に集中するよう働きかけてきた。彼女は私のお尻に鼻の穴があってそこで呼吸しているという想像を、私にさせた。彼女が喋り続けるので、私の頭は散漫になる余地がなかった。

身体の（満足な）痛みに感覚を研ぎ澄ますという意味で、こうしたストレッチは十分すぎるほどだった。さらに、想像を働かせることで自分の足に注目を注ぎ続ける。体育の授業のようにそれぞれのストレッチで20数えることもない。ただ数分間その体勢で座り続ける。つま先や肩やふくらはぎそれぞれの感覚について5分間考え続けたことなど、生涯一度もなかった。

30分間の陰ヨガストレッチの後、レストラティブヨガのパートに入った。ジェニファーは私たちに、枕を山なりに並べるよう言った。何か今までと違う身体テストが始まるのではと身構えたが、「では、枕の上で横になって両膝を開き、手を横にしてください」と彼女が言った。レストラティブヨガは、始まってしまえば、暖かみのあるブランケットをかけられたまま各々楽な体勢で寝転がるだけのものだった。「もしもっとブランケットが欲しければ手を挙げてください。私が行って被せますから」と彼女は呼びかけ、部屋を静かに練り歩いた。彼女は私たちに目を閉じるよう言い、さらなるイメージを促した。指示されたイメージは、誰かが巨大な水差しで身体全体にゆっくりと金のオイルをかけているという想像、もしくはお腹で発生した光が頭のてっぺんから放たれ、世界に温かみや優しさとして放出されているという想像。もし講習の前にこうした思考実験をやってみないかと声をかけられたら、馬鹿馬鹿しすぎて心から専念することなどできなかっただろう。だが今の私はこれを受け入れており、お腹の中には幸福でできた純粋な球体のような光を膨らませていた。

今、講習の前半の目的がわかった。ストレッチをさせる傍ら、インストラクターは身体のわずかな感覚に集中するトレーニングを私たちに施していたのだ。そしてここにきて、枕の山でリラックスしている我々の感覚は研ぎ澄まされていた。私のお気に入りの体勢は「ハート・オープナー」と呼ばれていたもので、背骨に沿って枕を敷き仰向けになり、両腕をだらんと下げて、胸を大きく開くポーズだ。理想的な涼風が、開いた手のひらをかすめる感触は、私を春の牧草地へと誘った。胸が大きく広がる感覚は、私を勇敢で無欠な心持ちにしてくれた。背中は全く痛くなく、腰は厚いブランケットの中で重みと熱を宿していた。呼吸をすれば、身体を出入りする空気が新鮮でクリーンなものに感じた。そして何よりも、私を苦しめる声がなかった。過去のことも、あらゆる不安も、未来についても思いを巡らせることはなかった。

「グラウンディング」という言葉が意味を成してきた。完全に申し分なくここに存在しているという事実によって、ただ生きているという全身全霊で莫大な喜びに主眼を置くことができる。私は顔を伝って涙が流れていることに気付き、驚いた。太陽を見つめるのと同じほどの強烈なこの喜びは、対価を全く支払う必要がない。しかもいつだって手に入れることができる。無料かつ合法的かつ低カロリーで手に入るこの驚異的な新薬の発見に、私は圧倒されてしまった！

だが同時に、わずかに残る悲しみによって私は泣いていた。なぜこの瞬間まで、呼吸することの喜びを知らなかったんだろう？　手のひらで感じる空気のこの心地よさに、なぜ今まで気付けなかったんだろう？　自分が頭に閉じこもりすぎて注目する余裕を失っていたせいで、どれだけの喜びを見過ごしてきたのだろう？　これがどれだけ満足でき得るものか理解していなかったせいで、全てを捨て去って死にたいと、何度願ってしまったのだろう？

涙はより激しさを増して流れ始めた。ブランケットに包まれ、安心しきって心地よくなっている感覚は……そっと抱き抱えられているようだった。まるで誰かが私の面倒を見てくれていて、優しさとおおらかさと愛によって包み込んでくれているようだった。そしてその誰かとは、私自身だ。

・・・

数カ月後、レストラティブヨガの初日に起きたことは全くもってスピリチュアルな出来事ではないと知る。私の神聖なるコアが接触可能な特定のポイントをアストラル界上で発見したわけではなかった。インストラクターのテクニックによって、私のＤＭＮを低下させる完璧なメカニズムが作動したのだ。

ＤＭＮ（デフォルト・モード・ネットワーク）とは、例えばＭＲＩ装置に人が1時間入り、心を散漫にさせた際、活発になる脳内の結合システムのことだ。それはほぼ間違いなく、人間の意識におけるデフォルト状態であり、退屈で空想をしている状態だ。要するに、我々の**エゴ**だ。

では、まさしくあなたが1時間装置に入れられたら、心はどうなってしまうだろう？　あなたが普通の人間なら、過去に思いを馳せたり、未来の計画を立てたりするだろう。人間関係についてや、近々の用事や、ニキビについて考えるかもしれない。だが科学者たちは、うつや不安障害、複雑性ＰＴＳＤを患っている人々においてはＤＭＮが過剰に働いているということを発見した。

それは理にかなっている。ＤＭＮは責任や不安の座である。それが過剰に反芻され、強迫観念や自己不信といった有害なループに閉じ込められれば、残忍な罰を与える力になり得る。

ＤＭＮは抗うつ剤や幻覚誘発剤によって大幅に抑え込むことができる。だが、ＤＭＮの過剰活動に対する最も効果的な治療は、マインドフルネスである。

仕組みはこうだ。ＤＭＮが回り出すには内的に集中するためのリソースが必要だ。もし外的に一点集中する場合、例えば、数学の難しいテスト用紙の記入等の場合に、脳には内的と外的要素の双方同時に集中するリソースを持っていない。よってトリガーされても、ＤＭＮの動力源を遮断することでその過剰な働きを妨害できる。これによって脳の全ての活動を外的刺激にシフトする。

無論、トリガー中に難解な数学問題を解くことは容易ではない。だが私は何年もこれと同じ方式を取っていたのだ。仕事というDMNサイレンサーを使って。アルコールを使う人もいる。あるいはドラッグ。より簡単かつ健康的な外的タスクがあるとしたら？　それは五感に集中することだ。

例えば、風呂の温かさや完熟した桃の甘さ、悲しげなバイオリンの音、恋人の首の匂い、といった今身の回りで起きていることに注意を向けるのは強力かつ即戦力だ。インストラクターから痛むぐらいのストレッチを要求され、「ああ、これは気持ち良い痛みだ」という感覚に一点集中するよう意識を狭めさせられたあの時間に私が惹き付けられたのはこういうことだったのだ。だから横になることだったり、腕や足や胸がこの世界に実在している感覚だったりが心地良かったのだ。私を絶えず訂正したり罰してくる声を、完全に遮断できたからだ。

そして、DMNを遮断する利点はもうひとつある。エゴが黙れば、自己と他者の関係が融解する。これによって我々はいともたやすく相互連関の状態に入り込み、何かしらに**属している**感覚に陥る。自分たちの本質的なヒューマニティを共有する社会や世界といったより大きな何かへの所属だ。だからこそ、愛のエネルギーを肺から全世界に吹き込む想像も容易にできたのだ。あれはただヒッピー風催眠術に屈服したなんて話ではない。解放は非常に現実的な科学に基づいていたというわけだ。

レストラティブヨガはDMNを緩めるひとつの方法に過ぎない。探そうと思えば、地に足を付けさせてくれて、クソみたいな頭を飛び出して世界へ連れて行ってくれるようなマインドフルネスのエクササイズなど無数にある。私はその全てを試し始め、どれが効果的か友人たちにも聞いて回るようになった。

氷をひとつ口に放り込んだり、ワサビにかぶりついたりすることによってショックを与え、システムを感覚刺激に集中することができる人だっている。知り合いのジャーナリストは自分の顔や手を叩くことで数々の成功を収めてきた。レイシーは長距離を歩く時に道路に足がリズミカルに当たる感覚や、よく冷えた水の中を泳いでいる感覚に集中するのが好きらしい。また別の友人は、ずっしりしたブランケットで身を包んでいる時、幸せすぎて水溜りのように溶けてしまうらしい。

こうしたエクササイズのほとんどは私にとってピンとこなかったが、私にもしっくりくるものが見つかり始めた。ひとつは、マインドフルな食事だ。以前は昼食を取っている間も仕事をしていたので、書類の中で魔法のように食べ物が消えていた。だが今はゆっくりと、一口一口集中して食べている。食感や風味に細心の注意を払いながら、ゆっくりと噛み締める。この魔法の体験の手がかりをくれた食べ物は他でもなく、プレタ・マンジェ〔主にサンドイッチを販売するファストフードチェーン〕のチキンパルメザンラップだった。サンドイッチですらない！　最も悲しい食べ物として有名な、少なくて、冷たくて、高い、ボデガ〔小さな食料品店の総称〕でもない、**ラップ**である！　だがその日は、その味に対してレーザーのように焦点を絞ることができた。一口目はトマトソースの独特な甘み。そして二口目には、おお、クリーミーチーズ。そして三口目に細かいパン粉がまぶされたチキン。一口ごとに食感と風味のバランスが変わり、わくわくした。ちょっと注目しただけで、あのクソみたいなプレタのラップが至高の一品に変貌したのだ。

そして、緊急時に使える巨大非常ボタンのようなマインドフルネス的芸当も身に付けた。ある日ジョーイと家事を巡って喧嘩した時だ。彼は汚れた鍋に蓋を叩きつけ、トリガった私は急激に爆発してしまった。私はスプーンをシンクに投げつけ、潔癖のわりに肛門ぶら下げてるような奴が何言ってんだ、と怒鳴った。互いに怒鳴り合い始めた時、最近読んだグラウンディングのテクニックを試そう、と脳の辺境から指令が来た。色を数えよう。私は部屋中を旋回しながら赤い物を全て数え上げた。ブックカバー、ボードゲーム、植木鉢、絵の中のドレス、クッションに描いてある花。赤が尽きると、今度は青に。幼稚園で使われる手法のような、癇癪を起こした幼児を落ち着かせるみたいな感じではあるが、たった数分で頭がすっきりしたことに気付き、衝撃を受けた。スピーカーのボリュームのつまみを下げたかのようだ。2分後、私の猛々しい怒りはいくらか鎮められた。大したことじゃなかったな。謝ることがしかるべき選択に思えたし、汚い鍋を洗うのも悪くない。

トラウマを克服することは、スーツケースを引きずりながら6階まで歩いて登るようなものなのだろうと予想していた。苦労するし、つらい。だがこの新たな発見によって、セカンドチャンスを掴むためには必ずしも戦わなくていいということが証明された。それは食後にミントをもらうがごとく無料で手に入るのだ。悪臭を放つ沼のような自らの過去が、タンポポやバタフライストレッチなんかで本当に清潔になるのだろうか？　本当にそんな単純なことなのか？

　もちろん、そうではない。だが、これこそが第一歩なのだ。

チャプター21

最初のレストラティブヨガは至福だった。ほとんどドラッグに近く、絶え間なく続く獰猛な苦しみから解放してくれた。なので私はマインドフルネスを増やすことにした。ブルックリン禅センターの寛大で気さくな瞑想の先生は、極限まで修行を積んだ僧ですら瞑想中に迷いが生じたりストレスを感じたりするものなのだと教えてくれた。頭から爪先までタトゥーの入ったパンクな元麻薬中毒者が指導してくれる、脳科学に仏教思想を織り交ぜたクラスにも行った。環境音楽と瞑想ガイドが流れる小部屋で人間工学に基づいて設計されたクッションに座るという高性能でハイテクなメディテーションポッドというものもいくつか試した。

その全てが何らかの助けにはなったので、私は次から次へとよさそうなサービスやアクティビティーをやれそうな範囲から探した。

私がまず訪れたのは、鍼灸をしている友人のところだ。彼女は私の舌を見て、熱を持ちすぎていると言った。

「水……をもっと飲んだほうがいい？」と尋ねると「いや実際に熱いってことじゃない」と彼女は言った。「肝臓が熱を帯びてるってこと。西洋医学では説明できないんだけど。とにかくこればっかりは私を信じて。気分的にはどうなの？」

「集中力が欠けてる感じ。気力もない。不安がとにかくある」

彼女は頷いてから、元気になれるような、安らげるような鍼の打ち方をすると言った。彼女はネットで買える中国漢方薬の銘柄をメモして、私の額と耳に鍼を刺した。足の指に鍼が刺さると太腿がうずくように熱くなり始めた。「うわっ」と私は騒ぐ。「足が燃えてる！」

「うん。その針は太腿のチャクラに繋がってるからね」

と彼女は言った。「じゃあ目を閉じてリラックスして」私はゆっくりと深呼吸しようとしたが、空気を吸い込もうとすると胸郭のちょうど下に刺さっている鍼がちくっとした。

その日は、まるでコーヒーを1杯飲んだのに落ち着かないような、少しむずむずとした感じだった。いつもよりは集中力が高まったが、鍼灸は私の精神的苦痛を和らげるほどではなかった。結局彼女のところへは二度行って、その腕前には感謝したが、それだけじゃ不十分だった。

それから、ブレスワークのワークショップを体験しにトライベッカのおしゃれな音響スタジオへ行った。LSDを取り入れた精神療法を数多く指導してきたチェコの精神科医スタニスラフ・グロフが、薬物が違法となった1968年以後、患者に対して代替手段が必要となって開発したのがブレスワークだ。彼の発明したホロトロピック・ブレスワークは「幻覚が見えるレベルまで体内の酸素と二酸化炭素をブチ上げる過呼吸」を聞こえよく言ったものに等しい。幻覚剤に似た強烈なカタルシス体験に至ったという人も後に報告されている。死んだ家族の姿を見たり自身の深いトラウマを追体験し、癒されてその場を後にしたという人々のレポートだって読んだことがある。

私は大きな広場で何十人もの人たちと一緒になって座り、10分近くリズミカルに息を吸っては吐いた。インストラクターがいつも通りの呼吸に戻すよう言うと、私は身体が地面を離れて浮いているような感覚になった。頭の近くでディジュリドゥを演奏された時にもこの奇妙な感覚を味わったことがある。だが精神的突破口にはならなかったし、死者と対面するなんてこともなかった。

・・・

幼少期トラウマ支援のグループにも参加した。それは非常に場当たり的で、一人の知り合いづてで集まった、友人の友人たちで形成された小規模グループだ。私は「ステファニーです。虐待サバイバーです」なんて言いながら回ったわけではないが、そうしているも同然だった。みんな、各々の体験や日々の苦悩をシェアした。涙している者もたくさんいた。そして、自分のトラウマを他の人たちと比べざるを得なかった。私の体験が最も悪質だなんて断じて言えるものではない。ある人は遠慮もなかった。私に彼氏がいることを言うと、「性的暴行を受けてないから健全な恋愛関係を持てるんだろうな。羨ましい」と返された。私は罪悪感から顔を赤らめ「ごめんなさい」と言った。他にかける言葉が思いつかなかった。

だがそういった違いのある私たちでも、みなが一様によく似た行動パターンを取っていることに気付いた。皆の苦悩、大袈裟なリアクション、悲しみや不安の中に、私は自らと同じものを見出した。みなが似たような不安定さや苦悩を抱えているという事実に親近感を覚えることなどできず、ここ数カ月間自らを病理化してきたのと同様に、申し訳ないが他の人に対しても密かに病理化せずにはいられなかった。**ああ、この人たちは人からの電話に出ないのか。回避型愛着障害の典型的なケースだ。自分は何も悪くないのに人の機嫌が悪いと自分のせいにしてしまう。不安型愛着、恐らくは不安型かつ回避型で、さらに自己認識の歪みありってところか！**

私が一番多くのセラピーを受けてきたという事実はその場の皆の役に立つものではなかった。

そして無能なエセセラピストというやっかいなポジションから、人々に安心を与えようと書籍やセラピーをすすめている自分に気付いた。私自身決して良い状態ではなかったのに。熟練し経験豊かな世話役、すなわち、危機的状況下では誰一人として望んでいないこの役割。そんな人間が必ずと言っていいほど支援グループの一員として存在していることには、こういう裏があったのか。

それでも、複雑性ＰＴＳＤが本質的に人を怪物たらしめているわけではない事がわかったという点で、このグループに顔を出す価値はあった。

グループのメンバーたちはみな、強烈に打ちのめされていた。それでも誰も傷つけない方法で皆が自分を取り戻せるよう、最大限の努力をしていた。ブラックで小気味良いジョークを飛ばし、アパートに人を招けば上質なチーズをテーブルに並べ、誰かが泣くなら腕を回して抱擁する。みんなすさまじく面倒見がよく、脇目も振らず他者をその内なるネガティブな声から守ってあげる。才能もカリスマ性もあって、そしてすぐに内省的になれる。自己啓発本を読み、夜通し踊り、明るく喜びに満ちた絵を描く。

だからこそ、それは私の心を痛めた。その会の冒頭では毎回、みんな輪になって各々その月の調子を共有する。大体の場合、決して「良い」などとは言わない。**大丈夫、**と言う。**それなり。**常に目下の苦悩があり、崖っぷちの友人関係があり、ナルシストの親から受動攻撃的なメッセージが送られて来ているのだ。みんな、報われるべきだ。なぜ我々は良くなれないのか？　私はみんなが良くなるよう心から願った。

やがて私のカレンダーはトラウマを軸とした活動で埋め尽くされた。サウンド・バス〔楽器等の音を浴びるリラクゼーション。音浴。〕、ヨガ、支援グループ、仏教講話、マッサージ。ブルックリンでのヨガからミッドタウンの瞑想クラスへ向かうため急いで地下鉄に乗り、予約した理学療法のために忙しなく戻った。この猛烈に忙しい旅路では無論、やらかしたこともあった。ヘルシーなおやつを携帯し忘れたり、エッセンシャルオイルをずっと嗅いでいてヨガに遅刻し15ドルをドブに捨てたりした。へまをするたび、私は自分を責めた。**仕事もしてないのに余計な出費しやがって！　セレブみたいな生活して良いご身分なこった！　ただセレブと違ってお前は楽しいことなんて出来ないけどな！　タコのカルパッチョも食えないし！　クルーザーも持ってねえもんな！**

ある日、私は瞑想に5分遅刻して、入り組んだ太腿を申し訳なさそうに跨ぎながらどうにか自分の場所まで行き、恥ずかしさからクッションの上で気を揉んでいた。**みんなにどうしようもないやつだと思われた！　息を切らして入ってきて！　雰囲気が台無しだ！**　そして私はあることに気付いた。私は**リラクゼーション**においても、自分の完璧じゃなさにストレスを感じている。

私は仕事に向き合う時と同様、強迫的完璧主義を持ったまま「健康」になろうとしていた。これはワーカーホリックに負けず劣らず異常であり、紛れもなく、とある反復を孕んでいる。達成した喜びが訪れたのも束の間、次も成功できるのだろうかという不安がやってきてしまうのだ。

私は今行っているウェルネス活動の数を減らし、お気に入りのもの、つまり自分に偽る事なく、容易く喜びが得られるものだけを残した。自宅での瞑想習慣を整えるため、植物に囲まれた出窓のところにそれ用のクッションを置いた。セルフケアとは、お金をかけるものでも義務的に行うものでもない、と自分に言い聞かせた。真の健康であればそれを楽しいと思えなければならない。

チャプター22

瞑想し、鍼灸し、調合した変な飲み物を飲み干すくらいなら、当然、究極の代替処置を試すべきだろう。有史以来、人類が愛しては嫌ってきたもの。幻覚剤だ。

正直に話そう。私が通っていたのはサンタクルーズの大学だ。マジックマッシュルームを知らないわけがない。20代前半の私にとって、素晴らしいレイヴ〔麻薬の使用を伴うパーティー〕を助長してくれる代物だった。

最初にシュルームに手を出したのは23歳の時、サイバーパンク男子が私を怖がってひどい別れ方をした後だった。彼に振られたのは10月で、休暇でみんなが街から出払っている12月までの期間、私はパーティー三昧だった。私は一緒に祝う家族も、失うものも無かった。だから私はその年のクリスマスに、暖かい陽気の晴れ渡るサンフランシスコで、3．5グラムのシュルームをオレンジジュースで流し込んだ。それから屋上へ赴きラウンジチェアに寝そべりながら、花とドクロからなる壮麗な万華鏡が大空で回転する様を眺めた。ヘッドフォンから流れる「ザ・サンシャイン・アンダーグラウンド」がピークに達したその時、シュルームが扉を開いた。ちっぽけで必滅で嫌悪対象である自我を置き去りにし、私は宇宙へ溶け入った。万物は美しく、その麗しき万物の一部に自分も含まれていることを悟った。全身が慈しみと称賛に満たされ、その力強い喜びを抑え込むのがやっとだ。サングラスを外そうもんなら、虹がサーチライトのように眼窩に差し込んできてしまうのを危惧するほどだった。**私は彼との関係に全てを捧げたのだ**、とシュルームによって悟った。**私は思いやりが無いわけでも、暴力的なわけでも無かった。私はストレスフルで不安定だったし、仕事にも追われていた。だが私は23歳だし、実を言うとNPR**〔公共放送用番組の制作を行う非営利団体。ナショナル・パブリック・ラジオ〕**で番組を持っている。仮に人生のバランスを取る方法がまだわ**

かっていないのだとしても、それは23歳の女の子にとっては当然の事だ。

このスピリチュアルなクリスマス旅行で、私は初めて無償の愛というものを体感した。しかも私はそれを**自分から**受け取った。この赦しによって私の人生は変わった。崩壊した人間関係に関して自らに一日中浴びせ続けた非難から、私は解放されたのだ。その晩、私は愛する人にするのと同じように、自分自身に尽くしたのだった。浴槽に浸かった。そして、3カ月振りにまともな食事を摂った。アップルパイ半分と安いテイクアウト中華。それから数週間後、私の腰骨は健康的な脂肪の層で覆われた。そして別の人とデートをし始めた。信仰も変化した。両親の離婚後、冷酷で打算的な神というイメージは避けるようになった。今は自身を凌駕する力を信仰している。理神論ではなく、言うなれば……宇宙が愛のようなものの周りに形成されているイメージに近いというか。

今やサイロシビンやMDMAがPTSDに対する非常に効果的な医薬品であるという報告は、TEDトークやマイケル・ポーラン著『幻覚剤は役に立つのか』など、山ほど存在する。苦しんでいた退役軍人が有意義なトリップから戻ってくるなり完治し人生に対する新たな活力を取り戻した、なんて逸話も数多くある。特にシュルームは、病状が末期的な人々に対して大きな救済となる事が証明されている。迫り来る死の恐怖は人を怯えさせるが、苦しむ患者たちが幻覚体験から戻ってくるとその多くは生と死に対して安らかな気持ちになり、宇宙の一端へと再び吸収されることに満足感を得る。また、シュルームによってDMNが抑制され自我が鎮められる事も示されており、それによって子どものような全く新しい視点から人生を見直す事が出来るようになる。シュルームによって脳のバラバラな箇所を繋げ合わせる事で人生の苦しみに対する独創的な解決策を発想する事が可能になり、普段はあまり使わない領域の強化にも繋がる。

だが私の場合、シュルームの効果は強力ではあるものの、毎回一時的なものだった。自信の欠如から解き放たれる感覚も、自分への愛に満ち溢れる感覚も数日から数週間ぐらいしか持続しない。結局、不安はいつだって戻ってくる。

私は不安を追い払うため、20代の頃は早ければ3カ月に1回、少なくとも半年に1回はバークレーやブルックリンの植物園でシュルームトリップをした。大きなトウヒの木の下に座り聡明なシュルームと親しく語り合えば、必ず平和で見通しの良い場所へと私を連れ戻してくれた。このトリップは紙吹雪舞うような派手なショーではなかった。大抵の場合、大量の涙が流れ、厳しい現実が掘り下げられ、この崇高な世界を目撃するための澄んだレンズをつけた状態であちら側から眺めることになる。

だが、モノが手に入りにくいという問題があった。結局のところ、シュルームもクラスA薬物なのだ。ニューヨークに移ってからは売人を見つける事が出来ず、蓄えも底をついた。不安は再び私の視界を黒く塗り潰し、世界の美しさではなく、自分の醜さだけが目に付くようになった。診断名が出た時点では2、3年はトリップしていなかった。

人生に対する新たな視点を必要とする時があるとするならば、それは今だ。そう思い、贔屓にしていた薬を取り戻した。メッセージが暗号化されるサービス「Signal」で数カ月に渡って探し、とても高価な3．5グラムの代物を手に入れた。私は汗ばむ夏の午後、ブルックリン植物園でそれを摂取した。何もかもを愛せるプリズムの眼差しを通して、再度自分を見る事が出来るというのには興奮を禁じ得ない。

残念ながら、最初の1時間半は全くプリズまなかった。それどころか、私は日本庭園を早足で歩き回りながら人間の表面的なニーズがいかに人新世をもたらしたかについて思いを巡らせていた。私にも多くのニーズがのしかかっている。ジョーイからのニーズ、友人からのニーズ。なんてこった、と私は思った。女性は単に与えなければならないのであって、欲してはならないんだ。女性に出来る最大限は、不足感を携えてせいぜいそこにいる事ぐらいだ。ヒステリックに。

精力的に歩き続けた末、野草が茂る草地を一望出来る巨大で平らな岩の上に着いた。私は当初の目的を思い出し、岩の上に座って、役立たずのポンコツであるという疑いを晴らそうと心に決めた。座った状態で額を叩きながら呟いた。「お前はすごい！　お前はすごい！　お前はすごい！」するとある疑問が頭に浮かんだ。**なぜみんなはお前の事を信じてくれるんだ？**

なぜだ？　私には、信じるに値する何かがあるからに違いない。話を戻そう。まずお前を信じているのは誰だ？　スマホの画面をスクロールする。たくさんの人たちから送られてきた短く優しいメッセージ。彼女たちはみんな頭が良い。才能に溢れている。人を見る目があり、愚か者に構うような人たちじゃない。私はそのうちの何人かが最近送ってくれたメッセージを読んだ。ある友人は、会いたい、と言っている。別の友人は、今まで会ったことがある人の中であなたが一番ひょうきんだと思う、と言っている。ちょうど先週、昔の同僚が、自分が出世できたのはあなたのおかげだと思ってる、と言ってくれた。

私の存在と重要性を肯定してくれるような賛辞が送られてくると、大体「ええっ、いやいや、あなたが超絶素晴らしいだけで私なんて腐った下水道の有袋類ですよ（笑）」というような返信をし、それから急いで電車に乗ったり、ニンニクを微塵切りにしたり、別のメールに返信したりしていた。

シュルームは、私の複雑性ＰＴＳＤが暗黒空間である事を教えてくれた。ダスティンが３日間返信をくれなかった時、会話の中で私が不用意な発言をしたせいでキャッシーがキレた時、ジョーイが私から離れたくて数時間オフィスに閉じこもった時……ブラックホールは膨張し、肥大化するにつれてその閉じることが不可能な大口で危険なことを囁き始めるのだ。**なぜお前は優先されない？　なぜ愛されない？　そう、みんなお前のもとを去ろうとしてるんだよ**。見捨てられる恐怖に駆られて、私は愛の証明を大量に、何度も何度も、日に１００回は必要としていた。だから、友人たちが絶えずこの自己嫌悪の巨大空間を埋めようと好意的な言葉や表明や賛辞を投げかけたとしても、私の強烈な欲求の前ではパン屑同然、ただブラックホールに吸い込まれるだけなのだ。私は撥ね退けてしまった。友人たちの励ましを無駄にしたのだ。

だが今、シュルームの助けを借りて、私はこの称賛の全てに入場を許可した。自分にはそれに見合うだけの価値があると思えたからだ。

友人たちの小さな行いに含まれる寛大さと優しさは全て、私を通り過ぎなくなった。それどころか、私を感動させた。満たしてくれた。画面上のメッセージをスクロールすればその宝石のような輝きは風景いっぱいに描き出された。今私が見つめている草地によく似た、雑草や奇跡的な花々が複雑に入り混じる光景の中、光はまだらに差し込んでいた。私の心はどの文章に対しても、たとえそれがくだらないミームであろうと感謝の気持ちで膨らんだ。私は怪物なんかじゃない。怪物だとしたらこんなに優しくされるだろうか？　そんなわけない。私はとてつもなく愛されている。私は魔法だ。

私は岩の上で嬉しそうに笑った。取り囲むようにそびえるヒマワリは、まるで私の喜びに合わせてダンスしているみたいだった。それから、近くに誰もいないのを良い事に私は大声で笑った。私が突然立ち上がったもんだから、老夫婦は驚いていた。急いで日焼け止めを塗らなければ、と私はうろたえ始めた。そしてもちろん！　施された優しさに対するお返しをしなければ。ここ数カ月間、無意味なメッセージを送って相手を困らせてしまう事に関して臆病になっていた。だが今日はスマホをさっと手に取り、みんなへ、涙を誘うような感謝の言葉をしたためた。「あなたは偉大です。素晴らしい人物だ。私と友達でいてくれてありがとう」送信。「あなたは私にとってかけがえのない存在です。あなたがいてくれて本当に良かった」送信。「この間は偶然会えて本当に嬉しかった！　また会いたい！」送信。

すぐに返信が来た。「そんな！　私もまた会いたい！大好き！　今度コーヒーでもどう？」私はジョアンナのような、普通の人であるかのような、いや、もはやミネソタ人のような心持ちになった。良い人になるなんて簡単だったんだ。薬の効果が切れた後も、肯定し続ける関係性が待つ未来を想像し、高揚していた。

それからの数日間は他者とこの世界で共存する事など簡単に思えた。何十件もの電話やメッセージにも陽気に堂々と対応した。数週間後、予想通りかつての不安が舞い戻り、脳がネガティブな方向へ倒れていくのを感じた。シュルームの祝福は永遠には続かない。

しかし今回は一味違った。シュルームの手を離れても、どうにかこの発見を**維持**し続けようという新しい決意があった。

私の頭の中の巨大な暗黒空間は、私のプログラム上にある歩き慣れた道だ。どれだけの数、並外れたトリップ体験をしても、それがシュルーム由来だろうが薬物由来だろうがケタミン由来だろうが過呼吸由来だろうがアヤワスカ由来だろうが、それがいかに超越的なものであってもこのプログラムを完全に書き換える事など出来ないのだと私は悟った。

だがこのトリップを通して、暗黒としばらくの間なら対抗出来る得るものを教えてもらった。**感謝**だ。それは暗闇を貫く炎であり、私を限界まで満たしてくれたものだ。そして炎を燃やし続ける方法はただひとつ、薪をくべ続けることだ。すっぽかしたり忘れたりしないようなやり方で、日常的に感謝する事を自らに強いる必要がある。光をシステム化する必要がある。

かつてのセラピスト、サマンサに、やれと口酸っぱく言われていた事を私は無視していた。

「今週はありがたいと思った事を3つ、毎日日記に書いてみて」と彼女に言われ、その宿題提出を約束したが、そのつまらない課題が私の深刻なうつを解決するなどという発想を私は内心馬鹿にしていた。翌週何もせず戻ってきた私に彼女は「よし、1日ひとつでもありがたいと思った事を見つけられた?」と聞いてきた。忘れてた。いやあ。何もない。

だが今は、シュルームトリップで得たポジティブの残り香に駆り立てられている事もあり、今こそその時だと確信した。職場の持ち出し自由ゴミ箱からひったくってきたピンク、黄色、青色のド派手なノートを私は持っている。表紙には、**楽しみいっぱい**、というスタンプが押されていた。しかも100個以上ステッカーが付いてる！　初めての感謝日記としては申し分無い。

最初のページは2つに分けた。左には**感謝**、右には**誇らしいこと**と書いた。この世界で私に喜びをくれたものと、この世界に**私が**喜びを与えたことの両方を書き留めようという魂胆だ。

初日、私は**感謝**の下に3つの事を書いた。こんなにも簡単なものなのかと驚いた。友達がプレイリストをシェアしてくれた。彼氏がリラックスして楽しく会話してくれた。スゴジャンボ牛お好み焼きを作ってくれた店員が、生地をうっかり流し込みすぎたのに満面の笑みでそのまま全部くれた。

かたや誇らしいことは難しかった。出世出来たのは完全にあなたのおかげだ、と言ってくれるような人から畏れ多いメッセージをもらう事なんて、そう毎日あるもんじゃない。代わり映えしない世界の平凡なこの毎日で、あなたなら残りの日々をどう過ごす？　実際その1日はテレビとソーシャルメディアに大半が費やされた。猫と遊んで、スナック菓子を食った。医者に行った後、友人たちと合流してお好み焼きを食べるまでの間、マンハッタンをあてもなく歩き回った。それで、誰の人生をどう良くしたっていうんだ？　それで、自分の価値を、ここに居る権利を、どうやって証明出来るっていうんだ？　だが私は思い出した。友達をちょっと笑わせた。やるじゃん。こんなんで良いよな？　しょうもない日記なんだから、良いだろ。私はそれを書いた。建設的な仕事の電話もした。不味いボルシチになったが、作りはした。そうして私はその場に数分間座ってみたものの、もう何も出ない。あとは何だ？　その日の朝、検便を病院に持っていかなければならなかった。なんと、とんでもない偉業を成し遂げていた！　これは真の称賛に値する。

記入が終わり、**まあ、そんなにしんどい作業では無いな**、と思った。

私は何週間も毎日コツコツ記入した。毎回、自分が与えた喜びよりも受け取った喜びの方が簡単に思いついた。初めのうちは、自分の成し遂げた些細な事柄の数々を言い訳やずるでしかないと思っていた。誰かにコーヒーを持って行った。カードを送った。

だが感謝のリストアップを続けて数週間経った頃、小さな事こそが全てなのだという考えに至った。その些細な事こそが、その日の終わりに私が抱きしめているものなのだ。笑わせてくれたほんの1さじのジョーク。カフェの窓越しに見た素敵なフラワーアレンジメント。私が悲しんでいるのを見て猫が寄り添ってくれた事。これらが希望や喜び、癒しを与えてくれた。これらがひとつに合わさって、充実した人生になるんだ。

シンプルなフラワーアレンジメントがこの世界を僅かでもしのぎ易くしてくれてるんだとしたら、私のした小さな行動も自分が思う以上に意味のある行動なのかもしれない。私が夕飯を作った時、友人の怒りに耳を傾けた時、素晴らしい庭を保っている女性を褒めた時、相手にとってはこの世界を生き永らえるための手助けになっているのかもしれない。もしかしたらその夜、誰かがその日の勝敗を帳簿につける時、私のした事を思い出して微笑んでいるかもしれない。

私のしょうもなくて取るにたらなくてステッカーまみれの感謝日記は当初の目的を果たし続けた。嫌な事に伴っているはずの、良い事を目の当たりにさせ続けた。マークやジョンが調子を聞く為だけに私にメッセージをくれた事を、日記に書いた。どうでもいい人に対してそんな事するだろうか？　ある人が挨拶代りにきつくハグしてくれた事を書いた。ジミーがミームを送って来た時、私はただ笑っただけでは無かった。面白い事を見つけた時に彼の中で私が思い浮かぶんだ、と考えると特別な気持ちになった。無数の魔法は、至る所でその証拠を残してしまっているんだ。こうした慈悲深い言動の数々は、私の中で留まり続けた。暗黒を埋め続けた。

食べ物のように、たとえばプレタの驚くべきチキンパルメザンラップのように、美味しいものは時間をかけて堪能すれば量なんて少なくて良い。古くからある考えだが、学び直すのに遅すぎるという事は無い。メロディ・ビーティ〔アメリカの自己啓発本作家〕が言うように「感謝すれば、今あるものに満足出来る」。

生活する苦しみに絶えず身を焼かれる状態から、感謝によって概ね満たされた生活を送る状態へと気分の土台が引き上げられた。久しぶりに喜びが戻ってきた。簡単に笑うようになり、友達付き合いを楽しむようになり、自己嫌悪が減った。私の気分は、直近でダウンしてしまった時以前と同程度……つまり満足できる程度には、幸せだった、幸せだった。私は仕事復帰のためにフリーランスで編集の仕事をいくつか受け、その経験は充実したものだった。だがこの新しい喜びはまだ繊細だ。過去に立ち向かえるほど頑丈ではなかった。

私は地に足がついているし、ひたすら感謝する事も出来た。1時間瞑想する事だって出来た。だが、クッションから立ち上がってリビングに行った時、仮にジョーイが怒りで鉛筆を真っ二つにしている様を見たらやはり大泣きしてしまうだろう。もしパーティーで昔の同僚たちに出くわして例の上司の新しい犠牲者について堅苦しい会話になったら、母に髪の毛を掴まれた状態の私がそこには居るだろう。そこから2時間は恐怖に怯え、あいにく感謝の気持ちなど微塵も無い幼少期へ引き戻されていただろう。

私はその恐るべき状態から抜け出すために、一息ついたり色を数えたりすることはできた。だがグラウンディングも感謝も、根治ではなく対処法だ。私は依然として原因ではなく症状を抑えている段階で、直面しない限り真の治癒は得られない。現在の地盤が固まった今こそ、過去に飛び込むその時だ。

パートIII

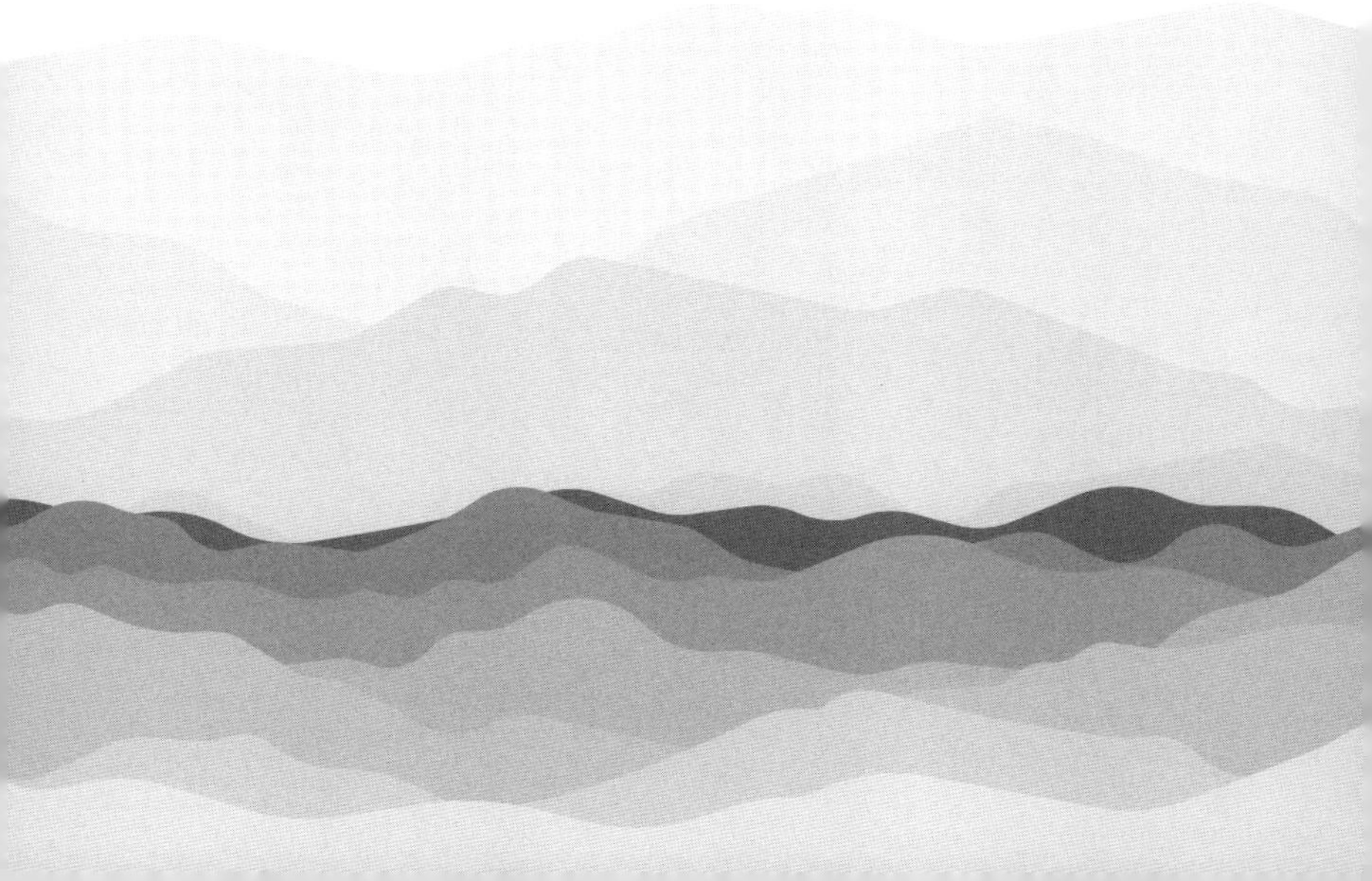

チャプター23

サンノゼに関して覚えているのはこんなことだ。

我々の親たちには別の名前があった。人前ではママ、パパと呼ぶにしても、誰も居ない時は父親をアパとかババとかパペなどと呼んだ。母親はウマとかマムとかマーンだ。親たちはみな、ジップロックやプラ容器を洗って再利用したり毛糸をクッキー缶にしまったりしていた。彼らは『ホーム・インプルーブメント〔アメリカのホームコメディドラマ〕』や中国のメロドラマやボリウッド映画を見ながら、着なくなったドレスの布でジーンズの穴を繕っていた。親たちが子どもの友達と話すことはなかったが、母親たちが作った皿いっぱいのパンシット〔フィリピンの麺料理の総称〕や、春巻きや、ミャンマー風パンケーキや、チャールア〔ベトナムのポークハム〕入りフォーや、ふわふわのタロ芋まんや、ヤンヤンつけボーを食べるのに忙しかったので、誰一人気にする事などなかった。親たちはバターナッツスクワッシュ〔かぼちゃの一種〕やヴァルター・ベンヤミン〔ドイツのユダヤ人思想家〕や、ヘゲモニー〔国家が他国に対し政治的、経済的、軍事的優位に立つこと〕が何なのかわかっていなかったし、ブッシュとゴアの違いも、どっちみちファシストや共産主義者みたいな感じではないだろうという程度で、理解していなかった。アメリカの本質は、知識を常には要しないという点にある。システムそれ自体の単独稼働にすがる事が可能なのだ。

私たちは移民街に住んでいた。親たちはみんなそこで生まれてはいないし、その子どもたちの大半もそうだった。彼らはみんなサンフランシスコ国際空港に降り立ち、車で45分南下し、イッツイットアイスクリームの工場を過ぎて国道101号を外れ、サンノゼにたどり着く。外に出れば、店名の書かれた立体文字看板が並ぶショッピングモールと店先に鮮魚が陳列されたアジア系スーパーマーケットが見える。**故郷に似ている**、と親たちは感じていた。窓を開けるとぬるい空気の中に花の香りがした。

サンノゼは基本的に寒くない。その一帯はかつて「心躍る谷」と呼ばれていた。60年代までは、アメリカに自生する花やフルーツのほとんどが無理なく育ち、エデンの園そのものだったからだ。**故郷に似てるけど故郷よりも良い**、と親たちは呟いていた。私たちはそこを郊外と捉えていたが、親たちは楽園と捉えていた。

　私たちの親にはみんな、訛りがあったし、子どもも訛っていた。だが誰一人としてその違いを聞き分けられなかったされなかった。私が10代の頃に、**サンノゼ、少数集団が多数派に**、という見出しが躍った。現地で育った人間からしたら、**少数集団が多数**というフレーズに対して、意味がよくわからないと思うだろうし、「お前たちが居ていい場所じゃない」の言い換えだと思うだろう。だが我々は確実にそこに居た。

　私たちは年を重ねるにつれ、**アジア人**もしくは**ヒスパニック**、とひとまとめにされる事に腹を立て始め、我々を簡単に風刺画に落とし込んで拡散するようなステレオタイプどもに頭を悩ませるようになる。だが子どもの時は、私たち多数の少数集団も自分たちの事を**実に**奇妙なグループだと思っていた。私たちはそれぞれの文化をかなりの頻度で体験し、奇妙であることが普通になっていってしまうのだ。

　私たちは『パワーレンジャー』を見るために友人宅へ押し入る時、靴を脱いでいた。彼らの家はカレーやお香や古くなった米やタコスの匂いがして毎回初めは驚くものの、すぐに慣れてしまう。私たちは友人の父親が何の仕事をしているのか聞くべきでないと心得ていた。なぜなら誰も知らないからだ。ネクタイを締め、毎朝シリコンバレーまで車を走らせ、技術系の仕事をしているという漠然とした事だけはわかっていた。インド人やフィリピン人は最高のダンスを踊るものだと、結婚式や舞踏会を見て私たちは知っていた。インド人の結婚式では、私たちはグラブジャムン〔インドの甘いお菓子〕を戻してしまうんじゃないかというぐらいまで天井まで跳ね回ったりして遊んだし、フィリピン人の友達のお姉ちゃんの為に催された舞踏会では、ターンとディップ〔身体を後ろにのけぞるダンスのポーズ〕が身体に染み付いている**ローラ**〔フィリピン語でおばあちゃんの意〕たちとラインダンスを踊った。友達の母親たちが目の前に出すものは喜びと好奇心を持って何でも食べ、食べようとしない白人の子が居れば容赦無くからかい、割れたバロット〔孵化直前のアヒルの卵を茹でたもの〕を彼らの鼻の下で揺らし、それでえずこうもんなら悲鳴を上げて笑った。フィリピン人がトリプルファイブソウル〔アメリカのアパレルブランド〕の質の良いストリートウェアを必ず持っている事も、白人の女の子とセクシーなベトナム人がアバクロ〔アメリカのアパレルブランド〕のセールを教えてくれる事も、台湾人の女の子が夏休みの帰省から帰ってくると変な場所にリボンやレースが付いている服を持ち帰ってくる事も、アジアやメキシコの女の子が非の打ちどころのないアイライナーやリップライナーの塗り方を心得ている事も、私たちは知っている。私たちはそういう集団である以上、他の文化を取り入れたって構わないとも思っていた。インド人でなくとも学校にチャナマサラ〔ヒヨコマメの煮込み料理〕を持って行って構わないし、私など日本人クラブの副会長だった。卒業生として母校へ行く際、お互いリップグロスを塗り、デニムのミニスカートに履き替えたが、家を出る時はロングスカートで、交換するのは学校に着いてからトイレですべきという事も知っていた。酒を飲んでいる奴も居たし、タバコを吸っている奴も居たし、セックスをしている奴も何人か居た。誰も告げ口はしなかった。それがどんな結果になるか知っていたからだ。

一方でこんな事実もあった。自分の子は悪い事などしないと思っている親が居たのだ。ジェラルド・チャンの母は、彼への悪口を許さなかった。彼女は我が子の事を神からの人類に対する贈り物だと思っていたし、ジェラルド自身もそれに同意していた。アリス・ゴーの母とベティー・チンの母はランチになると毎日、二人のために新鮮で愛情たっぷりの料理を持ってきた。ルーシー・トランの親は娘連中を引き連れてグレートモール〔サンノゼの巨大アウトレットモール〕へ行き、大規模なショッピング大会を開催していた。

そして多くの親は、喜ばせるのがおおむね容易だった。子どもがへまをしても、ただ親はがっかりするだけだった。ジル・チェン曰く、親から殴られた事が無いらしい。悪い成績を持ち帰っても両親は首を横に振って残念がるだけで、次に良い成績を取れるよう励ましてくれたらしい。まるで『フルハウス〔アメリカのホームコメディドラマ〕』の父親だ。レスリー・グエンの母は時々彼女に外出を禁じていたし、門限を守らないで母親に怒鳴られているレスリーを確かに見た事があった。だが、酷くてもその程度だ。

それでも私たちの親はたいてい、取り乱した時、自分を落ち着かせるためにゆっくりと深呼吸すべきであるなどとは教わっていない。そして私たちの親の多くは、子に罰を与えるべきではないとも教わっていない。

私の記憶する限り、成績が配られる時は各々の不安によって学校がパニック状態に陥っていた。至る所で子どもたちが胎児のような姿勢で身体を丸め、頭を膝の間にうずめている様子が見れたし、時にはただじっと座っている子や肩を震わせている子も居た。両手で顔を覆い、周りに群がる友達に背中をさすられている子だって居たはずだ。それはBプラス以下の成績を取った子たちだった。

高3の時のホテルパーティーに警察が来た事があった。私たちは40人で1本のヒプノティックを回し飲みし、盗んだタバコを吸っていた。大人の声が聞こえてくるなり私は急いで逃げ出し、低いベッドの下へなんとか潜り込んだ。警官が私たちへの措置を決めた時、上でマットレスに座っている女の子たちが泣き出した。その中の一人が嗚咽まじりに、声にならない声で叫んだ。「ママが私をベトナムに送り返しちゃう！」

それから、校舎裏の仮設教室のそばでよくたむろしているグループが居た。アスファルトで舗装された道路の傍らには巨大な淡黄色の輸送用コンテナがあり、孤独な子たちはそこで時間を潰していた。私たちは毎日くすぶる怒りを奮い起こし、昼食をコンテナに一欠片投げつけていた。私たちが期待したのは、チョコレートミルクとスパゲッティソースとマウンテンデューのシミによって年末までにジャクソン・ポロック〔アメリカの画家〕のような抽象名画が完成する事だった。それから、私たちはお気に入りのゲームに興じた。「一番最悪な奴は誰？」ゲームだ。

ある男の子が母親にタバコの吸殻で焼かれたのを、私は記憶している。もう一人は自分の寝室から締め出されてソファーで寝る事を強制されていた。お前は自分の空間を持つに値しない人間だ、と言われたそうだ。私と仲の良い女の子は、母に家の周りを追いかけ回され、平手打ちされ、お前なんて居なくても変わらない、と言われたそうだ。一度、首を締めて起こされた事もあったらしい。私は足のミミズ腫れや、階段から突き落とされた時に身体がボールのように丸まった話をした。私たちは虐待の軍事科学について議論を交わした。杖のような細身のもので叩かれるのと大きくて硬いもので叩かれるのとでは、どちらの方がいいか？　打撲のあざよりも、長期的に考えるとミミズ腫れの方が痛かったのでは？　貶されるのとただ無視されるの、より意気消沈するのはどちらか？

別の仲の良い友人の父は、夜中、怒りのあまり寝室のドアを蹴飛ばしたそうだ。蝶番が割れてしまったらしい。そして暴行された。翌日彼は身体中にあざを作って登校したので、その時ばかりは私も言うべきだと判断した。私は警察に届け出ると言った。これはただ事じゃないと。彼はやめてくれと懇願してきた。

「母親がぶっ壊れる。母親は父親と離婚出来ないから」と彼は言った。「頼む。家庭を崩壊させる事になるから」

「でもお母さんはあなたを助けてくれないでしょ」と彼に言った。「私にとってはお母さんを守る事よりも、あなたを守る事の方が大事だから」

「母親を守る事**が**俺を守る事なんだよ」と彼は言った。

私は黙りこくった。他のみんなと同じように、私は言わない事にした。

私たちの親は、飢えとは何かを知っている。私たちの親は難民だ。私たちの卒業アルバムにはグエンさんのページが何ページもあり、チャンさんだって大勢居る。彼らの親は収容所での生活を知っている。彼らは独裁者の台頭や爆弾の投下があれば1カ月にして、もしくは1週間にして、あるいは一瞬にして全貯蓄を失いかねないとわかっているので、手に入れたお金を全額すぐに使ってしまう事も珍しくないそうだ。

私たちの親は孤独だった。彼らの多くは故郷に兄弟や姉妹や親が居るが、滅多に会う事はなく、白人の子に施されるような大所帯の家族によるサポート抜きで子どもの面倒を見なければならなかった。私たちの親の中には不法滞在者も居た。多数の少数集団の中、その人数に影響力や安心感を感じてはいたとしても、自らがよそ者である事を忘れたりはしなかった。

私たちの親は喪失を口にする事がなかった。時々、それは稀な事ではあったが、ふとした拍子に兵士や暴力的な父親の事を口にする事はあっても、虐待や性暴力、貧困によるトラウマ、戦争、といった目に見えて起きていたであろう事については誰も話さなかった。だが私たちは若くして、それが実際にはどういったものなのかを理解しないまま、今ある日々をやり過ごす中で感じ取っていた。親の持っている苦しみがあらゆるものの根底に大きく、そして暗く影を落としている事を感じ取れた。

　だから平手が目の前に迫れば、私たちは頬を差し出したのだ。私たちが受けることのない被害を彼らは受けており、その激しい苦痛のはけ口として私たちは自らを差し出した。そのおかげで土曜の朝にカートゥーンを見たり、甘ったるいシリアルを食べたり、大学に行ったり、政府を信用出来たり、飢えと無縁で暮らせたのだ。私たちはそれら全てを許し、両親たちの過酷な過去を拭い去るために、身体に吸収したビンタや火傷やむち打ちの痕を優秀な成績表へと変換させた。今風に言えば、私たちは仕事をしたのだ。私たちは良い大学に行き、インターンシップや博士号を獲得し、出世街道を突き進み、やりがいもあり、モダンなマンションに高級オーディオ機器を置けるほどの金がもらえる仕事を、大都市でした。他に選択肢がなかったからこそ、私たちはアメリカン・ドリームを実現した。

ずっと、これが私にとっての子ども時代の物語だった。くよくよするような事ではない。これが現実だ。「心躍る谷」で育つ事が出来た代償だ。よくあるありふれた話だ。

　だが今は、そうも思えなくなっていた。

チャプター24

私はジミー・イート・ワールドの「Ｗｏｒｋ」を爆音でかけながらサンフランシスコ国際空港から２８０号線でサンノゼへ向かっている。これは車を走らせるに至った最新の自分に対する、ある種の賛辞と言えよう。高校時代、私は登校中に毎日、この脱出の前触れを讃える当曲を聴いていた。**一緒に走り出さないか？ 時間があるうちにここを出ないか？**

私はロケットにエモポップな怒りを込めるように、このふざけた街から飛び出した10代の頃の自分を誇りに感じた。そして、15年経ってもいまだに青い髪でコンバットブーツを履き自らの意志で車を走らせる私を、当時の自分ならどう感じるだろうかと思い、少し身震いした。

私は自分の受けた虐待の事実確認をするためにサンノゼへ戻ってきた。

診断以来、自分の記憶の信憑性に疑問を抱いていたからだ。

解離のベールによってこの場所に関する記憶にダメージが与えられていたのだと、今ならわかる。最近知ったいくつかの調査が私の猜疑心を煽ったのだ。とあるいくつかの研究で、科学者たちは被験者たちに嘘の記憶を植え付けた。子どもの頃ショッピングモールで迷子になっただとか、[1] 9・11におけるユナイテッド航空93便の、実際は記録されていない墜落映像が残存しているだとかいう記憶だ。[2] 科学者が言うには、我々の記憶は曖昧で、脳によって絶えず書き換わってしまうものらしい。記憶を呼び起こしたり伝達するという行為それ自体が記憶を変えてしまいかねないそうだ。[3] サンノゼを去ってからの数年間で、私は自分や身の回りの子どもたちが受けた暴力の記憶を頻繁に拾い上げてきた。それがどの程度真実なのか？ そして写真を何度もコピー機に通した時のように、すり減らされた私の記憶はどの程度画素が荒くなり、ぼやけてしまったのだろうか？

　恐らく子どもの頃サンノゼで知覚したもの全てが、トラウマという名の、遊園地のびっくりハウスにある歪んだレンズみたいな物を通して誇張されてきたのだろう。私の記憶は過度に恐怖に焦点を絞った、自身による想像の産物なのだろうか？　他のみんなは、成績に関してではなく、片思いの相手に振られたことで泣いていたんじゃないか？　みんなは私の記憶通り、窮地に立たされていたのだろうか？　何人かの親しい友人が親から虐待を受けていたのは事実だ。だが私は大切にしようと思った人たちを、本当に自分の意思で選んでいたんだろうか？　本当に、傷ついた人にだけ惚れ込んでいて、クラスの他の人を見過ごしていたんだろうか？

　ＰＴＳＤの脳の損傷について読んで以来、私は自分の事を信用出来なくなっていた。記憶に触れようとするたび疑いや疑問がその周囲に溢れ返るせいで、過去を見る妨げになっていた。

　自分だけだと思いたくない上に、実際に自分の身に起きたのも相まって、私はどれだけ自分の体験を他の子に重ね合わせていたんだろうか？　移民のトラウマの理解について、自分の体験から来る狭い知見のせいでどれほど捏造されているんだろうか？　そしてこの理解は、あるいは人種差別的になってしまっていないだろうか？私は仲間内で虐待や不適切養育を中心的なテーマに据えていたが、そのせいで否定的で不健全な信念を持ち続けてないだろうか？

　それで私は戻ってきたのだ。自分のトラウマが個人的なものなのか、集合的なものなのかを知るために。自分の原点であるコミュニティについて完全に理解しておくために真実を知りたい。この場所によって私がどう形作られたのか、理解しておくために。

　そして私は、子どもの頃に家の塀の中で何が起きていたのかを確認する事がもはや不可能だからこそ、真実が知りたい。唯一の目撃者である両親は信用に値せず、彼らは私に与えた暴力のほぼ全てを、何年にも渡って否認してきた。だが仲間内のトラウマに関する記憶が正確なのだとしたら、個人的なトラウマを取り巻く記憶の信憑性も生まれる。シワだらけの脳みその正当性が立証される。私の正気そのものが。

サンノゼに私の事を信頼して満足に話してくれる人が居るかはわからない。私は15年間、断固として彼らと縁を切っていたのだ。

高校の同級生からの友達申請は全て無視した。大学のキャンパスですれ違っても見て見ぬふりをした。ダイレクトメッセージは消去した。クローゼットの一番奥にしまっているVHSテープが入った箱のように、サンノゼのみんなの事を触れたくないものの一部として扱った。だが今、私は彼らに助けを求めなければならない。

私はフェイスブック上で、トラウマに関する本の執筆中である旨を説明した、不特定多数向けかつ友好的な雰囲気のポストを作成した。自分が虐待の被害者である事を認め、他のサンノゼ出身者と匿名で経験談を語り合いたい。そして最後は元気にこう呼びかける。「ともにトラウマと虐待のサイクルを終わらせましょう！」そして、思いつく限り人当たりの良い古い知人たちに私のポストをシェアしてもらえないかとお願いするため「おーい、元気？」とバツの悪いメッセージを送る。みんなは快く引き受けてくれた。そして私は待った。1週間。2週間。誰一人返事はない。これを受け私は、高校の皆が私の事を魔術崇拝のイカれた売春婦として認識しており、何が何でも近寄らないようにしているからであって欲しいと神に祈った。誰も語るような過去を持っていない、という別の可能性よりは何千倍もマシだったからだ。そうなると私だけだったという事になってしまう。

結局、真相を探るためには犯行現場に戻るしかないという結論を出した。車とモーテルを一室借り、高校時代の教師たちに面会日時の調整をせがんだ。地元を離れて10年と半年、ついに私は始まりの地へと車を走らせ、ステレオのボリュームを上げたというわけだ。**少し時間はかかる。少女よ、今君は途中だ。全部、全部うまくいくよ。**

サンフランシスコとサンノゼの間の丘陵地帯を縫うように走り、サン・ブルーノやバーリンゲームやレッドウッド・シティを通り過ぎながら、州間高速280号の出口をひとつひとつカウントダウンしていく。父と二人で安いイヤリングやゴスサブカル漫画を買いにサンフランシスコのヘイト地区へ向かう時、車で何度もここを通った。当時、窓の外に目をやるとなだらかな丘や波打つような野原という退屈な光景が永遠と広がっており、強烈な眠気に襲われていた事を思い出した。

でもこの丘は私の記憶にある丘と違う。

今、窓の外にあるのは眠気を誘うものではない。魅力に**溢れて**いる。山頂が切り立っており岩肌の険しい小さな山々と、緑に覆われた峡谷。山々は青々しい草や群生した木々で覆われている。ふっくらと丸みのあるライブオークや銀白色のバンクスマツ、開けた車窓を抜けて香ってくるユーカリ。雑草すら華やかだ。黄色く背の高いカタバミが波打ちながら広がっている。緑は何マイルも青々とのどかに広がり、くぼんではうねり、どこをとっても曲線的で美しい。

こんなの全部トリックがあるに決まってる。

「前はこんなじゃなかった」と口に出して言ってみた。

シリコンバレーは私が最後に訪れて以降急速に豊かになっていった。恐らく新しい自然の名所を作るために全てのテクノロジー企業が出資したのだろう。だがこれだけの土砂をどうやって運んだのだろう？　峡谷を作るなんて可能なのか？　まあ現にそうなんだから、可能なのか。

気が抜けたように呆けながら、10分間、渓谷と牛を眺めた末、言わずもがなの衝撃的結論に至った。ここはずっと美しかった。私はそれに気付いていなかったんだ。私はサンノゼを不快な場所としか思っていなかった。なぜだか悲惨な人々が居る場所。訪れる価値はあるかと人に聞かれた時、私は鼻にしわを寄せながら、不毛の地、と答えた。ここの人はみな、実体も実在も欠いており、たった一度の純粋でかけがえ無い人生を費やして出来る事といえば、ショッピングモールを歩いて周回する事だけ。

でも、そうではなかったって事？

美しさがある。驚くほど美しい。ただの丘じゃない。私が車を走らせている付近にはモクレンやハニーサックルが咲き乱れ、揺れるヤシの木が影を落としている。柑橘類もたくさん見える。どの通りも大量に実ったオレンジ、グレープフルーツ、レモンに彩られている。

ウルフ〔州間高速道路280号沿いの出口のひとつ〕。バスコン〔同じく州間高速道路280号沿いの出口のひとつ〕。私はストーリー・ロード出口から出て、キング・エッグロール〔中華料理店〕の駐車場に車を駐め、ハンドルに顔を押しつけながら大きく息を漏らし咽び泣いた。まだ着いたばかりなのに、私が解離によってどれほどのものを奪われたのか、すでに明白になっていた。

　自分を落ち着けるためにタウンモールを散歩した。店先には消しゴムや漢方ハーブといった馴染みの**匂い**がする。カウンター上には発泡スチロールトレーに載ったバインクオン〔ベトナムの蒸し春巻〕やバインザーロン〔ベトナムのお菓子〕が積まれており、持てるだけ買いたいという衝動に駆られた。良いものに囲まれている。溢れ返っている。「心躍る谷」。私はその全てを失ったんだ。

　失っていた理由には二つの可能性がある。ひとつは、機能不全の家族という狭く暗い世界に閉じ込められていたせいで、あらゆる美しさを見過ごしていた可能性。自分自身と両親を生存させ続けるという責任に打ちのめされ、窓の外のハチドリやクローバーを観賞する暇などなかったのだ。

　二つ目は、私がそれを謳歌**した**という可能性だ。ここに住んでいた頃の私は、絶えず赤銅色に日焼けしていた。私は1年中友人たちと笑い合い、フォックステール〔エノコログサ属の植物の総称。≒ねこじゃらし。〕の先端をパイナップルウィード〔キク科の植物〕の柔らかい花頭にそっと投げるという、ちょっとしたダーツで遊んでいた。この辺りのだだっ広い歩道では太陽を正面に浴びながらスケボーをしていた。夏には〝オバちゃん〟とサクランボ狩りに行き、オバちゃんに両腕で身体を持ち上げてもらい、甘くて黒い果実を枝から口で直接食べた事もあった。この場所の栄養も温もりも全て平らげていたのにエデンの園としての記憶は拭い去られてしまった。ぼやけた年月を経て、私の子ども時代は、母が去った時にこの手で処分した家族写真と一緒にすっかり抹消されたのだ。

　私が捨てたのは悪い事だけではなかったのだ。

　良い事も全て捨ててしまった。

　これにはショックを受けた。私はレンタカーの車内に戻り、悲しみに打ちひしがれてしまう前にドアを閉めた。ハンドルは私の額の形にくぼんだ。涙が止まらなかった。失ったものが大き過ぎる。子ども時代の幸せが丸ごと。幸せな人生の土台となる部分。会計レジで知らない人と気軽に話せちゃうタイプの、すきっ歯を見せて笑う賢そうな女の子。それが失われた。意味がわからない。外では鳥がさえずっている。文句無しの暖かい陽気で、空の青は遠慮もなく広がっている。胃の中で疑念が大きく膨らみ始めた。山を丘にねじ曲げてしまえるほどのトラウマ脳が、消失できないものなんて他にあるか？メンタルを病んだ女は自分の体験すら信じちゃいけないのか？

私は一息つき、再び車のエンジンをかけてピエモント・ヒルズ高校へ向かった。数区画進んだところで信号を待っていると、ぶかぶかのフードで目元まで覆った中学生集団が巨大なリュックのせいで足を引きずりながら通りかかっているのを見た。1人残らずアジア人。まだ午後1時半だけど、今日は早く学校が終わったのか？そして、視界の隅に居たのは――カーター・ウー？私は目を凝らした。そんなわけない。今カーター・ウーなんて30代半ばに差し掛かってる。だが彼はそこに居た。彼は下唇を突き出して、お馴染みの不安そうな顔で横断歩道を渡っている。

私は今までフラッシュバックを起こした事も幽霊を見た事もない。だが言われてみれば、ここを訪れたのも久しぶりだ。フラッシュバックだとしたら意義深い。それを求めてここに来たんだ。

今やピエモント・ヒルズ高校前の広い駐車場は立派なソーラーパネルで覆われていた。腹が立つ。私はボロくて金の無い公立校に通っていたはずだ。そこがむしろ良かったのに。それを急激にこんな良い感じにしやがって、挑発のつもりか？

共用部分には人の気配がなく、みんな教室に居た。サンノゼという街自体がそうであるように、スプロール現象〔建造物や道路が周辺に無秩序に拡大していく現象〕さながら、校舎は時間をかけてゆっくりと広がっていき、新しい校舎や仮設教室が元の校舎に継ぎ足され、高校というよりかは老朽化した大学のキャンパスのようだった。

一番広い廊下には昔私たちが作ったような厚紙のポスターが貼ってあった。一方で新しい部活も創設されていた。木曜にタピオカティーで寄付金を集めているティークラブ。あとはミリタリークラブ。私は壁に大きく貼られた一連の写真に足を止めた。そこには生徒会の子たちが写っていた。学級委員長、書記、広報、会計。学校を支配するエリート層だ。私は数えた。グエン、チャン、エンリケスが総勢40人。白人は1人も居ない。全員黒髪で、黄金色の透き通るような肌、自信に満ちた素敵な笑顔。

　美術室の近くで自分の幽霊を見た。彼女はウィーザー〔アメリカのロックバンド〕みたいな眼鏡をかけ、上はインベーダー・ジム〔アメリカのテレビアニメ〕のTシャツ、下はカーゴパンツという出で立ちで、すれ違い様、にらみつけながら私に憎しみを注入してきた。私の頭に浮かんだのはこうだ。中庭でたむろしているジョック〔スクールカーストの最上位者〕の取り巻き、スケーター、人気者のベトナム人、FOB〔移民してきたばかりの人。フォブ〕、良いとこのボンボン、アニメオタク、チョラ、アジア人チョラ、は全員恐ろしく感じるので誰も友達が居ない。これは魔法などではない、わかる？　つまり、哲学者の中には過去、現在、未来が同時に存在すると考える人も居るぐらいで、過去に起きた全ての事は、人間の持つ低い知能の範疇を超越したひとつ外の次元で生じているという事。そして我々は、崖がすぐそこまで迫っている事をわかっていないレミング〔増え過ぎると集団自殺をするといわれる小動物〕のように、愚かしくもどうしようもなく不幸に向かって疾走している。

　科学棟は新しい事もあって、幽霊は居なかった。2Aと書かれたドアを覗くと、たくさんの生徒たちが教室に居た。ドリス先生が私を手招きし、「大丈夫。もう授業終わるから」と言った。

　私は中に入った。子どもたちは何事も無いかのような素振りだ。私が通っていた頃よりも、状況は極端になっていた。ひとりの金髪少年を除いて、全員がアジア人。もちろん、ドリス先生は白人だ。「ここはどう？」と、来るべき休暇のためにアマゾンで買ったカメラ用器材を開封しながら、彼は嬉しそうに言った。「今は天窓も棚もあるからね。あの最悪な仮設教室、覚えてる？　10年居てくれれば仮設教室じゃなくなったのに」

　ドリス先生はこの10数年で少し老けたが、**雰囲気**は変わらなかった。彼は高校時代間違いなくいじめられていただろうという風貌をしているが、何ひとつ気にせずここまで来たかのようなたくましさを感じさせた。彼は面白く、奥さんもすごくセクシーな人だし、彼の腕にはアミノ酸20種全てのタトゥーが入っているので、生徒全員から完全に尊敬されていた。AP〔大学レベルの上級科目〕生物の最初の授業の時、彼は私たちにこう言った。「私は汚い言葉を使う。君らも使って構わない。全然構わない。科学の勉強の邪魔になるわけじゃない。もし君たちが親に『ねえ、先生が汚い言葉を使うんだけど』なんて言ったって誰も取り合ってくれませんから。もちろん私もそんなに気にしません。君たちも気にしないでいい」それですぐに私は彼を信頼した。

チャイムが鳴り、生徒たちが出払うと、私は金属製の作業用スツールの上で緊張しながら向き直った。

「あの、まず私の事って覚えてますか?」と聞いた。

「うん、もちろん」

「覚えてなくても当然なんです。私は物理に転向する前の3週間くらいしか授業を受けてなかったので。でも本当に覚えてくださってるんだとしたら……私はどういう印象でしたか?」

彼は頭を片側に傾け、「明るかった」と言った。「しっかりしてる印象があったよ。そのぐらいかな」

「そうですか」私はひと息ついた。「噂は聞いていたかもしれませんが、私は一人で暮らしていました。子どもの頃、両親がそばに居なかったんです。私がこの学校に入った年の夏に母が出て行って、高校2年の時には父もほとんど似たような状態でした。私の家でどんちゃん騒ぎをしていたのは他の子から聞いているかもしれませんが」

「いや、知らなかった。それは大変だったろうに。そんな酷い両親が居たなんて」と彼は言った。そこまで冷酷に、正しく、この事を捉えられる度胸がある人はそう居ないので私は感心してしまった。「いや、本当にわからなかったな。当時その感じをよく出さないで居られたね」

「当時は他の子たち、特に、似たような境遇の親友数人にはこの事を話していたと思います。ここに通ってた時は、それが普通の事なんだ、みたいに思い込んでいました。先生が知る限り、この学校で虐待を受けている子は居ましたか?」

この質問に答えるのには少し間を置くだろうと私は思ったが、ドリス先生は私の左側の空間を見つめながら、すぐさま返答した。「女の子が一人。父親から酷い目に遭っているのを知ってCPS(児童相談所)に報告したよ。彼女はベトナム人の小柄な女の子で、お父さんも彼女よりは多少大きいぐらいだった。その小男が小さな娘を殴ってたんだな。それから彼女は養護施設に入って、そこでドラッグ中毒の女子集団に物を盗まれたり、いじめられたりしてたらしいけど」彼は抑揚なく言った。「とにかくそれで丸く収まった」

彼は椅子にもたれかかると、視界に私を捉えた。「だが問題はそこじゃない。いいかい。ＡＰの生徒は毎年同じ顔ぶれだ。私のＡＰ生物なんて3クラス中白人はひとりだけ。しかもただの白人じゃ無い！　彼はフィンランド出身なんだよ！　インド人と中東人は2人ずつかな。当たり年は3人居た事もある。それから、16年間ＡＰ生物を教えてきて、黒人はたった3、4人。じゃあアジア人はどうか？　数えきれない。彼らの数は限りなく無限に近づいてる。うわべだけ見れば、彼らは完璧な人生を送ってるだろうな。貧しい子が持っていない物は全て持ってる。１０００ドルのｉＰｈｏｎｅを持ってそこに座る。ＭａｃＢｏｏｋも使う。だが生徒たちは過度にストレスを感じているよ。テニスクラブで、『ウチはバークレーとハーバードに受かりましたから！』って母親に言わせてやるために、毎学期4つもＡＰの授業を取らなきゃいけない事に参ってしまってるんだ。生徒たちはよく徹夜を強いられてるよ」

「なぜそこまでして？」と私は聞いた。

「タイガー・マザー〔中国系の教育ママ〕が居るからだよ！」と彼は自信満々に答えた。「年上を喜ばせなきゃいけない文化において、年長者の期待に応えられないというストレスはすごいんだよ」

私はノートに目を落としながら、平然とした表情を保とうと猛烈な勢いでメモを取っていた。その理論は、パンダエクスプレス〔カリフォルニア発のアメリカンチャイニーズレストラン〕みたいに中途半端にエキゾチックで、芯を食っていないという感じがした。

私は子どもの頃、人種についてあまり考えた事が無かった。だが何年も経って、白人の教師たちに対する有色人種の生徒たちの比率が普通じゃないということに気付いた。

１９６０年代、ピエモント・ヒルズのアジア人といえば花や、柑橘系の果物や、サクランボを育てる日本人農家の子どもたちだけだった。70年代初頭になり、初めて大量のベトナム人難民が押し寄せた。彼らは、経済力があり権威のある医師や政治家といったエリートで構成されており、避難のつもりでやって来たのだ。立派な教育を受けており、教養のある両親を持つ彼らのようなベトナム人新入生を当初ピエモント・ヒルズ高校は歓迎した。彼らはテストで驚異的な点数を取り、教育水準を向上させた。80年代に入るとボート・ピープルと呼ばれる難民たちがやって来る。彼らはマレーシアやフィリピンの収容所に居た、着の身着のまま逃げて来たような貧しく深刻な難民だ。１９７５年から１９９７年にかけて、[4]約88万人のベトナム人難民がアメリカに移住を余儀なくされ、その大半がカリフォルニアのキャンプ・ペンドルトンに住んだ。今や18万人以上のベトナム人がサンノゼに住んでおり、ベトナム国外としてはサンノゼがベトナム人人口最大の街となっている。

90年代には、中国や南アジアから、H-1B就労ビザ〔特殊技術や知識を持つ外国人を対象とした専門職ビザ〕を所持した移住者がエンジニアとしての職に就くために全盛期のシリコンバレーへ大量に押し寄せた。１９９８年までには当該地域の科学者とエンジニアの３分の１が他所から来た人々となった。同時期にアメリカでは教師と看護師が不足しており、若年者と高齢者双方に尽力するため大勢のフィリピン人が移住して来た。

こうした背景があり、私の学校は半分以上がアジア人になったのだ。約30パーセントはラテンアメリカ系の生徒で、少数の黒人や白人の生徒がその後に続く。しかし教師はほとんどが白人だ。小学5年生でピルグリム・ファーザーズを習った時、入植地時代の体験としてアメリカ入植者の格好をして羽根とインクで字を書いた事がある。後々思った事だが、ヨーロッパ人植民者としてレースの頭飾りやベストを身に纏ったアジア人とラテンアメリカ人で賑わう教室を、にこやかに眺めて、おかしいとも思わなかった教師たちは、普通じゃない気がする。強制同化についての授業は他にも方法はあったはずだ。インディアン寄宿学校の「うちなるインディアンを殺し、その人間を救う」という文言とか、辮髪の切断を強制されたサンフランシスコの中国人男性の話とか。だがそのどれでもなく、我々はクロスステッチ刺繍を教わったのだ。

確かに、人種格差のせいでドリス先生のような白人教師には私たちの苦境が見えづらいのかもしれない。移民は風景に溶け込むのが上手いのだ。一方で、私にとってドリス先生は、先生に助けを求めるような少女ならドリス先生のところに行く、ぐらいの人物だ。人種や境遇に無頓着で、お前がどんな奴だろうと知ったこっちゃないという風な人物として、私の目には映っていた。理解してくれて、考えの相違を乗り越え、ドアを打ち破り救ってくれる人。それなのに、16年以上教えてきてそういった悩みを打ち明けたのがたったひとりというのは……おかしい。**普通じゃない**とすら思う。

だがもちろんそのおかしさなど、私の知る学校での話に限った話だ。つまりは、移民の世代間トラウマの温床である学校だ。仮に彼の見解が正しくて、親たちが名誉を維持したいだけのヘリコプターペアレントたる心配を、すなわちマイノリティのお手本みたいな心配を、ただ押し付けがましく抱いているような進学校の中で彼が教鞭を取っているのだとすれば、そうおかしい話ではない。

「ここは同じ学区の他の学校とは違う」とドリス先生は言う。「他所の生徒は不良でホームレスなんだよ。どのクラスにも家で性的虐待を受けてる女の子が居る。そういう所で教えるって事がどんな事なのか想像も出来ないな。ここの子たちとは全く違うんだよ」

他の教師にも何人か話を聞いてみたが、みんなドリス先生と同じ意見だった。彼らは壁に貼ってある、放射線科医や小児科医になった生徒の写真を見せてくれた。そう、そういえばマサチューセッツ工科大学に進学したものの就職できず、夜中にピエモント・ヒルズ高校へ舞い戻り、重りを身体に付けたままプールの蓋の下へ潜り込んだ天才男子生徒が居たらしい。翌日の早朝に1年生の水泳チームが彼の遺体を発見したとの事。またある先生が言うには、自殺願望を持つ生徒を受け持っていたらしい。その女生徒は死にたい理由として「どうしても輝きのあるレポートが書けないから」と言っていたそうだ。先生はそのセリフを反芻した。「**輝き**のあるレポートが書けない！」彼はこのせいで夜も眠れなかったらしい。妻にも相談したが眠れなかったそうだ。これは教師の範疇を超えている気がする。そんなもの、彼には対処のしようが無くないか？　でもまあ、私がその子のことをどうこう言える立場じゃないか。私もその子も変態だ。

個人的にリスペクトしていたアジア人教師だった先生

と最後に話し、こう注意された。「**Abusive**（虐待の）という言葉を使う時は気を付けなさい。『Abusive』はとても誤解されやすいから。あなたが誰かに大声をあげたら、そのうるささはAbusive（暴力的）でしょ？　私だったらその言葉は使わない」

先生方との会話の節々で、私は質問の流れを反省した。先生たちはみな、子どもたちを精一杯育てたいという一心で教師になったのだ。彼らは心温まる新たなサクセスストーリーを期待して、忙しいにも関わらず私を迎え入れてくれたのだ。しかし、やって来た辛辣な亡霊から、非難を浴びせられ、生徒たちの痛みに本当に気付けているのかを疑問に思われ、自分たちが生涯をかけている使命の妥当性について尋問をされてしまった。そうなると最終的にはみな「でもあなた、今は大丈夫なんでしょう？」と聞いてくる。なので私は自信に満ちた笑みを浮かべながら自らの実績を並べ立てた。称賛されるたび、私は彼らの眉間のシワが徐々に安堵感でほぐれていくのがわかった。

だがその夜、私は達成感を何ひとつ感じなかった。安いモーテルの一室で目を開けたまま横になり、自らの脆弱な記憶力に腹を立てた。もし仲間たちのトラウマを記憶違いしているのなら、私は自分自身に対しても記憶違いをしているのかもしれない。

チャプター25

翌朝、私は子どもの頃に住んでいた家へ車で向かった。家に面した通りはかなり広く、それにしても広すぎるだろうと思った。自分で駐車してみて初めて、道路に車が1台も止まっていないせいだとわかった。どの車も広々としたガレージに問題なく納まっている。人通りもない。住居の建築様式は様々で、こぎれいではあるものの個性的な庭が並んでおり、郊外にしては独特な雰囲気だ。それでも通りのひとけの無さは、道路に薄気味悪い空気を充満させている。

この家の細部は、はっきりどこがというわけではないが、あらゆる所から心底親しみを感じられる。家へ続く階段が何から作られているのかはわからないが、灰色がかった白の石段を指でなぞると、プレイモービルのフィギュアたちをその上で動かしたり芝に集結させたりした記憶が蘇る。

私はドアベルを鳴らした。年配の小柄なベトナム人女性が玄関まで来てドアを開け、不審そうな目で私を見た。

「こんにちは」と私は言った。「あの、変な話だとは思うんですが、この家は私が育った家なんです。もしよろしければお家の中を見せてもらってもよろしいですか？」

返答出来るほど英語が堪能には見えなかったが、理解は出来たようで、彼女の顔には生き生きとした笑顔が広がった。彼女はドアを開け放ち、両手を広げて招き入れてくれた。最初に私の目に留まったのは暗い色をしたマホガニーの階段と床だった。「カーペットを剥がしたんですね」「ええっ」と私は言った。どうやらその発言で私を前の住人だと確信したらしく、家の中をうろつく私を残して、どでかいプラスチックざるに入った野菜の茎をキッチンで取っている別の老婦人の所へよたよた戻っていくという無防備極まりない行動を取っていた。

私はこの家の間取りを忘れられるはずもなく熟知しているが、実際に入ってみるとまた違ったものがある。この家は私の今居る場所からどの方向に対しても馬鹿げているほど広く、3人で住むにはあまりにも大き過ぎる。私は何年も、恐ろしく狭い都会のアパートに閉じ込められていた事もあり、部屋から部屋へ移動するたびその恥ずかしくなるような家の面積に顔を赤らめていった。他人の物がいっぱいあったり、新しいカーテンや白くペンキで塗られた所など、もちろん見た感じは違って見える。仕事部屋は寝室になっており、私の寝室が仕事部屋になっている。だが構造は一緒だ。ドアの取っ手も同じ。

私がこの場所に来たのは、蓋をした数々の凄惨な記憶を石段や部屋や階段の手すりによって引っ張り出させ、自身にショックを与えるためだった。確かに記憶は蘇るが、どれも驚きはない。それはどれも私がポケットの中で長い間いじり続けてきた、昔馴染みのなめらかな石だった。そう、ここは私と母が父に殺されそうになったあの夜、そっと母に抱き抱えられた場所だ。そう、これが母に投げ落とされた階段で、ここが父の事を叩いたペンギン横の階段で、ここがそのせいできつくぶたれた父の部屋。それぞれの部屋に1時間かけて色んなアングルから集中出来れば、恐らく私にも変化があっただろう。だが老婦人がキッチンで待っているし、彼女の優しさにつけ込んで異様に長居し、トラウマが降りてくるまで自ら待ったりなどしたくない。代わりに私はそれぞれの部屋の中で少しの間だけ立ち、思い出した事を逐一メモした。

それから私は裏庭に出た。そこには、プールの濾過機から出る心地良い音、プールの一部を温水用に囲っている灰色のセメントブロック、私たちがトウガラシを育てていたプランター付きのテラス、レモンの木があった。ある感覚が全身を襲ったが、それが何なのか認識するのに1分もかからなかった。ある種の驚きを感じつつ、私はその馴染みのなさ無い感覚に愕然とした。それは郷愁。そして喜び。

このプールは4歳の時に溺れかけた場所として私の記憶にある。そして、二度と命を危険に晒さないために、母に何往復もさせられた場所。どれだけ手を振り回そうが足をばたつかせようが、上手くはいかなかった。「足を伸ばして。**伸ばせ**って言ってんの！ 何でそんな事も出来ないの？　手でちゃんと掻いて。背筋伸ばして。背筋は良いけど、足が曲がってる！」

でも私は今ここに居て、記憶は遠ざかっている。あのストレスフルな感覚は消え去った。太陽は輝き続け、塩素の科学的な匂いは爽やかで、レモンの木も香り高く愛おしい。楽しかった思い出を具体的に思い出す事は出来ない。プールスティックが家にあったのと、潜って25セント硬貨を取った事、両親が料理をグリルからキッチンの窓へ受け渡していた事は記憶しているが、どの記憶も鮮明さや躍動感を欠いている。ただひとつの感覚があるだけ。私はここに居る時楽しかったのだ。その認識は、どんな虐待の記憶よりも悲しかった。

私が感謝を告げその場を後にする際、優しい老婦人は事務的に会釈をした。出来る限り長居しないつもりだったのに、大分時間を使ってしまった。その後私はちょうど道路を隔てて向かいにある公園へ行った。その公園は広さ40エーカー〔約１６１キロ平方メートル〕で、一面芝の曲がりくねった散歩道やテニスコートや遊具がある。セメントには葉っぱの模様が掘られている。フラフープを何本も使ってＴｉｋＴｏｋダンスを撮っている女の子。

私の教師が描き出す世界において、このコミュニティは、親たちからの数学偏重や未成年飲酒を制限するような過保護に苦しめられている。その世界において、このコミュニティは移民が成功や名誉、幸福を得るためのモデルだ。この場所は、移民の持つトラウマが消え去る奇跡的な場所だ。この場所では、良い学歴やホワイトカラー職、2階建てプール付きの綺麗な家が、死や戦争やレイプを滅する場所だ。そして私はそれを、**そう悪いものでもない**と思っている。

結局先生たちは正しいんだろうと私は思う。この国には、黒人、先住民族、不法移民、貧しい人々など、無数のコミュニティが存在し、彼らはトラウマで文字通り歪み、飢えや依存症、暴力に苦しめられている。それに比べれば、私はモグラ塚を山だと思い込んでいたのかもしれない。私たちは恵まれていたんだ。ただそれでも、満足出来るほど十分なものだったんだろうか？

レンタカーに乗って帰る途中、私の家から道路を挟んだ向かいの家が目に入った。名前ははっきりと思い出せるが、ここでは彼らをフレッドとバーバラと呼ぶ事にする。特段印象深い記憶というわけでもないが、私たちの見かけだけ立派な家に衝撃を与えた出来事としては唯一なのではないかと、ふと思った。その時ばかりは、綺麗な外観も、中身を留めておく事が出来なくなったのだ。

何がきっかけで修羅場になったのか覚えていないが、母に髪を掴まれオレンジ色の毛羽立ったカーペット上で引きずられたのは覚えている。

「本当にむかつく。泣くのをやめろ」と母は髪から手を離して言った。私は強気を心がけた。途方に暮れたような表情をするのではなく、きつく顔をしかめた。

「何だ、**私にお前が**怒るつもりか?」

「違う。悲しんでる顔にならないように我慢してるだけ」と私は主張したが、彼女はすでに怒号を飛ばしていたので耳に入っていなかった。「**よくもそんな顔でこっちを見れるな**」

その時、ドンドンという音がした。玄関チャイムが一度、そして二度鳴った。私たちは2人とも呆然と固まった。その静寂は私たちの叫び声よりもうるさかった。私たちはお互いを見る事が出来なかった。2人ともただ玄関を、まるでそこにドアがある事が信じられないかのように見つめた。私たちがこういうやりとりをしている時は、いつもドアなど無いものと思っていた。外の世界など存在しない。世界は家の中だけだ、と。私は母の全てだった。そして母は私が認識できる全てだった。だが今その幻想は打ち破られ、次に何が起こるのか、私たちは把握出来なかった。母はゆっくりと身体をほぐし、忍び足でドアへ向かった。そして覗き穴を見た。「居るんでしょ!」と怒鳴り声がした。「開けないと警察を呼ぶよ!」

母はドアを開け、私はその背後で震えながら立っていた。そこには隣人のバーバラが、白髪をお団子にまとめて立っていた。彼女と彼女の夫フレッドは、子どもの居ない定年退職した夫婦だ。フレッドは時々、育てているバラや所有している車について私の父と話すような仲で、一度みんなで食事に行った事もある。だが今日のバーバラは全くの別人のように見えた。

「その子に何かしてる音が聞こえたんだけど」とバーバラは言った。「向かいの家で、毎日のようにその子が絶叫してるのを聞かされて……そんなの……もう耐えられない。だから来ました」バーバラは背筋を伸ばして通告を言い渡す。「子どもを虐待する家がある、と警察に通報します」

その瞬間、衝撃的な静寂が訪れたが、一瞬でしか無かった。「盗み聞きしてたって事？」と母は即座に言い返し、バーバラからの辛辣な発言を巧みにねじ曲げて反射した。「うちの玄関までコソコソ来て盗み聞きするなんてどうかしてるんじゃないの？　電話すればいいじゃない！　通報すればいい。不法侵入されたって言うから。我々にはプライバシーの権利がありますから」

「盗み聞きなんてする必要ない」とバーバラは嘲笑うように言った。「リビングに居ても絶叫が聞こえてくるんだから。でも確かに近くまで来た時、その子の命乞いを盗み聞きしちゃったかもね。泣きながら言ってるのが聞こえたから。『お願い』って。何で**お願い**しなきゃいけないんだろうね。**子ども**が。何でそんな事させるの？」バーバラは悲しさと優しさの混じった表情で私を見て、加えて激怒で顎を尖らせていた。私を擁護してるつもりらしい。これは良くない。

私は母を押しのけてバーバラと相対した。「どうか、やめてください」と私は言った。「心配して、わざわざここに来て助けようとしてくれたのはありがとうございます。でも私は警察に連れて行かれたくないです。ここに居たいし、私はママの事もパパの事も大好きです。たまにママに叱られるのは本当なんですけど、それは助けてくれてるだけです。それで良くなってるんです。私は悪い子どもになっちゃうかもしれなくて、あなたはそれを知らないだけです」

バーバラの目は哀れみで溢れていた。「こんなことになるのはダメなの、お嬢ちゃん。悪いけど私がどうにかしなきゃいけないの」

私はパニックを起こした。どうすべきかはわかっている。「お願い、バーバラさん。お願いします」と私は言う。母は後退りした。私が畳み掛ける事をわかっていたのだ。

私は泣き出す。初めは穏やかに、そして徐々に、しゃっくりが出るほど激しく。私は両親なしでは生きていけない。私は実際本当に恐怖しているのに、ドラマ上重要な場面が来た時の恐怖表現が上手かった。バーバラは正しい。私は年中命乞いをしている。だからこれは得意なのだ。

私は床に手をつき、バーバラの方へ這って行った。両手を固く結んで懇願し、靴の上からバーバラの足首にすがった。

「わかった、わかったから。お願いだから立って」とバーバラは優しく言った。彼女の顔は苦しそうだった。彼女は床の上の私を見て、それから母を見て、もう一度私を見た。彼女は自分の手に負える事ではないと判断した。

「まだ警察を呼ぶつもりですか?」

彼女は口籠る。

「もうこの子には何もしないで」とバーバラは母に言った。「じゃなきゃ呼ぶ。今回はやめとくけど、自分がやった事が自分でわかってる? **おかしい**よ」私はまだ肩を震わせながら床に伏せていたので、バーバラの顔を見る事が出来なかった。しかしその声は穏やかかつ熱意がこもっていた。彼女は心から訴えている。気の毒なバーバラ。「あなたはこの子を傷つけてるんだよ。この子の人生にも傷をつけてる」

母は何も言わなかった。私が鼻をすする音だけが響いた。ついに立ち去ってしまうまで、バーバラは長いためらいを見せていた。彼女のサンダルが繁茂したジャスミンとブーゲンビリアを抜けて撤退していく様を私は見つめ、母はドアを閉めた。

母は30秒ほど、バーバラが十分に遠く離れるのを待ってから、小声で彼女を罵った。「おせっかいな女。関係ない事に口出してきて。人にとやかく言う権利があいつにあんの?」

その晩、父が帰ってくると、母は都合の良い形でその話をした。あなたの叱っている声がうるさい、とバーバラが文句を言いに来たのだと話していた。

「信じられる? 私たちが旅行中にうちの防犯アラームがなった時は、鳴り始めて半日経ってやっと人を呼んだバーバラが! こいつを怒鳴ってるのが聞こえるって言い出すなんて」母は目を細めて私を見た。「近所に聞こえるような大声で怒鳴らせる困った子だよ、本当に。あんたのせいだよ」

父は頭を横に振って、一口分の米を無造作に口に運んだ。「何でお前はそうなんだよ?」と私に言った。「お母さんに迷惑かけずに居られないのか?」

「ごめんなさい」と私は言う。「そうならないように頑張る」

・・・

　複雑性PTSDという用語を作った女性、ジュディス・ハーマンはこう書いている。「被虐待児は、（中略）希望や価値を存続させる方法を見つけ出さなければならない。なぜなら、子どもにとって耐えられないほどの絶望があるからだ。両親を信頼し続けるために、自分の両親は何かとてつもなく間違っているんじゃないか、という至極当然の判断を捨てなければならない。両親に対するあらゆる非難や責任が免除される結果に終わる解釈なら、どんな手を使ってでも構築する。（中略）虐待は、自覚的な意識からも記憶からも隔絶されており、（中略）軽視され、正当化され、言い訳される事で、何が起ころうと虐待という判断までは行きつかない」[1]

　自分の身に起きている事にも関わらず、それも、最悪な事が起きていると**わかっている**にも関わらず、まるで赤の他人に起きた事のように、自分の体験に一定のジャーナリズム的懐疑心を向けてしまう。そして無数の言い訳をしてしまう。EMDRは効かないとか、教師たちは正しいのかもしれないとか、虐待があったからある程度の名声を得られた、とか。だがこうした経験が、自分に偽りのコントロール感を与えた。自分が誤っているなら、それは変えられる。どうにかできる。

　そうした疑念の裂け目からデータを読み解き、新たにひとりの女が地表へと這い出したのだ。アジア人は総じてアメリカン・ドリームを手にして落ち着くなんてくだらない話、クソ食らえだ。事実と辻褄が合ってない。過激な暴力をくぐり抜けた移民と難民のコミュニティが現に存在する。その上で精神疾患などないと信じ、トラウマについて語らず、感情や過ちを鑑みず、誰もが至って健康だと？　この最大の怒りは、エッセイに**輝き**を持たせたいからだとでも？　冗談じゃない。

　自分の幸せな家の馬鹿げた外観にはもはや一瞥もくれず、その代わり、私は車のキーを回してスターバックスへ向かう。私にとって最後の、妥当な希望である人物と話すために。

チャプター26

早く到着してしまったので、ペットボトルの炭酸水を買って爪のあま皮をちぎっていた。スティーブとは高校以来会っていないし、最後に会話したのなんて覚えている限り中学生の時だ。修学旅行のバスに乗る時、パパ・ローチとステインドからなる彼お手製のミックスCDをもらった。孤独で、誰もわかってくれないということを歌った曲で構成されていた。

彼が入り口から顔を見せると私は安堵と同時に緊張し、それからぎこちない握手を交わした。私は巨大なコーヒーを彼におごった。彼は記憶よりもずっと背が高く、肥えていた。彼のふるまいは決して友好的ではなかったが、とてもクールだった。大袈裟に笑うことはなく、動作は慎重かつ抑制されたもので、片手はコーヒーを持ち、もう一方の手は膝に置かれていた。

「すごい久しぶりじゃない?」と私はわざとらしく言った。私たちは簡単な近況報告を交わした。彼は今もこの地に住み、彼女も居て、技術系の良い職に就いており、高校時代の仲間たちとはいまだに連絡を取り合っているらしい。彼が名前を列挙する際、編集室に籠る堅物だった私のことを「ナチのアマ」と呼んだ子の名が挙がったが、私は努めて平静を装った。

「それで、中高生時代の話をしたくて」と私は切り出した。「悪名高い負け組だったこともあって私にとっては本当にしんどい時期だったんだけど、スティーブがどういう経験をしてたのか聞きたくて」

「それはおかしいな。悪名高いなんて印象ないけど。君はなんというか……普通にかなり好かれてた気がするんだけど。僕の方は間違いなく負け組だったよ。でもそれは自分のせいでもあるんだけどね。他の人と上手にコミュニケーションを取る方法が全然わかってなかったから」

「ええ？　本当に？　なんで私が好かれてたと思うの？」と私が聞くと、彼はしばらく躊躇った後、珍妙な様子で私に流し目を送った。

「君が知ってたかはわからないけど、いや知ってただろうな、君のことかなり好きだったんだよ」

「いええええ！　マジで知らなかった！」私は衝撃と戸惑いを過度な馬鹿笑いで誤魔化した。トラウマを語るという行為に内在する特質のおかげで私は久しぶりに得をした気分になり、我々は10代前半におけるホルモンの煩わしさから1歩前進することに成功した。

私が体験してきた虐待やネグレクトを、練習した30秒バージョンでスティーブに話した。彼は哀悼の意を表し、そんな目に遭っているとは知らなかったと言った。それから私は前日の事、つまり、ピエモント・ヒルズ高校の教師たちによる、私や誰かしらが虐待を受けているなんて思いもしなかったという発言や、生徒たちの心配ごとはもっぱらA評価を取らなければならないことへのストレスだという旨の発言についてスティーブに話した。

「それで聞きたいんだけど、**実際どうだった？**　他にも殴られていた子が大勢居たって断言することもできたんだけど、とりあえずあなたの認識を聞きたくて。私が間違ってるんだとしたらそれは先に謝らせて」

スティーブは苦笑して「教師たちが知ってるわけないよ！」と怪訝そうに言った。「自分たちに起きてることなんて誰も先生に言わないんだから！」それを聞いて、私は姿勢を正した。

「たしかに俺らは全員やられてたよ」と彼は吐き捨てた。「まあ、全員ではないか。ただ、やられてた奴なら**数え切れないほど**知ってる。そりゃそうだ。そもそもなんでA評価を取らなきゃいけないことが俺たちにとってストレスなのかって話だよ」

「**だよね？**」と私は声を荒げた。「よかった！　やっぱそうだよね！　本当ありがとう！」

「フェイスブック上で見ると幸せそうにしてて、両親と良い関係を築けてる感じの人でも……みんな殴られてたよ。もちろん、程度の差はあるだろうけど。俺は拳と毛ばたきで叩かれてた。他のみんなはスリッパとか、箸とか、小さめの何かだったな」

近所にはそれなりに裕福な子どもも居たがみんなが楽な暮らしをしていたわけではなかった、とスティーブは主張した。私たちにはそれぞれ、友人のトレーラーパーク〔移動式の住居が何軒も並ぶ広場〕各所の友人宅で『トニー・ホーク　プロスケーター〔ビデオゲーム〕』を遊んだ記憶がある。彼自身は、両親がレストランで長時間勤務していたこともあり、鍵っ子だった。

　スティーブは生々しい詳細には触れないまでも、成績、特に数学の成績が原因で両親から何度も殴られていたのだと語った。中2の時、同じ数学の先生からBプラスの成績を与えられたあと、私たちは両者ともに親から殴られた。首尾よく行かなければ家で懲罰が待っているというプレッシャーから常に不安を抱えていた、と彼は言う。13歳になったある日、彼が抵抗を試みたところ、それ以降殴られなくなったそうだ。両親を脅かすほど体格が良くなったからだ。そして私と同様、腹いせに彼は単位を落としていった。彼曰く、いまだに両親との関係が険悪になることもあり、母親に小言を言われた際はすっかりかっとなって怒鳴り散らしてしまうらしい。

「中国の子だけじゃない。ベトナム、台湾、韓国……」

彼は何人か名前を挙げた。私はその何人もの名前に驚かされた。一人は**私が**恋心を抱いていた子で、人気があって素敵でおしゃれで落ち着いた感じの少年だ。今思うとシャイだったのかもしれない。とてもつらいことを抑え込んでいたせいで内向的になっていたのかもしれない。

「ありがとう」と私は繰り返しスティーブに言った。「ありがとう、ありがとう。私はおかしくなかった。本当にありがとう」人生においても、友人関係においても、あらゆることにおいて彼と私がかけ離れていることは承知だ。彼の友達の中には私の嫌いな奴も居る。コーヒーショップでのこの交流は、正直さともっともらしい糾弾だけが許された打ち解け合うことのない泡沫のようで、威厳を欠いている気がした。だがそのおかげで彼を親密なものに感じられたのだ。

　そして時間によって虐待の影響がたちまち消え去ることなどないという意識がスティーブにはあった。「だからずっとハードに働いてるんだと思う。承認されたいがために他の人の仕事を請け負ったり、必要以上に働いたりしてるんだよ。上司によくやったって言ってもらえないと、この不安感だったり、どれだけ頑張っても届かないというこの不満感を抱え続けることになるから」

　私たちは職場での、不安感や劣等感を感じた話や、小さい頃両親に植え付けられたものの影響について交わした。私は彼の言うこと全てに激しく頷き続けた。

そして私は言った。「いまだに両親とうまくやれているのはすごいね。私はまだ全然恨んでるよ」

スティーブはまた流し目になり、ここは正直さを抑えるべきだ、というような表情をした。「母とはピリピリする瞬間もあるけど、今はすごく良好だよ。**出て行ったりは**……しなかったから」

「ああ、そうね、たしかに」

「うん、そう……君の境遇は学校の他の奴らと比べて悪い方かもしれない」

私は思わず口を挟みそうになったが、とっさに思いとどまった。いや、その通りだ。私たちはもう中学生じゃない。「一番マシな奴は誰？」ゲームや「一番最悪な奴は誰？」ゲームのようなくだらない激論を交わしている場合じゃない。「虐たげられオリンピック」の大人バージョンをやりたがっているわけでもない。苦痛は比べるものじゃない。私たちはみんな一様に傷ついた。良くなった奴も居れば、悪くなった奴も居る。回復した奴も居れば、そうじゃない奴も。

スティーブと私は互いに別れの挨拶を丁寧に交わした。私たちは、この驚くほど嘘偽りのない会合を順守するという意味で、再会の約束なんてものは交わさなかった。ただ「ありがとう」とだけ無愛想に感謝を述べ、片腕だけでぎこちなくハグをした。それでも車まで歩いて行く間、彼を1分間でも抱きしめたいと思うほどに感謝と安堵が溢れ出した。

丘に関しては不確かだったかもしれない。多くのことに関して不確かだったかもしれない。でもこれに関しては合っていたんだ。私は正しかった。

私は思っていたほどは狂っていない。

数週間後にイヴォンヌ・ガンターから連絡があった。彼女はピエモント・ヒルズ高校のソーシャルワーカー兼セラピストだが、私が在学していた時にはなかった肩書きだ。彼女とは訪問中に会うことができず、対話の機会も何度も何度も先延ばしになっていた。

「ごめんなさいね」と彼女は受話器越しに息を切らして言った。彼女は昼休憩中で、彼女にとってその日唯一の自由時間だった。「希死念慮のある子の保護をしなくちゃいけなくて、金曜はお話できなくて。今は230件のケースがあって、そのほとんどは不安症なんだけど、他にもコカイン中毒とか妊娠とか近親姦とかうつ病、精神病圏の子が10人いて、あとは自傷行為があったり、ホームレスの子がいたりで」

「わあ、それは、大変だ！」と私は言った。「それはとても……大変ですね。他の先生たちは、生徒たちの悩みの種をもっぱら成績に関するストレスだと思ってるみたいでしたよ」

イヴォンヌは豪快に大笑いした。「ギャングに関係してる子でいうと、他校よりは間違いなく少ないけど、家族のせいでギャング組織に加担させられてる子は何人かいるかな。でもまあ、先生方は実情に関して無知なんでしょうね」

生徒たちの多くが性的暴行に耐えているのだと、彼女は言う。ある生徒は父親から毎晩レイプされているそうだ。イヴォンヌはその父親をCPSに報告せざるを得なかった。彼が逮捕された翌日、彼女の母は、他に収入源がなく、彼だけで生計を立てていたのにどうやってこの先暮らしていけばいいのか、と喚きながらイヴォンヌの職場に押し入った。イヴォンヌはどうすることもできず、やっとの思いで「すいません……わかりません……」と言葉を絞り出し、やがて涙が溢れ出し、お互いすすり泣きながら手を取り合って座っていたそうだ。

だがもちろん、イヴォンヌにとってはこうだ。「身体的虐待を経験してる子なんて数え切れないほどいる」彼女の下へやってくるような子であれば家庭内での身体的虐待などありふれていて、彼女にとって当たり前になってしまっているのだ。彼女の対応する子がそういった方向に舵を切り始めるとなれば、彼女は何度も何度も「このまま話を進めても大丈夫？　このまま話を進めていったら、嫌でもそれをCPSに報告しなきゃいけなくなるけど」と確認しなければならない。そして何度確認を取ろうが、どのみち子どもたちは話し続ける。

「みんなはただ助けて欲しいだけだから」と彼女は言う。だがおそらく子どもたちにとって、CPSなど無力だと思い込んでいるのだ。彼女は何百もの事案を当局に提出したが、ほとんど何も実行には移されなかった。なぜならソーシャルワーカーが身なりの良いアジア人夫婦のいる清潔で手入れの行き届いた家に招かれたところで、子どもたちは何も話さないからだ。これには私も大笑い。私もイヴォンヌもうんざりといった感じだ。「そりゃそんな状況で話すわけない」と私は言った。

「親が同伴してるんだよ？　あり得ない！」とイヴォンヌは言い放つ。

もう15年になる。もちろん新たな移民は今もサンノゼに流入してきている。だが一方で私の代の、卒業生たちの一部もまた、ピエモント・ヒルズに**自分の**子どもを送り込んでいる。我々は親の愚行をアメリカの第3世代へと受け継がせているということか？　なんてことだ。私たちは世代伝搬している？　私の世代は被害者から加害者に？

私は次にこう疑問を投げかけてみた。「子どもたちのトラウマが見落とされる原因は、彼らがアジア系アメリカ人であるという点にあると思いますか？」この質問の本質はこうだ。私たちがマイノリティの模範としてステレオタイプ的に間違った描かれ方をされたことに、見落とされてしまう原因があるのか？　AP授業を受ける生徒たちだから。自宅にプールと高級ノートパソコンを持つ品行方正な子どもたちだから。

「それはそうでしょうね」と彼女は言う。受話器越しでも彼女が頷いていることがわかった。「アジア人の子が誰しも成績優秀なんてことないからね。それは当然」

アメリカにおいて全てのアジア人が平等などということはない一方で、「マイノリティの模範」というフレーズが我々のような大規模移住者集団を平準化している。教材にも教育にも恵まれ、英語に関する知識も豊富な親を持つ中国人生徒と、例えば、貧困難民である場合が多いベトナム人やカンボジア人の生徒では、テストの点数が大きく異なってくる。裕福なアジア人のストーリーに相反して、イヴォンヌは、貧困線〔最低限の収入を表す指標〕を下回る子どもが相当数いることや、精神科医やセラピストを子どもたちに充てる際、相当な数の生徒たちがメディケイド〔低所得世帯等への医療扶助プログラム〕の受給対象である事実を話してくれた。そして彼女は、ホームレスになりそうな子どもたちの奮闘も語った。

だがイヴォンヌは、裕福で成績の良い子どもたちでさえ、精神衛生上の然るべき苦しみを患っているのだと主張する。「生徒や親御さんのための新学期フェアがあって、そこで私は相談がある生徒の支援ブースを出したのだけど」と彼女は言う。「父親の一人がやってきて私のブースをみるなり『うちの子にカウンセリングなんて要らないな。オールA評価なんだから！　わはは！』って言うわけ。それから2年経って、その子は学校一の成績優秀者になった。深刻なコカイン中毒を伴った状態でね。親や教師は、5科目のAPを取りつつ良い成績を挙げるための長時間不眠に何が必要か、なんて考えたこともないんだろうね。その子はコカやアデロール〔精神刺激薬〕なしじゃこなせなかった」

精神病の発作を抱え、現実味を欠いた生活を送る二人の子どもについても彼女は話してくれた。イヴォンヌがそれぞれの母親と話した時、二人とも同じことを言ったそうだ。「考え込んじゃうような時間的余裕があるからでしょうね。個別指導の教師をもっと付けなきゃ。そうすれば良くなると思います」公文ジョーク〔SNSで流行った公文にまつわるジョーク〕には飽き飽きだろうが、枯れることなどない。なぜなら真実だからだ。子どもがキレやすいって？　なら公文に送れ。妊娠したって？　なら公文に送れ。エボラで死んだ？　なら公文に送れ。**クソアジア人どもめ**、と私は思った。

ゾッとする一方で、そしてコミュニティにおける児童虐待の蔓延について意見を交わす一方で、イヴォンヌも私もお互い興奮気味に、熱狂的にキレ散らかしていた。「世代間トラウマってやつでしょ？」「そうそうそう、流石、知ってるね！」

私たちの笑いは安堵からくるものだ。イヴォンヌとの会話は、それが悲惨なものであるにしても**真実**ゆえに、他の教師たちとの会話よりも軽妙に感じた。醜いものは暗闇ではより醜くなる。今回ばかりは真実を矮小化したり、好ましい形に揉みほぐす必要がない。私たちはこの困難な真実を共に抱えている。そしてこの醜い現実を大っぴらにすることが、私に何らかの安らぎを与えてくれる。

私が読んだトラウマに関する本の全ては、将来的に私を責任から解き放とうとしてくれていた。私の凶暴な気質は私のせいじゃなく、虐待を受けたせいだと伝えていた。ピューマが人を襲ったのを非難するようなものだと。プログラムによって生じた自然の成り行きを、どうして咎めることができようか？　だがこれが自分を元気づけるまでには至らなかった。私は自分が動物以上の主体性を有していると信じたかった。

だがスティーブやイヴォンヌとの会話によって、ついに書籍がほのめかしていた許しを得ることができた。しばらくの間、自分がトラウマを抱えた一人の変人であるとは感じなかった。私はある場所の産物。私は大勢のうちの一人。我々はみな、機能不全コミュニティの犠牲者なのだ。そこでは「涙を流して笑え。痛みを飲め」とつぶやきながら窒息していくには良い場所だ。

この常態化の中で、この独特な苦しみがごくありふれたものへと変貌していった状況で、私は力を得たように思う。結局のところプログラミングは変えられるんじゃないだろうか。病気がありふれたものになっていけば、生存者の数だって増えるはずだ。駄目な地域でも全体がまるまる共倒れなんてことあり得るか？　窒息から逃れた人が絶対にいるはずだ。

私は一度ここから抜け出したことがあるのだ。ではもう一度ここから抜け出そう。

チャプター27

私は静けさの中を怒りに沸き立ちながらサンノゼから帰宅した。

日差しに曝されたあのオアシスにはいまだ発掘されていない痛みが無数にある。見落とされた子どもたちが大勢いる。手当てなき苦悩が無数にあり、みなそれぞれがひとりぼっちでそれに耐えていると思い込んでいる。私は屋上から叫びたかった。新聞に投書したかった。過去の教師たちを呼び出して、彼らが耳を貸してくれなくなるまで声を張り上げ続けたかった。

我々のトラウマについて認識していない教師たちに当初は腹を立てていたが、それはお門違いだ。こちらが話しもしないで知り得るわけがない。そうなると誰にもトラウマを話さなかった自分たち子ども側に対して怒りを覚えたが、それもまた正当とは思えなかった。そして両親たちに怒りを覚えるに至った。トラウマがどこからきているのかを教えてくれなかったからだ。

動機のない暴力行為などほぼ存在しない。傷害が道理なく空間上に実体化することなど極めて稀だ。なぜ私たちにこんなことが起きたのか？ なぜ私たちのコミュニティで起きたのか？ 私たちの痛みの元素は一体、私たちが受けたあらゆる鞭打ちの元素は一体何なのか？ 我々の内で知っている人は居たのだろうか？ 叫ぶ以前に尋ねた方が賢明だったかもしれない。

私は調査に没頭した。私はカリフォルニアのアジア系住民を担当するコミュニティセンターやセラピストに電話をかけた。私は中国文化大革命やベトナム戦争、朝鮮戦争、カンボジア大虐殺など、クラスメイトの家族に関係する痛ましい歴史が書かれた書物をとにかく読んだ。私のコミュニティが、共産主義に対抗するアメリカの冷酷な代理戦争から生まれた残骸によるところが大きいことを知った。アメリカはノグンリやソンミ村の市民を虐殺し、畑を毒で汚染し、地雷を埋め、マシンガンを間違った人の手に渡らせ、家屋を瓦礫に変えた。サンノゼは、サイゴン〔ホーチミン市街中心部の旧称〕やソウルを失った人々に送られた残念賞だ。

　それから私は何人ものアジア系移民の子どもたち、つまり私と同世代のアジア人たちと話をした。私は彼ら全員に、大人になっていく過程で両親から受けた苦難についてや、親の歴史に関して把握していることなど、いくつかの質問をした。このやりとりの中で彼らは一様に、両親が**良い人**たちであることを伝えようとしてきた。彼らは何も持たずにここまできたのだ。それで数多くのことを乗り越えてきた。ただそれだけのこと。ストイック。そして不安。寡黙。

「オーケー」私は慎重に言う。「ではそれがどこからきたのかはわかりますか？」

　彼らは目を細めて私を見る。どういうことだ？　**アジア人**だが。それで？

「ええ、もちろん。つまり、ご両親が若かった頃、なにかしらのトラウマに苛まれていたかどうかはご存知ですか？」

トラウマの大元なんてわからないよ、とまず言われた。トラウマなんて曖昧な言葉だ。彼らは笑ってごまかした。でもまあ、と彼らは言い、視線を部屋の隅に移す。ひとつ思い当たるのは。話したことのない話だ。

　そして供述は始まる。非常に、非常にたくさんの供述が。

　K氏は20代の終わり頃、両親が語った過去の出来事を録音した。彼はそこで初めて、母がボートでベトナムから逃げてきたことを知る。それは悲惨な船旅だった。女性がレイプされている横で、彼の母は寝たふりをしていたそうだ。彼の一家がアメリカに住み着くと、母の兄弟二人もそこに加わろうと同様の船旅を敢行する。だがそのボートは目的を果たせなかった。K氏はそれを聞くまで、二人の叔父の**存在すら**知らなかったそうだ。二人の身体は追憶と共に海の底へと消え去った。母の被害妄想的な言動はそれがあったからなんだろうか？　ちょっとした貴重品でも家中の変な場所に隠そうとするのはそのせいなのか？

　H氏は父親の暴力を、虐待に至るほどの怒りを、理解してやりたかった。彼女は韓国の歴史を勉強し、父が1980年の光州事件を生き抜いたという事実に突き当たった。民主化運動の活動家たちに対する軍人主導による大量虐殺は、彼女の父親の故郷を破滅に導いた。だが事件の渦中にあった父が実際どういう目に遭っていたのか？　彼はどう傷つけられたのか？　もはや両親と話す機会を持っていない彼女にとって、父の苦しみに共感を寄せるには韓国の歴史映画に頼る他なかった。

M氏の母親はいつも極端なまでに過保護だった。彼女が一人で学校まで歩いて行くことすら許さなかった。彼女はつい最近になって、その理由がわかったような気がした。彼女の母は夜中に叫び出すことがあった。ベトナム語で「助けて！　助けて！　その子を連れて行かないで！　その子は違う！」と泣き叫ぶのだ。M氏が寝室へ行くと、母はもうろうとしており目は開いているが起きてはいない。M氏は母を悪夢から揺すり起こした。同様のことがまたあり、目を覚ましてからM氏の母は混乱した様子でこう言った。「友達が連れ去られて。私が友達と三人で歩いてて、振り返ったら一人がどこにもいなかった。だから助けを呼ぼうとして叫んだんだ」

翌朝、M氏はキッチンに寄って母に言った。「大丈夫？」

「大丈夫」と母は返した。「夜のこと覚えてる？」「何が？」「お母さん……一緒にいた友達がさらわれたことあるの？」「ああ、それか」と彼女の母は言った。「でも別に大丈夫だから」

「曖昧なのは両親の影響だ」と作家、C・パム・チャンはザ・ニューヨーカー誌のエッセイにて記している。[1]彼女は両親についてこう書いている。「アメリカ以前の生活を単なるプロローグとしてしか、雑なスケッチのようにしか言い表さない（中略）それはあまりにも簡潔で、（中略）帰化した国民として血塗られた歴史を泥で覆い隠すように、（中略）丘の上の城しか見ておらず、そこに着く過程で踏みしめてきた骨の山を見ようとはしていなかった」

このエッセイはそれ自体が挑戦的で、勇気のある所業だ。その存在は、緻密に撒布されたごまかしの霧を吹き晴らし、我々の過去におけるウジの沸いたあばらを、ハゲワシがついばめるよう曝け出させてくれる。私もまた同様のことを行っているのだろうし、それぞれのページで反抗心を煽っているのだと思う。いつもは西洋かぶれなはずのいとこに、虐待について頑張って書いていることを伝えると「アジア人として恥の精神を重んじなよ」と警告される。「そこまで曝け出す必要ある？　お父さんの人生めちゃくちゃにする可能性あるんだよ」

私はとことんまで冷酷なわけではない。もちろんそこに関しては危惧している。私だって人の人生をめちゃくちゃにしたいわけじゃない。

しかしこうも言える。もし全てを秘密にしていなかったら。もし私たちが物事をシンプルに口に出せて、起きたことを開けっ広げに言えていたとしたら、両親が私をめちゃくちゃにするのを防ごうと誰かが割って入ってきてくれたかもしれない、と。

チャプター28

私の家族は秘密裏でのやりとりが得意だった。あまりにも得意なので、実のところ欺瞞の種が落とされてから何十年経っても、その深遠さは把握できないように思えた。

私が16歳の頃、親戚内のゴシップにおける主役は私だった。父は傷心から、慰めてもらおうと親戚中に何度も電話をかけ、私に関する愚痴をこぼして回った。父は最たる恥である離婚という行為をすでにしたあとだった。その時点でもはや失うものなど何もなくなっていたので、父は自分の目を通して目撃した私の最新の偉業を拡散していた。父の車の鍵を茂みに放り投げたこと。父にみだらな言葉で怒鳴ったこと。家をあわや全焼にまで追い込んだこと。マレーシアにいる支持者からは、父の後援として私を全力で懲らしめたいという旨を聞かされたこともあった。年長の伯母であるタイ・クー・マからは、しっかりしなさい、と綴られたEメールが何通か送られてきた。絵を描くのが好きだった例のいとこからは、あなたはやっぱり大して絵が上手くない、というメールがきた。それからそういえば、両親の婚姻を解消させた自分に酔っているのかもしれないけど、それは決して誇れるようなことじゃない、というのもあった。

その時点で私は両親を二人とも失っていた。もし二人が死んでいたなら、葬儀があっただろう。香典があっただろう。誰かが私を気遣ってくれたかもしれない。だが実際は、私を非難するメールが届くだけだ。お前のせいで、と書かれたメール。白黒つけることなど頑張るに値しないことのように思えた。私が何と言おうと、父の発言が私の発言であると捉えられてしまう。だからマレーシアにいる人とは誰とも連絡を取らなくなった。

それでも結局は戻らざるを得ない。2、3年おきの巡礼がお決まりだった。それに、かつてマレーシアが私にとって避難所として機能していたように、実際に行けば同じ気持ちになるかもしれないと思った。あの暑さと匂いが安らぎや安心を与えてくれ、犯した罪を差し引いてもなお、ひいきにされる存在として扱われるかもしれない。それでも父とは行かなかった。大学時代、彼氏を連れて行った。

最初は至っていつも通りだった。私たちは両手を広げて歓迎された。親戚たちは街一番のレストランやベストな観光地へと案内してくれた。ペトロナスツインタワー、鍾乳洞、鳥類園。彼氏が意外と辛いものを食べられることに対して、オバちゃんがジョークを飛ばしたりもしていた。オバちゃんは彼のことを「白い悪魔」と呼びながらキャーキャー言っていた。だがみんな少し控えめな気がした。過激で劇的な大騒ぎがなかった。なんでもないことで突然驚異的な罵り合いが始まることもなかった。その代わりに、会話は空気が抜けてしぼんでいく感じだった。伯母たちは私と目を合わせるのがつらそうだった。みんな私のことを「アメリカ人になった」と呟いていた。もう私は自慢の子ではなくなっていた。

公平な立場で言うと、私もまた、伯母のような振る舞いをしていなかった。私が子どもだった時は食べ物や学校での失恋話が話題の大半を占めたが、私は今や、彼女たちの持論や政治思想に喧嘩を売るだけの能力があると自覚している。大人になった今の私は、彼女たちの差別的な箇所を指摘し、それを批判し、アメリカ経済に対する安易な認識を嘲笑えるだけの知性がある。そして最終的に、お父さんは元気か、と聞かれることになる。私は、あいつは最低な人間だ、と答える。

彼女たちは身構える。会話は途切れ、オバちゃんや他の伯母たちは私に詰め寄り、なぜ良き娘でいられないのかと聞いてくる。「あれは本当なの？」と伯母の一人が居間から優しく尋ねてくる。「タイ・クー・マから聞いたんだけど、あなたがお父さんととんでもない喧嘩になって、娘としてあり得ないほど無礼なことを言ったって。どうしてそうなっちゃうの？　もっと落ち着きなさい」

私は伯母に言う。「その通り。本当だよ」私は車のキーをぶん投げて絶叫しながらマッチに火を付けた**た**のだ。「それであいつが言ったのはそれだけ？」と声を張り上げる。「家を出てったことは言ってないんだ？　私が毎晩夕飯をレンジでチンしてることは？　あいつが医者に連れて行ってくれなかったせいで私が何カ月も感染症に苦しんだ話は？　俺がお前を捨てざるを得ないのはお前のせいだ、って私が親知らずを抜いたあと麻酔でぼーっとしてる時に怒鳴られた話は？」

「そうなの？」と伯母は言ったが、信じているようには見えなかった。同情が感じられなかった。親戚はみな、首を横に振り舌打ちをした。そんなわけはなかった。私は大袈裟に言ったのだ。私はその類の出来事に対して過敏になりがちだった。あらゆる誤解を生んでしまう。なんで捨てたと言ってしまったんだ？　いやいやもちろん**捨てた**わけじゃない。その日、奴は何時間か女と遊びに出て行っただけだ。まあ、それも大したもんだが。でも妬むようなことじゃないし、見捨てられた風に話すようなことじゃない。自分を悲観することの、なんて馬鹿げていて、なんてアメリカ人くさいことだろうか。私たちはここで食べ物に対する文句を言うべきなのだ。感情論じゃなく。

　オバちゃんは私の激怒にただ笑った。「それは良くないよあんた。何事ももうちょっと大目にみなきゃだめ。たとえ自分に分があってもそう。自分が正しくても話さないようにすることだってあるでしょ？」

「オバちゃんはそれでモヤモヤすることないの？」と私は聞いた。

「そりゃあるよ。何でもかんでも心に秘めてたら私はとっくに死んでるよ」

　私が腕を組み口を尖らせると、彼女はただため息をつき壁の方に視線を向けていた。

　私はイポーで数日間オバちゃんと過ごしたが、親族が空港へ送ってくれた時、オバちゃんは私をぎゅっと抱き寄せきつくハグをした。そして私の耳元で囁いた。「あなたは良い人になれてない。わかる？　もっと良い人になりなさい」そう言うと彼女は私から離れ、歩き去った。

　私はそれを気にも留めなかった。私はそれでどうしろと？　彼女たちは**当事者**じゃない。私の経験がわからない。私が思い知らされた愛の欠如を、彼女たちが理解することなど不可能なのだ。

　ともかく、これは失敗だったように思う。私の親族の女たちは全員、オバちゃんも祖母も曽祖母も、生きる上での困難を鋭い怒りではなく沈黙という尊厳によって耐え抜いてきたのだ。彼女たちにとって、苦しむことは強さの本質を意味した。私はその作法を持ち合わせていなかった。私は隕石であり、抉るように回転するナイフの束であり、ピストルを乱射しながら歩くアメリカの女だった。そのツケが回ってきたのだ。もはやマレーシアからも愛されなくなった。

旅行後はマレーシアから距離を置いた。仕事に精を出した。人混みを自転車で駆け抜けた。転んでも「アイヤー」とは言わなかった。「クソ」と言った。パンケーキやパエリアを作り、オバちゃんが手も出さないようなチーズを売る酪農家の直売所で働いた。電話もかけなかった。メールも。私はずっとひとりで生き抜いてきたし、これから先もそうだろう。

それから5年が過ぎた。距離を置いた期間でいえば最長だ。そんな中父親から、オバちゃんが病気だとの連絡が入った。良くなりはしたがお見舞いに行った方が良い、と。私はただ義務感で、父と一緒に向かった。父が出て行って別の家族を作ってから、私は父と2時間と一緒に居たことはなかった。それが今、2週間の旅に出ようとしている。気まずい沈黙が何度も訪れた。香港での乗り継ぎの際、彼はワンタン麺を私におごり、会話を仕掛けてきた。調子はどうだ？　仕事は？　だが私は15時間ぶりのＷｉ‐Ｆｉかつ山積みの仕事で、5件のメールにも返信しなければならなかった。私は黙っててくれと父に言った。私がノートパソコンをカタカタやる間、父は不服そうに麺を啜っていた。**はいはい**、と私は心の中で思った。**昔私が遊びたくて「ゆりかごの猫」を歌った時のお前は、静かにしろ、試合を見せろ、って言ってただろ**。

だがイポーに着くと、怒りを保っているのが難しくなった。オバちゃんが私を見るなり倒れそうになるほど喜んでいたからだ。彼女はテーブルの自分側の縁をとっさに掴んで「**まさか！**」と叫んだ。めっちゃかわいい。

私が父と一緒に帰ってきたことの素晴らしさを、親戚中が語ってきた。この頑張りによって何もかもが許された。オバちゃんはまた私を愛してくれるようになった。彼女は私に物凄い量の肉料理を絶え間なく振る舞ってくれた。私は何度も遠慮したが、5分もすればさらにデカいフルーツの皿や焼き菓子の皿を持って戻ってくるので、私はそれを無理やり飲み込んでいた。みんなでテレビを見る中、オバちゃんが私の手に触れようとしてくるので私はその小さな指を優しく握りしめ、彼女の肩に頭を預けた。1週間ちょっと彼女の家に滞在したが、私はその間、会話を何時間も録音した。私は家族に関する歴史を保存しておきたかった。それから彼女の突飛な様子も。

私が子どもの頃のようにソファーでオバちゃんに寄り添うと、彼女はまた昔話を聞かせてくれた。私が子どもの頃以上に追及すると、彼女はもう大人になった私に対して遠慮せず、より詳細に説明してくれた。彼女は、祖母がソーダをタダでもらうために男数人と不倫していた、という話をしてくれた。地元の公衆便所が個室を幕で覆っているだけだったので、夜になるとうんこをする様子を人が幕の隙間から覗いてくる話もしてくれた。最終的にその変態は捕まり、そいつは住民たちにボコボコにされたらしい。

それから、何の脈絡も感じられなかったが、私が子どもの頃の話をし始めた。私がどれだけ気に入られていたかについてだ。彼女はテーブルに拳を叩きつけながら「とても苦しんでいたのを知っていたからこそみんなあんたに優しくしてたんだよ」と言っていた。彼女は歯のない顎を大胆に突き出して頷きながら、目を閉じた。「だからみんなお前に優しかったの。あんたが子どもの時、みんなは気付いてた。あんたがすごく苦しんでることを」

彼女が何の話をしているのか私にはすぐわかった。「え～」と言う自分の声がテープに残っている。その声はのんきに聞こえるが、内心ではこの地における、惜しみなくも大いなる愛の物語からなる過去の、その全てがねじ曲げられていた。

「私がぶたれてるところを見たの?」と私は聞いた。

「見た」とオバちゃんは答えた。「みんなも見たよ」

それはまるで、私の持つ過去の記憶が突然、私の預かり知らぬ角度や曲がり方をして三次元的に花開くかのようだった。私は唐突に、夕飯を食べさせてもらえなかったことを思い出した。その時母に強いられたのは、腕を交差し耳たぶをつまみながら、親戚が静かに食事を取る横でスクワットすることだった。それから6歳の時、ここでの滞在中、宿題のことについて母に反抗したこともあった。私の口答えに対して母は定規で叩き返した。何時間も叩かれた。

途中で私はテーブルの下に隠れようとした。母が足で私を引っ張り出そうとしたので、私は助けを求めて叫んだ。家には親戚が集まっていた。なんで誰も私を助けに来てくれないんだろうと思った。**みんなに声が届いていない**としか考えられなかった。完全な孤独を感じた。だが今になって、わかった。

数フィート先では下の叔母であるサム・サムが、全部終わった後にプレゼントとしてあげようと、いとこのマイリトルポニー人形を持って壁に耳をつけて立っていたに違いない。母に強く引っ叩かれて膝をついた時は、オバちゃんが角から覗き込み、私がいかに完璧で良い子かをあとで説くための言葉を思案していたかもしれない。グラスの水をこぼして怒鳴られた時もタイ・クー・マはすぐそばにいて、歯を食いしばっていたに違いない。その夜、アイスクリームを食べさせるために連れ出そうと企んでいたに違いない。

私は息をするのも忘れていた。「なんでなんか言ったり、なんかしたりしてくれなかったの？ 私が叩かれてた時」私はどっちつかずの英語で尋ねた。

「何か言ったら苦しむのは誰？ あんたのお父さんでしょ」「私は苦しんでもいいの？」「苦しませたくないからだよ。もしやめろって言ったら、あの人はもっと酷くなるでしょ。『やめはしないとしても、**ちぇっ！**と思わせるぐらいはできるだろう』なんて思う？」

言い換えればこうだ。「そんな簡単なことだと思う？ 私たちがやめろと言ってやめると思う？」それからオバちゃんは、私が小さい頃、夜中に怖くなって目を覚ましてしまいオバちゃんの部屋まで行った話をした。目を覚ました彼女は安心させる言葉を私に囁いてくれて、可能な限り素早く静かにベッドまで送り届けてくれた。彼女は終始恐れていた。私が夜中に起きたことを母に知られたら、母は私を痛めつけるだろうと思っていた。だからオバちゃんはあえて母を起こさなかったし、そのことを母に伝えなかった。

「不公平なもんだよ。人生なんてそんなもん」とオバちゃんは言い、肩を竦めた。そこでサム・サムが部屋に入ってきた。オバちゃんは彼女に向かって広東語で騒いだ。サム・サムは自分の小さくてモフモフした犬に向かって騒いだ。そして二人は私の方を向いて「カレーパフ欲しいかい？」と大声で言った。「食いな！」

私の知る限り、オバちゃんが何かを不公平だと言ったのはこれが初めてのことだ。オバちゃんにとって人生は優しくもないし公平でもない。私の苦しみはその類のことになぞらえられるものだろうか？

オバちゃん曰く、我々の家系の男たちは総じて役立たずで、彼女の言葉を借りれば「どうしようもないやつら」で、それは高祖伯父から始まっているらしい。彼は我々の家系の原点であり、一族の中で最初に中国からマレーシアへ移住した人物だ。しかし彼も初めからバカだったわけじゃない。イポーという採鉱の町で、高祖伯父は鉱山を3つとゴム農園をいくつか所有し、莫大な財産を蓄えていた。

オバちゃんの母はこの家へ嫁いだ。結婚の仲介人が彼女を起業家の甥と結婚させた時、彼女は中国在住の16歳の少女だった。彼女は有頂天だった。途方もなく裕福な家系だ！　新しい夫は一見すると完璧な色男だ！　勝った！

だがいざ夫に会ってみると、夫の家族がその兄弟の写真を彼女の家族に見せて騙していたことが発覚した。彼女の新しい夫は生まれつき歩くこともできないほどに足が歪んでおり、顔もイマイチだった。そして新婚夫婦がマレーシアに到着し、裕福な叔父の敷地に住み始めた時、二人は叔父の財産が減少しつつあることを知る。世界大戦の影響で商取引が複雑なものとなり、鉱山も全て閉鎖されていた。だがそれ以上に問題なのは、叔父がかなりの量の財産を女に注ぎ込んでいたことだ。「4人も妻がいて売春婦のところに行くんだから！」とオバちゃんは糾弾する。「**スケベ野郎！**」裕福だった叔父は彼女の母が到着して数年ともたず破産し、オバちゃんは一家揃って路頭に迷った。

オバちゃんの父は歩くことも働くこともできなかったため、オバちゃんの母が単身家族を支えなければならなかった。この時点で母には4人の娘がいた。絶望的だった。娘たちは家を継ぐこともなく、三途の川を渡って天国に昇ることもできず、結婚するにも持参金が必要だ。そこで私の曽祖母は、娘たちに自活させることを決意した。彼女は苦労して家賃と6人分の食費を稼ぎながら、娘全員分の学費までも工面した。そのために彼女は服を仕立てた。鉱山で働く人たち向けの昼食を販売し、毎月の安定した収入を確保するために割引プランも考えた。どんなに変な仕事が来ても断らなかった。そしてもちろん、4人の育児もこなした。

しかし日本の占領下で、鉱山は完全に閉鎖された。大規模な食糧難によって何千人もの人々が飢えに苦しんだ。中国が戦争に関与していたこともあって日本人は中国系マレーシア人集団に対して不審感を抱いていたため、中国人の若者を何度も拷問にかけ、拘留し、存在を抹消した。私の曽祖母は嫌疑や嫌がらせから逃れるため、そして節約のために、金目当てで死体あさりをする墓荒らしから安く服を買った。彼女は娘たちと一緒に死者の服をほどき、その糸を巻いて新しい服……そして日本の国旗を仕立てた。彼女はその旗を第二次世界大戦下の日本兵に売ったのだ。カナル・ストリートで不法移民がトランプの帽子を売っていたのと同じように。

戦後、イギリスがマレーシアを再び植民地化した時、私の曽祖母は麻雀という錬金術に出会った。彼女の才能は目覚ましいものだった。持って生まれた力で牌を操り、ついにはその稼ぎで自ら賭博場をオープンした。彼女はある時、その賭博場でアヘンを売れば大儲けできるかもしれないと考え、タイへ渡り、袋にパンパンに詰まったアヘンを持ち帰った。しかし彼女がマレーシアへ戻った途端、アヘンのレートが急落した。彼女は貯蓄の大部分を失い、代わりにほとんど価値のない物体が残った。そして蟹を食うという贅沢によって自らの悲しみを癒した。「どうしようか？」と彼女は自分に問いかける。「蟹食やぁいいか！」それが彼女の性分だった、とオバちゃんは誇らしそうに思い返す。何があってもとことん楽観主義。

それこそが教訓だったのだ。オバちゃんが何年にも渡って私に繰り返し説いてきた教訓だ。曽祖母の経歴はその重労働、犠牲、そしてとりわけ理解を超えた忍耐力という点で、脳裏に焼き付け、敬意を払うだけの価値が私たちにあった。あとになって漢字の**忍耐**が**心**の上に**刃**を乗せただけのものであることを知り、すこぶる合点がいった。人は心臓にナイフを突き立てながら歩き回っているのだ。ストイックさを持って。それこそが生命の極地なのだ。

だからこそオバちゃんは貧困や不安の中、様々な戦争や占拠下での飢えの中を生き抜くことができたのだ。彼女は美人でもなければ裕福でもなかったので、大人になっても結婚できず子どもも持てなかったが、それを受け入れた。彼女は姉の6人の子どもの世話をしながら、カーディーラーや秘書、質屋のオーナー、宝くじの不正操作員をやってのけ、それに人生の大半を費やすことを甘んじて受け入れた。オバちゃんは一番下の叔母と特に仲が良く、自分の子のように面倒を見、寵愛した。だがその叔母は白血病によってわずか35歳で亡くなった。オバちゃんはそれすらも、受け入れた。

「空が落ちてきても、毛布にしてしまえ」とオバちゃんはくる日もくる日も私に言い続けた。「大きいものはいつか小さく、小さいものはいつか無くなる。誰かに嫌な思いをさせられても、決して心に留めておいてはいけない。放っておきなさい」

ゆえにオバちゃんが目の前に座り、母の育て方に対して**不公平**だと言ってくれたのにはとてつもなく重要な意味を感じた。それはある種の承認だった。苦しみにひどく順応している世代から見ても私の育てられ方は間違いだと認められたのだ。妥当といえるものではなかった。

あまりにも不公平ゆえ、オバちゃんは私の人生の天秤に指を乗せ均衡を保とうとしてくれていたのだと思う。当時、私は実はお気に入りの子ではなかったのだ。誰よりも愛されていたということはなく、愛されていないということもなかった。だが真相はそういう話ではなかった。私は見られていたのだ。親戚は私を見ていた。彼女たちは何十年にも及ぶ、親戚中を巻き込んだ壮大なパフォーマンスを繰り広げるには十分なほどに、私のことを愛していたのだ。何年にも渡る「**ホーグワアイ**、**ホーグワアイ**。お行儀が良いねえ。本当に良い子だねえ」の公演。当初このセリフは、私が愛されるべき存在であることを母に示すために書き下ろされた言葉だった。そしてそれは意味をなさなかった。だが恐らく、彼女たちは**私に**対してもそれを示そうと奮闘していたのだ。

チャプター29

私をお気に入りとして大袈裟に持ち上げる、という親戚のこの共謀した策略を、私は長い間、大いなる愛情表現だと思っていた。だがサンノゼに訪れてからというもの、そして保護の名の下に同様の策略を受けて苦しめられた大勢の人々にインタビューしてからというもの、もっと言うと、秘密保持による破滅を何度となく目撃してからというもの、私はこの茶番にうんざりさせられるようになった。

私は子どもの頃に吹き込まれた嘘や不適切養育を数えた。それはうずたかく積み重なった。

私は12歳。母が私を部屋に呼び込む。彼女はドレッサーの前で眉毛を抜きながらピンクと青の刺繍が施されたクッションを敷いた椅子に座っている。私はオットマンを引いて母の隣に座り、オパールがぎっしり入ったラッカー塗りの宝石箱に彫られた中国風のエキゾチックな家を、指の爪でなぞって遊び始めた。「言っときたいことがあるんだけど」と彼女は眉毛を抜きながら言う。「私は養子なのね。だからばぁばはあんたの本当のおばあちゃんじゃないの。それにCおじさんは血の繋がった叔父さんじゃない。みんな私が赤ん坊の時に養子へ出された養家の家族だから」

「へえ、そうなんだ」と私は言う。それからひと間置いた。向こうからは何も返らなかったので私は聞いた。「なんでお母さんの両親は養子に出したの？」

「わかんない」と彼女は言った。「会ったことないから」

母が悲しんでいるのか怒っているのか、あるいはどちらでもないのか、私には判別できなかった。「わかった」と私は念のため言った。続いて彼女はヒゲに着手し始めたので私は部屋をあとにした。

私は13歳。母が出て行ったばかりの頃で、父は毎夜、彼女が出ていくのを決定づけた要素が何なのかについて思案していた。レズビアンだったのかもしれない。あるいは彼女がボランティアをしていた学区の指導員と寝ていたか。あるいは大勢いるテニス仲間の一人と寝ていたのか。「あいつの嘘が周到なことはわかってるんだ」とある日父は言った。「俺たち言ってなかったけど、お前には父親違いの姉がいるんだよ」

私は母のドレッサーの前、刺繍入りのクッションが敷かれた同じ椅子に座っていた。

「**はあ!?**」

父が言うには、両親が出会った時すでに母は結婚しており、離婚手続きの最中だったらしい。当時母には2歳の娘がいた。結婚式の直前まで父はその子どもについて聞かされていなかったらしい。父は母を愛していたので、その子を養子に迎える申し出をした。「いや、それは大丈夫」と母は言った。「父親の方に親権を渡すから」

その数年後、私は姉を捜そうとした。姉と会ったら自分はこう言うだろうと想像した。「赤ちゃんの段階で母親を失ったのはあなたにとってすさまじいことだったと思います。**私を**産むためにあなたを捨てたのも酷いことだと思う。でも私が言いたいのは、あなたがラッキーだったってこと。あの人はあなたの思い描く母親じゃありません。あなたにはあの人がいなくて良かったし、このことが捨てられたというトラウマをある程度癒すことを祈ります」そして私たちは抱き合い、お互いの共通点について話し、ことによると両者ともに完全な形では持てなかった、家族という存在にだってなれたかもしれない。だがこの幻想が実現に至ることはなかった。姉は見つからなかった。私側の家族に姉の名前を知る者が誰一人おらず、捜すのがあまりにも困難だったからだ。

・・・

私は27歳で、父とシンガポールに旅行で来ている。いとこの結婚式でマレーシアに行く前の、数日間の滞在だ。毎朝起きると、タイ・クー・マの狭いアパートをバルコニーまで行き、私たちは『ザ・ストレーツ・タイムズ〔シンガポール最大の新聞〕』片手に朝食を食べる。どんなに早く起きても叔母は強大なタイ・クー・マ・エネルギーによって用意を済ませていた。エアコンを切ったか聞かれ、なんだか痩せちゃったように見えると言われ、ウォーターケフィア〔乳酸菌飲料〕のデカい容器を持ってこられてお通じにすごい良いから家でも作んなさいと言われる。昨晩作ったチャービーフンを並べ、メイドさんを呼んでカヤトーストをみんなに配膳させる。父は眠そうに入って来て、乱暴に椅子に座り夢中で食べ始める。

「なに、これ好きなの？」とタイ・クー・マが聞く。

「あんたの奥さんはこれ作ってくれないの？」**あんたの奥さん？ この男、奥さんがいるの？**

「いつ結婚したの？」と私は聞いた。「**ハイヨー！** もう何年も前！」父は何気なく言う。

「どんぐらいかね、もう結婚して8年だっけ？」とタイ・クー・マは笑う。

8年前。私は19歳。知らなかった。誰も教えてくれなかった。何の招待もされていない。父が私にその女のことを言う時は必ず、いまだに「友達」と呼んでいる。

その朝食の席は以降、良き中国人少女として時間を過ごした。私が荷造りをし、タイ・クー・マがネットフリックスのアカウント設定をする間、私は怒りをグッと飲み込んでいた。オタオタ〔マレーシアの魚料理〕やキャロットケーキで流し込んだ。空港まで向かうタクシーの車内では終始、口の中に隠していた。セキュリティーを通過しゲートをくぐる時、私はそれを噛み潰した。

それから私たちは空港の黒革クロムチェアに座った。スーツの男が横切り、デスクトップパソコンのキーボードを叩き始めた。私はまるで気にも留めていないかのように、とりあえずそっと尋ねた。「なんで10年も嘘ついてたの？ ずっと結婚してたのになんでガールフレンドだって言ってたの？」

「え？ 嘘なんかついてないよ」

「ずっと**友達**だって話してたじゃん。本当に**妻**なの？ 私が大学行ってる時に結婚したの？ 私が45分離れたとこに住んでた時？」

父は守りの態勢に入る。「そんなんちょっとしたことじゃん！ 逆にどうすりゃよかったんだよ。あいつのこと好きじゃなかったじゃん。会おう**とも**しなかったし。今も会わないのはお前が……頑固だからだろ。もし言ってたらお前はキレて文句言ってめちゃくちゃするだろ。

いつもそうじゃん。なのにどうすりゃいいんだよ」

「私だってちゃんとした振る舞いぐらいできるから。理由になってない」私の声のデシベル数はわずかに上がる。「あと、マジで、お前セラピー行け。死ぬほど見え透いてるから。明らかに後ろめたさ隠すために私を攻撃してきてるじゃん。報告義務って感覚ねえのかよ！」

スーツの男は顔も上げずそっとノートパソコンをしまって、この状況から逃げ出すためにゲートの奥へ消えて行った。どうでもいい。世の中に見せてやる。世の中に聞かせてやる。吐き出せ。バカみたいにデカい声量で吐き出してやれ。有害だろうがなんだろうが、真実を吐き出してやれ。

だが父はいつものように怒鳴るだけ。「お前はいっつも過去のことばっかこだわってるな。何の意味がある？　俺はお前を満足させるために、お前の人生を完璧なものにするために時間を巻き戻せるわけじゃねえんだよ。お前の頭じゃ振り返ることしかできねえから、将来も見えねえんだろうな。過去は、もう、過去、なんだよ！！」

それは正しい。例外を除けば。過去は常にここに存在し、我が家を脅かし、夜になれば私たちに覆いかぶさる。亡霊などいないと思い込んでも、亡霊は追い払えないらしい。伝承によれば、亡霊には直接話しかけた方がいいとのこと。ここは**我々の**家であって全く歓迎しません、とはっきり宣言するのだ。だがリビングで霊に向かって大声を出しているのは私だけで、他は全員目を背け、何も問題ないようなフリをしている。

チャプター30

私の家族も、私がインタビューした、アジア人の子を持つ親たちも、そして学校のアジア人生徒たちもそのほとんどが、根底にあるトラウマについて話したがらないという点で共通している。なぜ私たちのコミュニティは過去を隠すことに長けているのか知りたかった。その答えを探すため、私は我々の文化に迫った。仏教に関係しているのか？　儒教？　タオ〔「道」。中国哲学上の用語〕？

基本的に私の家族は私が生まれる前にキリスト教に改宗しているため、私は中国の宗教との関わりが薄い。だが我々は何世代にもわたって道教信仰的な節がある。もっとも、理神論的な信仰体系の類というよりも、伝統や慣習を通じた遵守が顕著である。

道教は無為という概念を重んじており、これは「努力なき成功」を意味する。この考え方は自然界に人間を超える力が存在することを意味している。この世界は何百万年もかけて形作られた、膨大かつ複雑な組織体系である。この体系に反発しようと無駄なのだ。努力は混乱を招くだけだ。ならば、我々はただ**水のように流れる**べきだ。受け入れ、順応せよ。流れに身を任せれば自ずと行くべき場所に流れ着く。

私が幼い頃の、オバちゃんや祖母の口癖のひとつに「どうしようか?」があった。これは質問などではなく、ただの諦めの言葉だった。「どうしようか？　どうにもならないけど」二人は長時間かけて子どもたちを怒鳴ることもまたなかった。その代わり二人は道教の説法のごとく淀みなく「分別のある者に怒る必要はなく、分別のない者にはたとえ百万遍怒っても変わらず。良い子を駄目にすることはできないし、悪い子に分別を教えることもできない」と言った。

私が大人になると、父はこれを立証されたものとして繰り返し言うようになる。「合ってた！　お前がそうだ！　俺は間違った行いをしたけど、お前は成功した！　お前はまさしく分別を持って生まれたんだ！」私は目を細めた。それはただ怠慢からの責任逃れや、自分を見逃してやる方法のひとつに過ぎなかった。

大学で初めて『老子道徳経』を読んだ時、単純すぎて受け入れ難かったのはそのためだった。「水のように流れる」という言葉も、ボート内に水が溢れ出すまでなら支障はない。それはバケツを手に取り水を掻き出すどころか、沈むまで足首を濡らしてただそこに座っているだけということだ。「水のように流れる」こそが私の幼少期を悲劇へと導いたものなのだ。なので私は『老子道徳経』を本棚に戻し、代わりに中間レポートとして『創世記』をテーマに宗教論文を書いた。

しかしそれから何年も経った今、私は大学時代の雑な読書を後悔しつつ、オンラインの中国哲学基礎コースを受講するに至った。そこで私は、最も古い宗教形態であると思われる、中国における祖先崇拝の慣習について学んだ。私たちは死者のために祭壇を築き、香を焚き、教えを乞うために祈る。祖先たちは何千年分もの生命活動に裏打ちされた知識を有している以上、私たちに助言を与えてくれる。言うなれば我々の血筋全体からくまなく集約した叡智だ。我々にとって、儀式や慣習を重んじることこそが、古代の叡智を受け継ぎ、それを次世代へ伝える方法なのだ。この知識の源泉は世代を跨ぐことで、道を切り開くための助けとなる。それは道筋であり、道（タオ）となる。

だがそれで私はますます混乱した。祖先が私の家族に道を与えてくれたのだとしたら、なぜ私たちは秘密と沈黙によって必死に歴史を遮断したのだろう？

そこで私はサンフランシスコ州立大学でアジア系アメリカ人を研究する教授、ラッセル・ヨングに接触を試みた。彼には多くの著書があり、共著として『ファミリー・サクリファイシズ：中国系アメリカ人の人生観と規範』がある。私は彼に尋ねた。「道や祖先崇拝について、そして世代を超えて脈々と流れるタオに関して学べば学ぶほど、秘密保持や過去の抹消というあなたの支持する観点とは対照的に思えるのですが、それについてはどうお考えですか？」

ヨングがこの一連の質問に最初から懐疑的なのはわかっていた。彼はどう答えれば良いのか明らかに困惑し、躊躇っており、長い沈黙が続いた。「語らないということが必ずしも秘密保持なのかはわかりませんが」とゆっくり彼は言った。「親が子どもに対して何もかも話すということはないのではないでしょうか。性生活については話しませんし。それが必ずしも道教的なアプローチであるかはわかりません。恐らく単純に忘れたいという側面もあるんでしょう。たしかに、中国の一般的な宗教においては、ネガティブなことを話さないのもあります。ガンについて話さないのもそういったところからです。『フェアウェル』をご存知ですか？」ゴールデングローブ賞を受賞し英国アカデミー映画賞にもノミネートされた映画で、ルル・ワンの監督作であり、祖母が家族から肺がんの診断を隠されていたという実体験に基づいた作品だ。彼女の祖母は余命半年とされていたが、家族は本人に健康であると伝えた方がより豊かに、より長く暮らせるだろうと考えた。このアプローチはうまくいったのかもしれない。私がこの原稿を書いている時点ではその診断から8年が経っているが、ルルの祖母はまだ生きている。

ヨングはこれを特定の信仰体系（中国だけでも多くの体系が存在する）によるものではなく、ポジティブで迷信的な文化によるものだと示唆した。

「中国の人々が死について話さないのはそのためです。明確に表現し口に出すことで、現実のものとなります。わかりますか？　だから死について語るとその実現にわずかに加担してしまう。だから新年になるとネガティブな発言を慎む。いつもポジティブで楽しげなことを言うんです。それを話すことによって現実のものとするために。『苦を食すべし』という中国の言葉を聞いたことはありますか？　悲しみをただ受け止め、飲み込むということです」

「なるほど」私は食い下がる。「ですが私にはその悲しみを飲み込むという行為が精神的に良いとは思えません。それによって具合が悪くなるのではないかと思うんです。今でも我々はつらいことの継承から学ばされていませんか？」

「そうですね……西洋のアプローチは『治療する、コントロールする』というものですが、それは特権階級の考え方だと思います」ヨングは再び長い間を置いた。「世の中のほとんどの人にとってトラウマや苦難は避けがたいものです。ほとんどの人はそれを乗り越えています。それは特例の、一度きりの体験というわけではない。だからトラウマの副作用として健康的問題が生じても、まあ、そういうもんだろうとなる。人は苦しみ、患うものなのだと。そう考えないのは特権階級の人だけなんです」

善良なリベラルたちが自身の特権階級っぷりを指摘された時のように、私は恥ずかしさから萎縮してしまった。特権という言葉が悪いことのように思えた。だがこれに関して私はしっくりきていなかった。仮に説明責任や承認を求める権利が私にあったとして、それが**特権**なき人々から正当性を奪うことに繋がるだろうか？ それでも通話を終えた時、親族の声が私を苛んだ。「あらあらあんた、アメリカ人すぎるよ」

数週間後、サンノゼ州立大学の社会学と相関社会科学の教授であるヒエン・ドゥック・ドと話した。彼もまた、私の非難の矛先が間違っていることを仄かしたが、その原因に関しては特権階級によるものとしなかった。第一に、その「忘却」は文化的なものというより、古き良き解離によるものではないかと彼は述べた。これはもっともな主張だ。実際のところ、私は生き延びるために子ども時代の大部分を忘却したのだ。ドが私を文化的固定観念から引っ張り出してくれたことで、これはアジア系アメリカ人特有の問題ではないのだと認識できた。グレイテスト・ジェネレーション〔第2次大戦に従軍した兵士およびそれを陰で支えた世代を讃えた呼称〕のアメリカ白人の大半もノルマンディーの岸辺にいた時の話をしたがらないではないか。私にはジャマイカ人やメキシコ人やＷＡＳＰ〔白人のアングロサクソン系プロテスタント〕の友人がいるが、彼らの親も生存のための心理上、家庭内の秘密を内密にしたがった。

それから彼は、我々のような集団を内包したアメリカ文化において、こうした守秘の不滅が重要な役割を担っていたこともあり、単にアジア文化にのみ非難を向けるべきではないとの考えを促してくれた。

「アメリカでは、同化しなきゃいけない、うまくやらなきゃいけない、自分たちの社会に関するネガティブなことを顕にしてはいけないというプレッシャーがあります」とドは話す。「アメリカのおかげで成功できたのだから、感謝の気持ちを持った難民でなければならない。

いかにトラウマ的で困難であったかを吐露するのは恩知らずとされてしまう。だから成功したのだと示し、模範的なマイノリティーという通念によるプレッシャーと共に歩む方が簡単だということになってしまう」

　アメリカが自らを人種のるつぼと形容しているのには理由がある。我々は忘れることを、混ざり合うことを組織的に仕向けられているのだ。ピエモント・ヒルズ高校で、白人の国語教師がアジア系アメリカ人の著書で指定書籍にしたのは『ジョイ・ラック・クラブ』の1冊だけだった。白人女性が中国人家庭について書いた『大地』も読まされたと思うが、ステレオタイプに塗れており腹立たしかった記憶がある。歴史の授業ではアメリカ独立戦争から第二次世界大戦までが扱われた。ベトナム戦争や朝鮮戦争については習わなかった。少なくとも4分の1がベトナム人生徒だったことを考えれば、歴史の教師が単位を追加してもいいように思うのだが。難民の子どもだったベトナム人の友達は、今に至るまで共産主義者たちが北部から来たのか南部から来たのかを全く知らない。

　ワシントンD.C.にあるベトナム帰還兵の記念碑には、アメリカ人兵士と共に戦ったベトナム人兵士の名前が刻まれていない。様々な戦争で我々と共に前線に立った韓国人兵士の名もカンボジア人兵士の名もモン族兵士の名も刻まれていない。恩を仇で返すようにアメリカが置き去りにしたせいで、亡くなったアフガニスタン人通訳者の慰霊碑もない。私たちは彼らへの追悼を優先してこなかった。

　だがポール・ギルロイ〔主に黒人文化を研究するイングランド人大学教授〕は「苦しみの歴史は被害者に限定して向けられるべきではない。もしそうであれば、個人のトラウマの記憶が薄れていくにつれ、トラウマの記憶そのものが失われてしまう」と書いている[1]。

　ベトナム帰還兵の記念碑にベトナム人の名前はない。だがその黒くて長い壁から2マイル離れれば、ピンクのネオン看板が目印のオシャレなレストランがあり、14ドルで枝豆パテ入りの形崩れしたヴィーガンバインミー〔ベトナムのサンドイッチ〕を買える。

　ヴィエット・タン・グエンは著書『ナッシング・エヴァー・ダイズ：ベトナムと戦争の記憶』の中で、オレンジ郡のサンノゼやリトルサイゴンのような移民コミュニティーは、資本主義上の契約の中で意図的に忘れ去られたものの一例だ、と述べている。「マイノリティが富を蓄え、財産を得、影響力が集中し、目立てば目立つほど、他のアメリカ人は彼らを積極的に認識し、記憶するようになる。帰属があこがれに置き換わるだろう。一員であることが、忘れられることに対する穴埋めになるだろう[2]」

　サンフランシスコにあるチャイナタウンの存在そのものが、まさしくその一例だ。1800年代後半、カリフォルニアの中国人移民たちは激しい反中感情と闘っていた。1871年、ロサンゼルスで18人の中国人移民が殺害され、死刑にかけられた[3]。1877年、「反クーリー〔インド人、中国人などの日雇い労働者〕」の暴徒がサンフランシスコのチャイナタウンに放火、略奪を働き、4人の中国人男性が殺害された[4]。1906年の地震によってサンフランシスコ消防が当該地域の物資を裕福な地域に充て、延焼を食い止める目的でチャイナタウンをダイナマイトで爆破したことがとどめの一撃となった。再建の時が来ると、ルック・ティン・エリという名の地元実業家がT・パターソン・ロスという中国に渡航経験のないスコットランド人建築家を雇い、当該地域の再建に着手した。ロスは何世紀も前の中国の写真や古代宗教というモチーフからインスピレーションを得た。高級レストランにはチーク材の精巧なインテリアや象牙の彫刻品が置かれ、のちにミュージカル『フラワー・ドラム・ソング』でも登場した美しいアジア人女性たちによるバーレスクショーまで行われた。これには、エキゾチックな「オリエンタル版ディズニーランド[5]」を作り、観光客を呼び込み、アメリカでの中国人のイメージを向上させようという狙いがあった。そしてそれは成功を収めた。ハンフリー・ボガートやローレン・バコール、ビング・クロスビーといったセレブたちがチャイナタウンのレストランやナイトクラブへ頻繁に出入りするようになった[6]。仕事を奪うクーリーだった中国人は、魅惑的で神秘的な異国人として仰ぎ見られるようになった。

　我々はこの安全と引き換えに、この仰ぎ見られたことを要因として、次第に中国系アメリカ人としてのアイデンティティが変色していくこととなる。私が幼少期に抱いていた中国のイメージなど、もっぱらサンフランシスコのチャイナタウンだった。20代前半の頃、中国の屋根が実際は分厚い緑色のタイルや龍で覆われていないことを知って驚いた。まるで自分に関しての嘘を教えられていたかのような、騙された気分になった。

　だからこそド教授は、忘却してしまわないための手立てとして、生徒たちに対し両親から家族の過去を聞いてくるよう指示を出すのだ。彼のやり口は巧妙だ。『これは学問的なプロジェクトだからやらなきゃ単位を落とす』と言えば協力してくれる可能性が上がる、と生徒たちに仕向けます。でも一方で、話したがらない節があることも生徒たちには知って欲しい。とは言ってもやはり、違和感は感じられるでしょう」彼は生徒たちに「ベトナムからボートに乗った時、何人乗っていたか？　何人が渡航を達成できたか？」という一歩引いた質問を仕込んでおく。仮に乗船したのが150人で上陸したのが50人だったとして、生徒たちは両親のトラウマに関して詳細までは知り得ないかもしれないが、両親が抱える悲しみの影を想像することはできるだろう。

　私は自分を特権階級のアメリカ人だと思うし、ピエモント・ヒルズ高校に現在通っている学生もそうだろう。だがそうしたティーンエイジャーたちが特権によって甘やかされているとは思わない。私は彼らを依然、脆いものとして見ている。そしてある意味で、彼らがアメリカ人としての権利を有していることは彼ら自身に良い作用を及ぼしていると思う。

　サンノゼを訪れたあの日、ピエモント・ヒルズ高校を去る前に私の命を救った編集室をひと目見ようと立ち寄った。新しいマックが置いてあるくらいで、見た感じは全く変わらなかった。「みなさん、実際ニューヨークでジャーナリストをしてる卒業生の方がいらっしゃいましたよ！」とジャーナリズムの新任顧問が呼び掛けた。みんなは全く気にも留めなかった。彼らの視線はただただインデザイン〔ページレイアウトソフト〕に釘付けだ。素晴らしい。私は生徒たちの肩越しで新聞のレイアウトを見て回った。そこである見出しが私の目に留まった。**精神状態の変容：現実感喪失と離人症**

　この記事には、ガラスを隔てて世界を見るかのように感情をシャットダウンすることは、ストレス対処の方法としては危険性を孕んでおり、うつ病や不安症の可能性がある、という知見が網羅されていた。

「これ、誰が書いたの?」と私が尋ねると、生徒たちは部屋の隅にいる、ぶかぶかのパーカーを着たボサボサ頭の少女を指差した。「すごいねこれ。こんなことどこで知ったの?」

「ガンター先生に教わりました」と彼女は伏し目がちに微笑んだ。イヴォンヌか。私は再び画面に戻った。

最後の段落にはこうあった。「もしあなたが離人症や現実感喪失を感じるのなら、呼吸を整え、思考を緩めてください。あなたは自分をコントロールできます。もし症状が変わらないのであれば、精神衛生の専門家に連絡してください。こうした気持ちを抱いている人は決して少なくありません。なので遠慮せず私たちの助けを借りてください。あなたはひとりぼっちなんかじゃありません」

チャプター31

伝統からの脱却を図る現代に反して私は、古代中国の祖先が私のためにパン屑を「道」しるべとして残してくれたという確信がある。この「道」に従って知識や情報が代々受け継がれていくものと彼らは思っていた。それによって祖先は、他界しようが我々の前に訪れることも、その叡智によって我々を導くことだってできる。死者として子孫である私たちの中に息づき、自分たちがとるであろう選択を私たちに促すことができるのだ、と彼らは信じていた。

彼らは周期表も細胞も量子論も知らない。私の祖父母だって間違いなく、染色体について理解していない。彼らはそれの**何がどう**正しいのかを知らなかった。ただそういうものだと知っているだけだった。そしてわかっているとは思うが、彼らは間違っていなかった。

2013年、エモリー大学医学部にて、研究者たちはオスのマウスを使った実験を行った。[1]彼らは、マウスたちに桜の花の匂いを嗅がせたあとで電気ショックを与えた。マウスたちは桜の花の匂いと危険を結びつけるようになった。最終的に、マウスたちは微量濃度の匂いでも識別できるようになった。脳の嗅覚受容体が肥大化したことで匂いに対して敏感に**なった**のだ。さらにこれはマウスたちの精子にも変化をもたらした。

そのマウスたちが子孫を残したあとで、その次世代のマウスたちにも桜の花の匂いを嗅がせた。マウスたちは桜の花の匂いを嗅いだことも電流を流されたことも無いにも関わらず、ケージにその匂いが漂ってくると、身体を震わせる、飛び跳ねる、といった行動を起こした。この世代のマウスたちは両親のトラウマを受け継いだことになる。

さらに、2011年にチューリッヒ大学脳研究所は、生まれたばかりのマウスたちにストレスを与えるため母親から隔離するという研究を行った。見捨てられたマウスたちは不安や抑うつに陥った。異論なし。衝撃的なのはこの隔離が次世代のマウスたちに及ぼした影響だった。トラウマを負ったマウスたちが子どもを生み、さらにその子も子どもを生んだが、科学者たちはいずれも両親から隔離することはなかった。マウスたちは、子マウスとして全くもって不足なく健康的な生活を送った。だがこの一連の3世代において、不安と抑うつが継続したのだ。

私たちの経験したトラウマが子どもへ、さらには孫にまで受け継がれるという科学的証拠が実際に存在するのだ。当たり前のことだが、ＤＮＡとは鼻の形や目の色、どんな病気にかかりやすいかなどを決定する遺伝暗号だ。つまり私たちは自らの身体を生成し作り変える時、体内の全ての細胞は実際にＤＮＡを「読み取り」、構築のための設計図としてＤＮＡを使用する。だが全ての細胞が設計図の全体、つまり長く連なるＤＮＡの全てを読み込んでいるわけではない。各細胞の内部にはＤＮＡ（あるいはゲノム）と、ＤＮＡの表面にくっついている化学符号の層であるエピゲノムの双方が存在する。エピゲノムは細胞にとってのスパークノーツ〔学習ガイドを提供するサイト〕のようなもので、その細胞にとってとりわけ読み取るべき遺伝子に対して、付箋をつけてくれる。つまりエピゲノムは私たちの身体の部位ごとにどの遺伝子を参加させるかの決定にひと役買っているのだ。いくつかの遺伝子をオンにし、それ以外はオフ、というように。そしてゲノムとエピゲノムは遺伝する。

我々がＤＮＡと聞いて思い浮かべるようなもの、例えば鼻の形や目の色といった要素は、ＤＮＡ全体の約2パーセントに過ぎない。残りの98パーセントは非コードＤＮＡと呼ばれ、我々の感情や性格、本能などの元となる。非コードＤＮＡの表面にあるエピゲノムは環境やストレスに対して非常に敏感だ。自動車事故や症状の重いインフルエンザではなく、長期に渡るトラウマなどの絶え間なく強烈なストレスに対して身体が順応すると、エピゲノムは変化する。トラウマは、例えば、桜の花の匂いに反応する遺伝子をオンにさせる可能性がある。あるいは感情を制御する遺伝子をオフにする可能性もある。そして恐怖に対する遺伝子をオンにするかもしれない。

２０１５年にマウントサイナイ医科大学のトラウマ・

ストレス研究部門所長レイチェル・イェフダは、ストレスの調節機能に関わるＦＫＢＰ５遺伝子を分析するための研究を指揮した。[3] 当研究により、ホロコーストの生存者とその子孫がＦＫＢＰ５遺伝子のちょうど同じ箇所に、同様のエピジェネティック標識を持っていることが判明した。その後、イェフダはヨーロッパ外に住むホロコーストを経験していないユダヤ人たちの遺伝子とも、比較を行った。彼らのエピジェネティック標識に変異は見られなかった。ホロコーストによるトラウマが、生存者……**さらには**その子どもたちのＦＫＢＰ５遺伝子上に（エピジェネティックのメカニズムの一種である）ＤＮＡメチル化を引き起こしたのは明白、ということだ。

さらに驚くべきこととして、マギル大学のマイケル・ミーニイによる、ＤＮＡメチル化を**元に戻す**ことは可能なのかという研究がある。[4] 彼は、生育過程で母親から十分に舐められなかったマウスの個体群を飼育していた。このマウスたちは基本的に散漫で、育児放棄の母親を持ち、不安を抱えたまま成長していた。そこでミーニイは、この不安な状態のマウスたちの脳にエピジェネティック符号を除去できる液体を注射した。そして……成功した。その後のマウスたちから、不安は見られなくなった。マウスたちのストレス反応は完全に正常化したのだ。

残念ながら、人間の脳に打てる注射は存在しない。例えあったとして、それはどういうことになるか？　もし私が何世代にも渡って書き込まれてきた回路図の配線を除去するのだとしたら、それはコンピューターを工場出荷時の設定に戻すようなものだ。自分の初期設定とは一体なんなんだ？　私は**どう**なってしまう？

我々の脳が行う適応はどれも、自身を保護するための努力だ。中には過剰なストレス反応によって致命的な結果をもたらすような、逆効果のものもある。だが我々の健康にとって有益なものも、実際あるだろう。

スウェーデンのエベルカーリクスという町には、世界的に見て最も広範的で最も古い、出生、死亡、収穫高に関する記録が残されている。その記録は遡れば何世代にも渡っており、非常に潤沢な情報量を有する。そしてこのデータを分析した際、科学者たちはある面白い相関関係を発見した。エベルカーリクスには豊作の年と不作の年があり、特に不作だった年には何軒もの家庭が飢えを余儀なくされている。だが科学者たちは、9歳から12歳の時期に飢えに苦しんだ子どもたちの孫世代は、平均して**30歳長生き**しているということに気付いた。彼らの子孫たちは糖尿病と心臓病の罹患率が非常に低かった。一方で同様の年齢の時に十分な栄養を与えられた子どもたちの子孫は心臓発作のリスクが4倍であり、寿命は落ち込んでいた。奇妙なことに、飢えのトラウマは子孫の遺伝子を**より再起的な**ものに変えていたのだ。より健康的なものに。より生存力の高いものに。[5]

残虐なしつけだけが私を私たらしめたわけではないのは確かだが、殴打や暴行を通じたメチル化がどういった形で私のエピゲノムに激しく襲いかかっていたのかは知る由もない。それにも増して、私の身体の細胞はどれも、世代を超えたトラウマや死、出自、移住、経歴といった、私の認識できる範囲を超えた符号によって満たされているのだ。まさにオバちゃんから長年引き出し続けた断片的な記憶のように。

私の家族はこの歴史を抹消しようとした。だが私の身体は覚えていたのだ。仕事に対する姿勢。ゴキブリに対する恐怖。土の味に対する嫌悪。これはルーレットを回して適当に決まった性質などではない。意味のある、必要性のある贈り物なのだ。

自分の骨が知っていることを文字にしたい。その贈り物が役に立つ時は使い、役に立たない時でもそれを理解していたいし、受け入れてあげたい。

だが今、私がサンコファの鳥〔ガーナのアカン族の伝統芸術のモチーフとなる鳥。トゥイ語で「取り戻す」を意味する〕のように首を回したところで何もわからない。奪われた過去を取り返したい。未来を描くためにはそれが必要なのだ。

私がオバちゃんと最後に会った時であり、結局私のことなどお気に入りではないことを明かした時からわずか2カ月後、オバちゃんは急死した。私がどれだけ聞きたかろうが、家系の歴史についてこれ以上彼女に質問することはできない。しかし最後に訪ねた時のやりとりを録音**したも**のがまだ手元にある。私は古いハードディスクを掘り起こして漁り、広東語混じりの部分を省いて、わかる部分は全て書き起こした。私の家系がどんな辛酸を嘗めさせられてきたのかを詳細に学ぶため、シンガポールの公文書館に保管されている口述歴史でオバちゃんの録音を補完した。

　私はそれまで、オバちゃんや祖母はただ第二次世界大戦を生き抜いた程度に思っていたが、そんなもんじゃないということを学んだ。彼女たちは別の戦争をも生き抜いている。歴史が忘却しようとしている、秘密の戦争だ。

　第二次世界大戦中、日本の占領下にあったマレーシアではジャングルの中で共産主義ゲリラ勢力が成長していた。50万人の構成員を擁する彼らは、マラヤ民族解放軍（ＭＮＬＡ）を自称し、ポルトガルから始まり、オランダ、イギリス、そして日本と、何百年にも渡ってその時々で母国を揺るがした植民地化の圧政から解放を求めた。

　再びイギリスによる支配が訪れると、ＭＮＬＡはイギリスとの12年に及ぶ全面戦争を起こした。だがイギリスはこれを戦争とは称さなかった。イギリスはこの紛争を「マラヤ危機」と名付けた。戦争と呼んでしまうと、スズ鉱山、ピューター鉱山、石灰岩採石場、ゴムやヤシの農園といった資産に対して保険会社からの損害補償が適用されなくなるからだ。だがこの紛争によって何千もの兵士と５０００の民間人が死亡したのも事実だ。実を言えば、イギリスがこの戦争で成功を収めたことによってアメリカはベトナム戦争に踏み切ったのだ。黄色人種の簒奪者たちがひしめくジャングルに対してアメリカが攻撃をする際、このマレーシアでのイギリスの戦術がモデルとして使われた。

　ＭＮＬＡは主に中国系マレーシア人で構成されており、中国人の支持者が森深くの木々に食糧や金銭を置き、寄付を受ける形でジャングル内を生き延びていた。そこでイギリスは、中国人に対してＭＮＬＡへの援助を違法とした上で、ジャングル付近に住む40万人の中国人を居住地から追い出すことで法令遵守を確実なものとした。さらに彼らを「新村」と呼ばれる、外出禁止令や有刺鉄線フェンスのある配給制の場所に再定住させたため、彼らは自由の闘士へ施すだけの余分な食糧を持ち合わせていなかった。現在、新村はオンライン上のブリタニカ百科事典によれば「農村地方の中国人のための沿道移転居住地」とされている[6]。別の出典にはより直接的にこうある。捕虜収容所。

　食糧供給が途絶えたことでＭＮＬＡはヤケを起こした。ジャングル近隣の家屋や商店に近づき金銭や食糧を要求し、民間人を殺すと脅した。私の祖父は木を伐採するための植林地としてジャングルの中心部（言い換えればMNLAの本部）で働いていた。MNLAは植林地をも脅し、安全性（と損失）を鑑みた植林地側は屈服し、彼らに食糧を与えた。だがついに、この背信がイギリスに知られることとなった。誰かが責任を負わなければならなくなり、その不運な男こそが、下っ端従業員たる私の祖父だった。イギリスは祖父を裁判にもかけなかった。祖父は逮捕され、3年間投獄された。祖父がいなくなった時、私の伯母たちは幼かったので投獄される前の祖父の記憶を全く持っていない。私が最年長の伯母に、正確にはなぜ祖父が投獄されたのかと聞いた時も、彼女は「マラヤ危機」の詳細を語れるほどの知識を持ってすらいなかった。「ググってみたら」と彼女は私に言った。「共産主義者が関係してたと思うんだけど」

帰ってきた祖父には、歯がなかった。何が起きて、なぜそうなったのか、栄養失調から歯が抜けたのか、拳で殴られたせいなのか、家族は誰ひとり知らない。だがサイード・モハド・カイルディン・アルジュニードは『急進派：植民地マラヤの抵抗と抗議』にて、MNLA支持者を収容していた刑務所の重い実情をこう描いている。「これらの場所はあまりにも暗く、便所からは強烈な悪臭が漂い、トコジラミやネズミも蔓延《はびこ》っており、囚人たちはとるに足りないほどの休息しかとれなかった。囚人たちは独房内で排泄をしなければならず、水も全く与えられないので、毎朝自分たちで汚物を片付けるしかなかった。（中略）過激派のマレー人は食べ物や飲み物も与えられず、法廷では非難を浴びせられ、それが何時間にも及ぶことがあった」[7]

帰ってきた祖父は様変わりしてしまった。彼は平凡な巡回セールスマンという職に就き、多くの時間を家から遠く離れた場所で過ごした。家に**いる**時は酒とギャンブルに激しく溺れ、伯母たちを厳しく怒鳴りつけることもあった。

祖父がその刑務所にいる間、どんなエピジェネティックな傷跡がつけられたのだろうか。その傷ついた細胞が父へと受け継がれたのだろうか。そしてそれが父から私へ受け継がれたのだろうか。

彼女たちの母親がそうだったように、私の祖母やオバちゃんは一家の大黒柱になった。そしてまた彼女たちの母親がそうだったように、彼女たちは生きるために違法賭博事業を始めようとした。祖母は宝くじにいくつか着手した。だが最年長の伯母であるタイ・クー・マが7歳の時、祖母はその運営に関することで逮捕された。

タイ・クー・マ曰く、警官に手錠をかけられ連れて行かれる母に対して、ひとり残された父が叫ぶのを、その場に立ち尽くし、どうすることもできずただ見ていたそうだ。オバちゃんは歯を食いしばって姉が行ってしまうのを見つめていたそうだが、「**これ**は見てられないね」と大真面目な顔で言ったらしい。「多分牢屋行きだね！」普段通りのオバちゃんの真っ直ぐな物言いだ。

幸い、私の祖母は1日2日で釈放された。彼女はそれもあって以後、合法的な稼業へ身を転じ、最終的にはガラス工場の工場長を務めた。オバちゃんもいろんな働き口から金を賄った。二人が育てた子どもたちも、中流階級、上流階級として成功していった。ある叔父は医者として、ある叔母は銀行の重役として、別の叔母は外交官の妻として。そして私の父は技術者となった。さらにその次の世代として、私が生まれた。

母方のことに関して、私は何ひとつ知らない。どんな残忍な過去が彼女を凶暴たらしめたのだろう？　若い頃に母の男兄弟が亡くなったのは知っている。母の父が亡くなったのは母が20歳の時。だがそれ以前の問題として、なぜ母の生みの親は母を養子に出したのだろう？　貧しすぎて育てることができなかったのだろうか？　母の家系はどういう経緯でマレーシアに定住することとなったのか？　母はマラヤ危機の最中に生まれた。母が手放された理由はその紛争に何か関係あるのだろうか？　母に対して、ハーフっぽい見た目をしてると言う人もいる。レイプから生まれた子なんだろうか？　中国人を忌み嫌うイギリス兵との間の子なのか？　母の母は、妊娠期のネガティブなホルモンによる影響を受けていたのだろうか？　つまり、身篭った娘のそばに居続けることができないという不安が、母の情緒不安定の起源なのだろうか？　だから、あまりにも多くの苦しみが。だから、無数のナイフを持ち合わせていた。

ならば私もそれを持ってて不思議じゃない。

パートⅣ

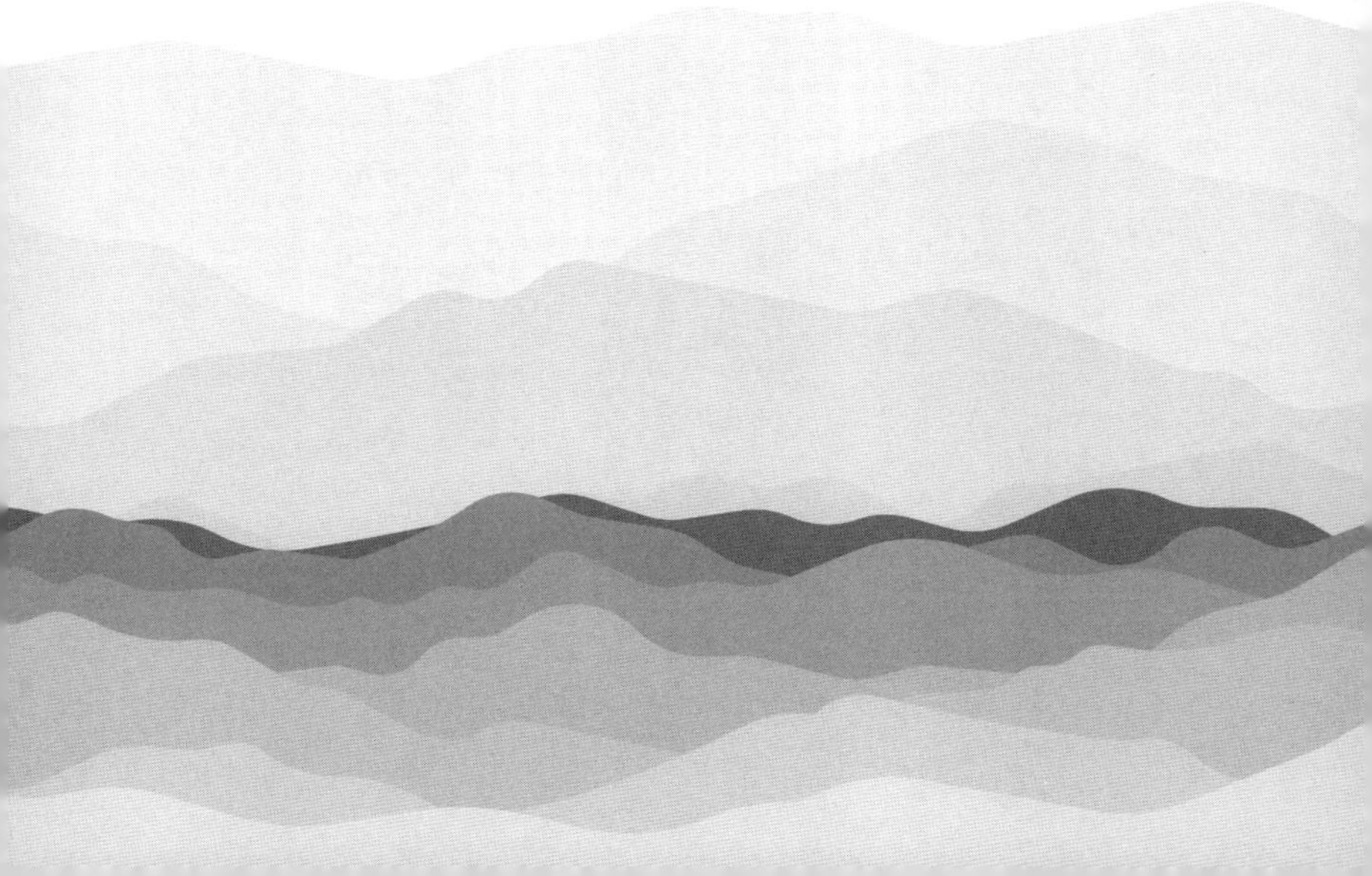

チャプター32

鳴り止まない電話のコール。

それは診断結果を聞く1年前、2017年の初め頃だ。ドナルド・トランプが大統領に就任したばかりで、「ディス・アメリカン・ライフ」の編集室はその話で持ちきり、私は会議から会議へと隙間なく奔走し、その会議も、恐るべきニュース速報の要点を伝えるためにドアを破って飛び込んできた人たちによって中断を余儀なくされた。そんな大混乱の中、父は電話をかけてきた。

話す時間を調整するためメッセージを事前に送れと言っていたのに、父は決してそうしなかった。父が予告なしに午前中かけてきたので、私は会議中断りを入れて電話を取らなければならなかった。父が週に何度も自発的に電話をかけてくるなんて初めてのことだった。それだけ父にとって辛い時期だったのだ。

幼児の段階から父が育ててきた義理の子どもたちは、ビデオゲーム漬けの反抗的な若者に育ってしまっていた。父の妻は仕事でストレスを抱えていた。そのことが父を憂鬱にさせ不安にさせた。彼は電話で私に、どういうことがあって、どれだけ悲しくて、どれほどに孤独を感じていて、どれほどにどうしようもないことかを話した。私は父の話を聞き、相談に乗り、家族と上手くコミュニケーションを取るよう助言した。父の相談に乗るのが常だったからそうした。義理の子どもたちは私よりまともな幼少期を過ごす価値があるらしいからそうした。父は話せる相手が私しかおらず、お前が必要だと言い続けてきたからそうした。

最初に電話をかけてきた時、父は私に、今になって人を愛することの難しさに気づいたと語った。「ただ愛**する**だけじゃなくて……そばにいてほしいと思われるような人間に**なら**なきゃいけないんだよ」と驚きを隠せないかのごとく私に言った。「丁寧に会話をして……はっきり……しつこく口に出して言わなきゃいけないんだよ！ ……どれだけ相手のことを思ってるかってのを」

当たり前だ、ホームズ君、と私は思った。今更になってその歳でその結論に辿り着いたその男に対して、私は途方に暮れてしまった。

「とにかく」と父は言う。「これが……会話の仕方を変えなきゃいけないっていうこの発想が……俺を不安にさせてるんだよ。誰かと会話しようとすると怖くなるんだよ。ちゃんとできないんじゃないか？って。穴があったら入りたくなる。俺が会話できるのはお前だけなんだよ。お前しかいない。死にたいよ。最近ずっとそう思ってる。本当に死のうかな」

マンハッタンのミッドタウンにある職場のビルを囲む歩道をぐるぐる歩きながら話していたのだが、親からのあまりにも漠然とした自殺への言及はトリガーになった。私は電話口で怒鳴った。「そんなこと言われても知らないわ！　自己中心的すぎ！　そんなこと私に押し付けな**いでよ！**　自分の人生の重圧でしょ！　逃げんなよ！」

老婦人と彼女が連れている小型犬が同時に私を訝しく見た。

「わかったよ」と疲弊した声で父は言った。「わかった、わかったから」

落ち着くまで数分かかったが、平静を取り戻した私は家族ぐるみで古くからの知人であり、よくお互い愚痴を言っていた人物を引き合いに出した。「ヘンリーを見なよ」と私は言う。「あの人は自分を省みないでしょ。鏡を見ることもしないで、ただクソみたいなまま人をイラつかせて暮らしてる。もし省みたとしたらあなたが今思ってるようなことを思うだろうね。変わる必要があるって思うだろうよ。自分の人との関わり方に動揺すると思う。でもあの人は省みないから動揺もしない。あなたは少なくとも省みてる。それはすごい勇気あることだと思う。でも変わるのは難しい。可能ではあるけど、練習が必要だよ」

私はセラピーで学んだことを30分かけて父に話した。私が20代の段階で誰かに言ってもらいたかったこと。自分の過ちから学んだこと。父のように振る舞っていたせいで犯した過ちから。

「本当にそうだ」父は驚いたように言った。「お前が言ってることは本当に正しいよ。なんでこんな、お前が親で俺が子どもみたいになっちゃったんだろうな」

なんでこの人は前からそうだったという自覚がないんだろう？

私は父にもう戻らなければならないと伝えた。仕事を抜け出してからもう大分経っていた。「わかった」と父は渋々という感じで言った。「でもこの件に関してひとつだけ言えるのは、お前との関係を修復したいってことなんだよ。お前ともっと仲良くなりたい」

「仮にそうだとして……今までの3回の電話で私の様子を聞いたことってあった？　私のことでひとつでも質問したことってあった？」

「ない」と父は認めた。

「ダメじゃん。相手に調子を聞くことが人を気遣うことのひとつなのに」

「でもお前が元気なのは知ってるよ。仕事も順調だしジョーイだっているし」と父は反論した。「お前が安泰なことはわかってる上で、逆になにを聞けばいい？」

私を職場へと連れ戻すエレベーターの木目調の壁板に、私は倒れかかった。ただただ**悲し**かった。彼が父親とは何かという基本概念を全く理解できていないことが、ただただあまりにも悲しかった。

父と私は、互いの関係のあり方についていつも葛藤していたように思う。食や住居、数学の宿題に関する助言は父に頼る一方で、私は父が大人になるための世話をしなければならない、というような感覚を抱いていた。大人になった今も、私たちは妥協点を見つけることができなかった。我々は他人だったのか？　知人？　だが無論、血を引いたことによる義理というやっかいな結びつきがあった。

父に恩義を感じていることもいくつかある。私が生まれたこと自体がそうだ。それに、幼少期は私を経済的に養ってくれた。大学の学費を払ってくれたし、あちこちで仕事を抱えながら本や食糧を万引きしてはいたものの、20歳で大学を卒業するまでは家賃も払ってくれた。領収書として合算して提出するならば、20代の時にタダで食わせてくれた夕食だって加えなければならない。私の誕生日の月に（正確な日付や年齢まではわかっていなかったが）トレーダー・ジョーズ〔食料品スーパーマーケットチェーン〕で100ドル分の食糧を買ってくれたこともある。高校時代には高価なカメラを、大学時代にはビデオカメラを買ってくれた。携帯は何年も父のファミリープランに入っていた。私に費やした数千ドルで父の罪は精算されたのだろうか？ と自分に言い聞かせた。**でも私は州立の大学に通ってたし、しかも2年で卒業したし。卒業後は出資を受けてないし**。私は勘定し、そして勘定し直す。まるで、それをけちれば父を愛さなければならないことから逃れられるとでも言いたげに。

時には半年間父と全く話さないこともあった。私が2度と話したくないと吐き捨てて終わるような喧嘩が勃発したことも数多くあった。それでも私はいつも戻った。何カ月もコンタクトを取らなかったあとで食事を奢ると言ってきた時、とりわけ、父に何かしらが起きて話す必要があると言ってきた時なんかはいつもその申し出に応じた。それが終わると私は機嫌を損ねたような、満たされないような気分で家路を辿った。

そもそもなぜそんなやっかいな食事に嫌々引っ張り出されてわざわざそこへ行くのか、と数々のボーイフレンドに聞かれてきた。最低限の努力しかしていないのは明らかなのに、なぜそんな父親との関係を保っているのか、と数々のセラピストに聞かれてきた。だがいつも私は彼らを「わかってないな」とあしらってきた。それが私の選択なんだ、と。それが私の義務なんだ、と。**アジア人ってのは**そういうもんなんだ、と。

もちろん私が子として果たした義務は、顔を出すのをやめなかったことだけだ。父と外で夕食を取っている時、私は父の額の汗や口の周りの食べかすや方向感覚の無さを非難した。どんなささいな不愉快でも反撃し、バカと呼び、注文に時間をかけすぎたり言葉に詰まったりすればイラついて鼻を鳴らした。怒りを抑え込むのが大変だった。過去2人のボーイフレンドには別れ話の中で、そんな残酷なことを父親にできるならいつかその残酷さが自分にも向けられるかもしれない、と言われた。

私は何年もの間、父が死ぬ夢を繰り返し見た。夢の中で私は、父がこの世を去る前に満足いくようなことをしてやれず問題を解決してやれなかった、と深い自責の念や罪悪感に駆られていた。夢の中の父の葬儀で私は恥ずかしいほどむせび泣き、棺に倒れ込んでいたが、目が覚めるといつもそうした感情は切り離されており、混乱を伴った。潜在意識下の悲しみと日に晒された重大な無関心の、どちらが本当の感情なのか自分には判別できなかった。

どちらにせよ私は善良でありたかった。許せるようになりたかった。父が奢ってくれた豪勢な大皿の蒸し魚やイカのフライやくたくたの豆苗があれば許すことだってできるかもしれない、と考えながら夕食に通い続けた。そしてテーブルの下に握り拳を隠した。

そんなたまの夕食中に、父はある暴露をした。お互いが沈黙した瞬間の、そのあとで言葉を詰まらせながら「お前の人生を台無しにして申し訳ない」と言った。

非を認めるということに父が最も近づいた瞬間だった。父はオーバーサイズの白いポロシャツの中で、とても小さく見えた。いつも脆弱ではあったが、その時はよりそう見えた。

「あんたは幸運だよ」と私は言った。「今私はこうして元気だから」

ただそれでも父は償うべきことがあると感じていたに違いない。なぜなら数カ月前、父にこう聞かれていたからだ。「お前と仲良くなるにはどうすればいい？」

「知らない」と私は答えた。

「リストを作ってくれ」と父は言った。「お前がこうして欲しいっていうリストを作って、俺に見せてくれ。そしたら俺はそれをする」

私はリストを作らなかった。

私は何を書けばいいのかわからなかったからリストを作らなかった。どうすれば問題が解決するのか？　起きたことを帳消しにできるようなことなんて実際なにかあるのだろうか？　**誕生日を覚えておくこと？　精神的に取り乱している時にそばにいてくれること？　一度会いに来てくれること？　一度でもいいからクリスマスとか、何でもない休日でもいいから、私と過ごすと決めてくれること？　私の様子を聞くためだけに電話したり、メッセージを送ったりすること？　私が過去に執着してることを非難したり問題を矮小化するではなく、自分が犯した過ちを完全に認めること？　それが私をどれだけ苦しめているか認識すること？**

私がリストを作らなかったのはそれ自体に憤りを感じ

たからだ。なぜいつも私が手を動かさなきゃならない？　父は義理の子ども2人に愛や慈しみを与えていた。彼らに対しては基本、育メンであり、毎日料理を作ってあげ、学校へ送って行き、彼らがやっているスポーツの試合へも足を運んだ。前、マレーシアに父といた時、子どもたちと電話しているのを偶然聞いたことがあった。父は優しい声で、私が聞いたこともないような声で、愛してると言っていた。恋しいと言っていた。人生に関する長い独り言を言ったりはしていなかった。それどころか、2人の成績や直近のゴルフトーナメントのスコアや昼に何を食べたかを聞いていた。父は2人を心から愛していたし、それを示しているところを私は目撃した。誰かを本当に愛しているならリストなんて必要ないだろ、と私は思った。本当に誰かを愛しているのなら、それは自ら発されるものであり、率直であり溢れ出すものであり、惜しみなく無条件のものなのだ。だが私に対して、父の愛は常に条件付きだった。これもまた条件のひとつだった。お前を愛すためにはリストに書き出してもらう必要がある。なぜ私は父に愛し方を教えなくちゃいけない？

そして、認めたくないことだが、私がリストを作らなかったのは怖かったからだ。仮に私が必要なことを書き出し、父がそれを与えてくれ、父の全ての時間も金も、満足させるためのエネルギーをも費やしてくれたとして、それでも私は父を愛し返すことができないのではないかと恐れていた。私は許すことができないかもしれない。そうなれば本当にクソなのは**父**ではなくなってしまう。もはやそうではない。私、ということになってしまう。

父が定期的に電話をかけてくるようになってから数カ月後、私は父に現妻のメールアドレスを聞いた。もう時間は十分に経過していた。

私は彼女にかなりの長文で、母の虐待やその後の育児放棄を綴ったメールを書いた。父が出て行った時のことや、それがどれだけつらいことだったかを書いた。そのことに関してどれだけあなたを呪っていて、どれだけまだあなたを恨んでいるかということについて書いた。子どもを見捨てさせてまで自分の2人の子の世話をしろと言うのですか？　それでももし彼女が過去10年分の痛みについて謝罪しようとしてくれるなら、我々は先へ進むことができるかもしれない。

彼女とメールや電話で何度かやりとりしたが、そこでわかったのは彼女が母の虐待について全く知らなかったということ。母が私をネグレクトしたことも知らなかった。父が出て行ってから私がひとりで暮らしていたことも知らなかった。私が父を怒鳴りつけたり軽蔑していたという状況以外、父は彼女に何も話しておらず、彼女は当初、幼い息子たちがそういった態度にならないようにとだけ考えていたらしい。彼女は悔いるとともに、私のことに関して実際、全く考えが至らなかったことを認めた。彼女は謝罪した。

私は前々から想定していたほどは、彼女に憤りを感じなかった。子どもに対して考えを巡らせず、父の日や感謝祭の日に私がどこでどうしているか聞きもしなかったことに関して、私は彼女に腹が立った。しかし彼女が知っていたのは父から聞いた範囲のことだけだったのだ。

彼女たちは2017年の秋、ニューヨークの私の下を訪れた。父とその妻、2人の子どもにジョーイと私は、マンハッタンで丸1日一緒に過ごした。彼女たちをニューヨーク最高のドーナツ屋や二流のピザ屋へ連れて行ったり、メトロカード〔ニューヨーク市内のスライド式磁気乗車カード〕のスライドのさせ方を教えたり、ミッドタウンの巨大なビル群周辺を歩いたりした。

彼女の息子たちは可愛かった。私は10代の頃も、大人になってからもずっとこの子たち2人を嫌悪し、セラピストには不満を吐露し、「ガキ共」と呼び、父と私の人生を奪ったのだと糾弾していたのだ。だが実物の彼らはただの子どもだ。そりゃそうだ。行儀良く、好奇心旺盛で、純粋だ。ニューヨークの巨大なユニクロやアベイシングエイプを見て有頂天になっていたし、地下鉄では混雑による押し合いや、A系統からF系統へ乗り換える時の無秩序なプロセスにドキドキしている様子だった。父は2人を立派に育てていた。

奥さんは高層ビルが好きらしいので、ユニクロに行った後、みんなでエンパイア・ステート・ビルの頂上まで上がった。道中で来場者は全員、緑色の巨大なスクリーンの前に立つよう求められ、従業員に写真を撮られた。それで出来上がったものは客が、ライトアップしたエンパイア・ステート・ビルの天辺を背にしているという画像で、まるで自分たちが頂上まで浮いて上ってきたかのような意味のわからないもので、上の方には日付が書いてあった。仰々しくて観光地臭すぎたのもあって、写真を撮られる時気の抜けた表情をしてしまった。

私たちは頂上まで上り、そのとてつもない高所からではごく小さく見える果てなきビル群や街並みといった、素晴らしい景色を楽しんだ。その日は完全に澄み渡った青空で、遥か遠くまで見渡すことができた。少年2人は「おー」だの「えー」だの言っていた。帰りはおみやげコーナーに寄った。そこで例の写真を売りつけられた。

全員写っている。みんな満面の笑みで、一緒にいることがこの上ない喜びであり、正真正銘の複合家族であるように見える。そして私。眉間に皺を寄せ、うんざりしてるみたいに腰に手を当て、唇は真一文字で不満げな一直線。この観光地のトラップそれ自体にも増して生意気だ。

だがその法外な値段も私のうんざり顔も父の視界には入っていなかった。その驚くほどに安っぽい写真を見るなり、父の表情は輝きを見せた。父の欲しい全てが、父の愛する全てがそのひとつ所に集結した証拠写真を入手できるという、ここ数10年間で初めての現場だったのだ。父は額縁入りの5×10インチを買った。

その晩、私はみんなをコリアンタウンにあるお気に入りの店へ連れて行った。そこではおいしくて肉たっぷりの鍋料理や豪華にたくさん並べられたパンチャン（甘辛いタレが染み込んだ煮干しや、もやし入りのすり身、パンチがあって香りの強いキムチなどの小皿たち）が食べられる。各々カルビチムや、人参ともち米の詰まったチキンで腹を満たしながら、父親夫妻は今日1日のことで談笑し、私とジョーイは子どもたちからどんな人生を送ってきたのかについて質問責めに遭っていた。

「二人はどういう経歴なの？　どこの学校に行ってたの？」と小さい方の子に聞かれた。

「カリフォルニア大学のサンタクルーズ校に行って、それからサンフランシスコに移ってそのあとオークランド」と私は答えた。

「え！　サンフランシスコに住んでたの？　しかもそのあとオークランド？」と彼は言い、期待でいっぱいの眼差しを私に向けた。質問はソーダの炭酸のように彼から湧き出していた。「どうだった？　サンフランシスコとオークランド、どっちのが良かった？　サンフランシスコってニューヨークとどう違うの？」

私は終始笑顔を絶やさなかった。食べ物や気候の違いを話した。だが身体の内側では鼓動が激しくなり、めまいがするのを感じた。

義理の弟たちは私がサンフランシスコに住んでいたことを知らない？

私は大学卒業後、5年間ベイエリアに住んでいた。彼らの家から車でちょっとの所だ。2人が学校に行っている間に家にお邪魔したこともある。何年もの間、月1で父と夕食も共にした。4回の引越しも父に手伝ってもらい、毎回同じように20個の箱、本棚、机、マットレスを狭いアパートから狭いアパートへ運んでもらったこともある。その時子どもたちにはどこへ行くと言っていたんだ？　同様に「友達」と会うと告げていたのか？　なぜ私が通っていた学校も知らない？　なんで私のことを何も知らない？

帰りの電車内で私はジョーイに対し、それをしたためた。私はとても近くにいたのにとても遠くにいたんだ、ということを。

「あの子たちのことを考えるとすごい残念だね」とジョーイは言った。「生活の中に君みたいな偉大な姉の存在があれば本当に恩恵があっただろうに」悲しみと怒りが胃の中でヘビのようにお互い噛みつきあっていた。

「そんなこと言われても」と私はかろうじて言い、何もかも飲み込んでスマホのクロスワードアプリを開いた。

それから数日経って、それは私に降りてきた。何もかもを変えてしまうほどの耐え難い解釈だった。この場合、**私が**秘めごとなんだ。

私は、長い間消息不明である異父姉と同じなんだ。家族の誰もが名前すら知らないほどに、彼女の存在は埃をかぶっている。私は、祖父母の捕まっていた期間と同じであり、母の生みの親と同じなのだ。私は母の不透明な幼少期と同じであり、母の行方不明の兄弟と同じなのだ。私は、口紅を塗っている様をひと目見ようと床下から叔母たちに覗き込まれていた、女装趣味のある大叔父と同じなんだ。私は、女性の恋人がいたとされる、誰も会話したがらない大叔母と同じなんだ。

私こそが葬り去られたトラウマだ。私こそが舌の裏側に隠された嘘であり、葬られ、失われ、消し去られたものであり、触れさえしなければずっと忘れたふりすることができるものなのだ。母は新しい夫と一緒にテニスクラブへ行き、地域のトーナメントに出ている。父は2人の子どもと妻と一緒にハイキングへ出かけている。バレないように私がアクセスしたフェイスブックの個人プロフィール上には、2人が新しい家族と共に満面の笑みで写っている写真があり、母はダイヤモンドの指輪と子犬を見せびらかしており、父がポストした休暇中の画像には息子たちと笑顔を浮かべている様子が写る。彼らの人生が全て映し出されている。忘れられた私の存在を除いて。

私とは血であり罪である。私は両親にとって後悔の総体である。私は両親最大の恥である。

ニューヨークでの旅を終えカリフォルニアに戻った父は、額縁入りの家族写真を画像で送ってきた。今やその見え方は変わっていた。加工で暗く変調されたかのように見える。私はカメラを直視しているが、挑戦的な目をしている。**何事もなかったかのようになんて振舞うつもりのない目だ。殺されといて、何もなく生き返るつもりなんてない**という目。その目は、起こった全てを物語っていた。

置き去りにされたものは、忘れなどしない。

その4カ月後、私は診断結果を知った。そして今、自分の過去が溢れ出し、爆発し、火山は高温で有毒な廃棄物を私の人生の今に覆いかぶさり、私の思考を支配している。

私は父に「ついに正式な診断が出ました」という件名のメールを送った。本文にはウィキペディアの複雑性PTSDのリンクを添付した。

当時、ウィキペディアのページにはこう書かれていた。「複雑性心的外傷後ストレス障害(C-PTSD：複雑性トラウマ障害としても知られる)とは、個人が逃れようのないまたは逃れるのが困難な状況下での長期的、反復的な対人関係のトラウマ体験に反応して引き起こされる精神障害である」

そしてその下の段落には「複雑性PTSDは一連の後天的な反応であり、数多くの重要な発達課題に対する機能不全である。遺伝によってではなく、環境によって引き起こされる。混同される他の診断と異なり先天性はなく、性格的なものでもＤＮＡに基づくものでもなく、養育の欠如によって起こる障害である」

養育の欠如。

メールの本文には挨拶も書かなかった。締めの言葉も入れない。広大な余白の中にそのリンクのみ。書かないまでも暗示したこと、私が伝えたかったこと。あなたは私の人生を台無しにしました。**あなたは私の人生を台無しにしました。あなたは私の人生を台無しにしました。**

返事はなかった。家庭内の関係を私が修繕してやったこともあって、もはや数カ月前から電話もかけてきていない。私は待った。そして待った。携帯が音を発することはなかった。

チャプター33

絶縁とはスイッチのオンオフのようなものだと、私はずっと思っていた。だがそうではないのだとワシントン大学のコミュニケーション学部助教クリスティーナ・シャープは言う。彼女は絶縁研究における数少ない研究者のひとりだ。「絶縁とは完全な断絶であるとか、最終的なものである、という通念が存在すると思います」とNPRのインタビューにて彼女は語っている。「実のところ、絶縁とはもっとグラデーションのようなものであり、より疎遠になることだって、その逆だってあり得るのです。そして実際問題、人は互いにとっての適切な距離を保てるようになるまで何度も距離を取ろうと試みるものです」[1]

私がシャープの活動に触れたのは友人のキャサリン・セントルイスを通じてだった。キャサリンは優秀な記者であり編集者だ。彼女は部屋の中にいると場所を取る存在だが、身長が6フィート〔約183センチメートル〕もあるからというだけではない。彼女の押しの強さだ。食べ物を勧めてくれたり、話しかけてきたり、意見を述べたり、それから気遣ってくれたり。私たちは最初にツイッター上で繋がり、フリーランスに関する話をしようとブルックリンの繁華街にある明るくて高級なコーヒーショップで対面したのだが、すぐさま絶縁の経験に関して意気投合した。キャサリンはこのトピックについて数多く取材経験があり、絶縁した家族の調査も無数にしていた。彼女のこうした活動は自身が父親と絶縁した経験による影響もあった。そして彼女は私に、絶縁とは不名誉なものだという偏見が付いて回る一方で、絶縁そのものはごく普通のことなのだ、と印象付けようとしていた。

「そうかな?」と当時の私は言った。「そんなことになった人、私の周りにはあなたや友達数人ぐらいしかいないけど」

「あなたと同じことを言う人と40人以上話したことがある」と彼女は笑顔で言った。「だから大っぴらにこれを話さなきゃいけないんだよ」

キャサリンはハイチ移民の父との複雑な関係について話してくれた。彼女の父は彼女に対しできる限りのことはしてくれたし、学校や仕事で上手くいくよう願ってくれてはいたが、一方で彼女を威圧し、彼女の品位を傷つけていた。父と話すことをやめる決意は、熱されたストーブに触らないという決意のようなものだったと彼女は言った。父に近づけば必ず火傷を負った。それである時点から、彼女は自分の皮膚を守る必要を迫られた。

私の方も、父との関係をどうするか決めかねていることを彼女に話した。自らの過去という巨大な瓦礫の山から這い上がろうとしている身として、父との関係を続けるなど考えられなかった。だが同時に罪悪感もあった。子どもの頃、科学技術博物館や海へ連れて行ってくれたこと、西遊記の孫悟空について教えてくれたこと、毎晩寝かしつけてくれたことに対する恩義。私のことを愛してくれていると思っていたあの頃の恩義。移民としての責務を負っていたことの重さにも、天秤は傾く。

「移民を経験するっていうのにはなにかあるんだろうね」と彼女は言った。「私の父は幼少期のトラウマが確実にあるんだけど、それもかなりのもんで。ハイチでのことに関して父が『俺が学校でやらかした時は母親にぶたれるだけじゃなかった。近所の人間全員からだぞ！　道に出たら全員が寄ってきて〝なんでそんなことした？〟って言ってくるんだから』って言ってた」それから彼女は平手打ちの手振りをした。「父が私に手を上げることはなかったけど、心の中で『俺はお前に手を上げない。物理的な虐待だって実際は大したことないのに、俺の言葉の虐待がなんだって言うんだ？』みたいに思ってる感じだったよ」

「出た出た」と言って私は気を揉みながら足で床を叩いた。「その考え方に対してどう思えば**いい**のかわかんなすぎる。どう思うことが正しいのか」

「それはあなたの文化が教えてくれてるよ。移民に限らず、アメリカ人は全員、子どもが成長したら年長者の面倒を見るものだと思ってる。特に女に対してね。アルツハイマーとか認知症の人を看護する人たちを指した用語として、科学専門誌が書いた『介護娘』っていうワード知ってる？」

「娘？　なんで？」と私は聞いたが、私の質問の語尾は彼女のうんざりしたような眼差しを前に消え入った。

「なんでかはわかるでしょ」私は乾いた笑い声を上げた。「まあそうか」

「親と絶縁した60人にインタビューしたんだよね？」私は口ごもりながらこう聞いた。「それに関しての調査をしたかはわからない、んだけど、まあ、あなたの体感として、距離を置くことにしたその人たち自身は、その後自由を感じている風だった？」

「いいえ」とキャサリンは疑いもなく言った。私は待った。だがそれだけだった。

「いいえ……？」私は落胆した。「じゃあ、自由じゃ……ないにしても……幸せに近づいたとかは？」

キャサリンはクラッカーを頬張りながら肩をすくめた。

「別に」

私の残念そうな表情を見てのことだろう。「そうね」と彼女は説明してくれた。「私は絶縁が誰かを喜ばせる結果になるとは思わない。そうしなければならないってことが人を喜ばせることはない。ただ**必要**だったってだけ。あなたがそうすべきかどうかは見極めるしかないと思う。あなたがそうすべきか、そうじゃないかは私が教えられることじゃない。ただ言えることとしては、もし**実際**そうするんだとしても、あなたはひとりじゃないってこと」


診断から何カ月後かの2018年夏、父に再びメールで、治療のために自分の時間が必要なこと、もし私とコミュニケーションを取りたいなら調停役（できればセラピスト）同席の場合でしかしない旨を送った。そして9月、父と最後にオークランドの繁華街で会う手筈を整えた。今近所にいるんだけど私物を受け取りたい、と私は伝えた。何体かの古い日本人形と卒業アルバムだ。私はこれが最後である必要はないと言ったのだが、先のメールを踏まえればそうも同然だった。父から、どこで会えばいいかとメッセージで聞かれた。私は適当な通りを待ち合わせ場所に指定した。精神的な拠り所としてジョーイに付いてきてもらった。

通りに差し掛かると、父が紙袋を持って立っていた。父はうつろな感じで、老けていて、眼鏡をかけていた。

私は申し訳なさを感じ、この件に関しすでに罪悪感を覚えていた。父は、おはよう、と言ったが、険しい表情をしていた。私は「おはよう」と返した。私は紙袋に手を伸ばした。

「そちらがよろしければ、どこかで座ってお時間いただきたくて」と父は冷たく、堅苦しい口調で言った。半区画先にカフェがあったので、私たちはそこで席についた。席にジョーイと父を残して私はまずトイレに行った。

後になってジョーイから聞いた話では、そこで父に「どういうことになっているのかはご存知ですか？」と聞かれたらしい。

「彼女の口から言うと思いますよ」とジョーイは言った。

「なんで今になってこうなったのかがわからない。10年前ならまだしも」と父は言った。恐らく絶縁に関してだ。関係の断絶が起きようとしていることを、父は悟っていた。あるいはすでに起きてしまったことを。

私がトイレから戻る頃には、父の口元は口論を予感させる状態にまで仕上がっていた。そして父は言った。

「まず言いたいことを言わせてくれ」

「最初にお前から聞いた時、俺は自己嫌悪になった」と父は言った。「俺は、その、なんというか、**自分は最悪だ**って、**酷い奴だ**って思った。そんなようなことを思った。でもそのあと、**これは自分がかなり傷ついてるってことなんだ**、って思ったんだよ」

「**自分が**傷ついてるって思ったんだ」私の口調は思わず嫌味っぽくなった。

「そう言われるとは思ったんだけど」と父は言う。「俺はただ、なんでこうなったのかわからないんだよ」

「わかんないの？」私の声が割って入った。

「話を聞いてくれ。そりゃ過去を変えることはできない。でもお前が俺にどうして欲しいのかがわからないんだよ」

「だからダメなんじゃん」と私は言った。

「そうか、わかった」と父は怒って席を立ち、帰ろうとした。「もういい」

私は父を引き留めて言った。「セラピストを通じて話してくれる程度には私のこと尊重して欲しかった。そうじゃないからこんな、今まで100回はしたような会話になっちゃってる」

「会ったよ。自分のセラピストに。**5回**もな」と父は怒り狂って言った。それから父は続けた。父は手を挙げ5本の指を見せてきた。「とにかく、良い人生をな。言いたいことはそれだけだ。俺は終わったからな。なんでお前がこんなことするのか俺には知ることすらできなかったけど、どうでもいいな。俺は終わったんだから」

「わかんないの？　本気でわかんないの？」

「一言で理由をくれ。一言でいいから聞かせてくれ」

私はゆっくりと言った。「**私のこと愛してない**から」

「愛してないってどういうことだよ？　具体的に言ってくれ」

「具体的？　虐待。ネグレクト。あとは私を利用したこと……」

「利用した？　なにに利用したんだよ？」

「去年私に落ち込んでることを言うために電話し始めるようになって、その上死にたいとか言って。それ言われて私がどういう気持ちになるか考えた？　むしろそのために私に電話したんでしょ。他でもない私に。あとは……」

「もういいよ、わかった」父は話を中断させた。これ以上聞きたがらなかった。「お前を友達のように思ってたが、俺が間違ってたな」

「私は友達じゃない」私は怒鳴った。「私は**娘**」

これこそ全ての問題だった。

カフェ中の人たちが振り返った。父は呆れた様子で片手を挙げた。私を見もせずに言った。「そうだな」と父は「もういいよ。知るか。良い人生をな」

父はドアから出ようとしたが、ジョーイのところへ戻ってきて言った。「子どもができたら、俺にもキスはさせてくれよ。いいな？」父はジョーイの背中を叩いた。ジョーイは振り返って食いかかるように「クソみたいな手で触るな」と言った。私はジョーイの腕を掴んで「やめて」と言った。

そして父は去って行った。

私は数分間、黙って、座ったまま宙を見つめていた。私は言いようもないほど酷いことをしてしまった。私は今深淵の上空に浮かびながら、根も持たず、帰る場所もなく、怒りと独善に苛まれている。カフェ内の他の客に見られているのはわかっていた。だが羞恥心はなかった。

「行こうか」とジョーイは穏やかに言い、私を連れてカフェを出た。ひと区画過ぎてとうとう私の呼吸は激しく、速くなり、ジョーイの腕に倒れ込み、ブロードウェイの真ん中でむせび、激しくあえぎ、子どものように泣きじゃくった。「最後になっても、今になっても、なんでなにも……なんで私になにもしようとしてくれなかったの？」と私は言った。そして私は最後も、今も、**自分が**やらなければならないことをわかっていた。私は父の妻にメッセージを送った。「私は父の調子が今日良いとは思えません。父を気遣ってあげてください。自傷行為に及ぶ恐れもあります」

これで終わりだ。私が父を父自身から守るのは終わった。

キャサリンは正しかった。絶縁は自由じゃない。喜びに満ちたことじゃない。幸せになることなんかじゃない。ただ**必要**であるというだけで、絶えず私に疑問を投げかけてすらくるなにかだ。私が利己的だからこうするのか？　私が冷酷だからこうするのか？　そしてタオ・グエンの歌詞が頭に浮かぶ。**君は冷酷な子どもになった。君がしたことを見つめてごらん。**

この静寂は私が何年にも渡って耐えてきた孤独な休日とそう変わりなく、父と取り交わした数カ月の沈黙の延長であると同時に、より完全なものだった。ひとつだけ決定的に違う部分もある。もう父から愛を受けるための仕事をする必要がなくなったこと。もうその愛が手に入らないことを受け入れる作業に取り組めること。平穏からは程遠い。だがそれが現実だ。

チャプター34

両親を私の人生から取り去ったことは私を保護してくれたが、私を治してはくれなかった。切除してもそれだけで治癒にはならない。その代わり修復への道のりを明確にしてくれた。とはいえここからが難しいのだ。穴を埋めなければならない。

複雑性ＰＴＳＤを治療するためには、優しくて思いやりのある子育てを受けなければならないと誰もが信じている。自身の親からそれを受けられないのであれば、その役割を果たしてくれる新しい親を見つけなければならない。

セラピーのひとつに、実際に他の人に協力してもらい親の役割を担ってもらうという形態がある。ひとりの患者を別の患者が交代で「子育て」するというグループセラピーのリトリートもある。新しい親代理は実の親がしてくれなかった謝罪をしてくれ、子どもの時に言われて当然だったはずの惜しみない肯定（あなたを誇りに思う、あなたは本当に立派で素晴らしい、など）を与えてくれる。多くの人にとって、これが感情の整理をもたらし、自身の信念を育めるようになる。

そして他にも大人の**大人自身**による再子育てを指導するような形式のセラピーはたくさんある。ＥＭＤＲがそのひとつだ。私の最初のＥＭＤＲ診療では自分が子どもである自分を抱擁し、彼女を虐待から「保護」し、愛されて当然だということを彼女に伝えた。だが続くＥＭＤＲ診療ではさほど効果が見られず、最初の体験ほど如実には心が動かされなかった。それに加え、エレノアやワークシート、彼女の繰り返す咳によってもイラつかされた。それで3カ月経つ頃には彼女に会うのをやめてしまった。

診断名が出てから7カ月経ち、夏も過ぎ秋になった。

春にキャンセル待ちを申し込んでからというもの、全米心理臨床家機構を通じた研修中の手ごろなトラウマセラピストとマッチングするまでに長い時間を要した。〝ニットのベスト〟さんは穏やかな笑顔の持ち主だが、私のことを恐れているような眼差しがそれを帳消しにした。彼は様々な療法の中から「内的家族システム療法（ＩＦＳ）」を実践した。これは患者の心をいくつかの副人格へ解体するよう（内部に家族がいるかのように）求める形態のセラピーだ。あなたがアルコール依存症だとしよう。すると酒を飲むことがあなたのアイデンティティの全てではないと考えることができる。あなたの人格の一部がいつも酒を飲みたがっているだけなのだ。ＩＦＳの臨床家はその人格を「消防士」と呼ぶ。消防士はトリガーに反応して、あなたを安心させるために消火活動しようとするからだ。大抵は飲酒や過食、ドラッグなどの不健康な習慣を持つ場合がこれに当たる。この理屈によってあなたの「家族の一員」として消防士を見なすことができ、その上で、何に対してもビールをかけてしまう彼の傾向を許すことができるようになる。結局のところ彼はあなたを落ち着かせようとしているだけであり、あなたも彼を必要としている時があるのかもしれない。そして一方で、彼にはもう引退してもらい、別の、自分をケアしてくれる健康的な「家族」を起用することだってできるかもしれない。私はＩＦＳが治療プロセスとして助けになったという人を数多く知っていることもあり、試しにやってみることにした。

　私の新しいセラピストであるニットのセーターさんは私に、私の副人格たちの人物画を描くよう言った。私はなわとびを跳ぶ女の子を描いた。私のバカっぽくて楽しそうな側面だ。腕が6本ある北朝鮮の交通管制官。私の極端なやりくりをしようとする側面だ。ミートローフを持った従順な奥様。私のしつけられている側面だ。剣を振るうアリア・スターク〔ドラマ『ゲーム・オブ・スローンズ』の登場人物〕。私の闘志だ。黒い泥だまり。私の欲求不満の悲しき塊だ。ニットのセーターさんが私にさせようとしたのはこのキャラクターたちとの対話や称賛、そしてそれぞれの役割に対する感謝だった。だが彼らと親しくなることは私にとって乗り越えられない障害物として立ちはだかった。

　「泥だまりに言ってあげたいことはなにかありますか？」と聞かれた。

「うーん……なにも思いつかない。私は泥だまりのファン……ではないし。泥だまりは永久になくなって欲しいと思う。だから……私としては……1日で干上がって欲しい？　とか？」

ニットのセーターさんは頭を抱えているようだった。

「じゃなくて？　そういうことじゃないですよね。なんか方向性をくれませんか？　どういうことを言う**べき**なんでしょう？」と私は聞いた。

彼は無理に笑い、肩を竦めるだけだった。彼は沈黙を心がけ、気まずさを助長させることで最終的にいてもたってもいられなくなった私が間を埋めるために話し出すよう仕向けた。私は取材相手にいつもこの手を使っていたので知っていた。**おいあんた、誰に向かってその手法を使ってる**。私はじっと彼を見つめ、お互い見つめ合う格好になった。彼の目は気まずく怯えた雌鹿のような様相を呈し始め、私は彼のその恐怖に似たなにかに対して照準を合わせたくなった。

「このプロセスを信用してください」と彼は諦めて言った。「そうじゃなきゃ上手くいくものも上手くいきませんよ。このプロセスのどういったところに疑問を感じますか？　他者を信頼するのが難しいと感じる理由から、まず探っていきたいですか？」

「他者を信頼するのが難しい理由は**わかって**ます。私はただ**泥だまり**なんてものに何を語りかけたらいいのかがわからないだけです」

思い返してみれば、私が泥だまりと話さなかったのは自分自身の一番嫌いな部分と向き合い、受け入れるのが怖かったからなんだと思う。あるいは、それが頭の中で作り上げた家族とはいえ家族というものを信頼することに拒絶反応が起きたのかもしれない。あるいは、架空の生きてもいない物体と話すことがただ単に性に合わない人種なのかもしれない。いずれにせよ、ＩＦＳは私に本当に向いていなかった。頭の中で「くだらない。時間の無駄だし、こんなこと続けたらそれこそ愚かしい」と声が響いたまま診療は終了した。声の主は母親だった。それがわかっていても、私は彼女を黙らせることができなかった。

たまに気分転換が必要だと感じた時、私は相変わらず瞑想の講習に行った。そんな数少ない機会の中で私はＭ

NDFLという、まるで『ブラック・ミラー〔イギリスのSFドラマシリーズ〕』に出てくるような感じの、近寄りがたいほどに先鋭的な瞑想空間へ試しに行ってみた。真っ白でなにもない部屋に床から天井までの高さの巨大な円形窓があり、そこから緑の茂る庭が見える。進行する都市の富裕化現象もピークではあったが私のフィットネスアプリと提携していたこともあり激安で参加することができた。

ある時そこへ行くと、瞑想の指導員が、愛らしく柔らかい典型的なイギリス訛りで話す国籍も謎な美しい男性だった。私は両脚の間にクッションを置いて座り、目を閉じ、耳を傾けた。

「愛を定義したい」と彼は始めた。私が以前聞いたことのある別のガイド付き瞑想からの興味深い転用だが、基本的にはテンプレ通りだった。「愛とはあなたが生まれつき知っているもの。あなたは愛がどんな感覚のものかを知っています。それは誰かのために最善を尽くしたいという感覚。その誰かと繋がる感覚。たとえその誰かに何かが欠けていたとしても受け入れているような感覚。あなたが深く愛し、そして愛されている人、その人に、一心に集中してみてください」

当然私はジョーイを選んだ。私は彼に熱意を持って愛を打ち明けた。彼の優しさ、安心できる笑顔、私には無謀にも感じるあの確信を思い起こした。私の彼に対する愛は自分の腕の中で巨大に感じられ、抱えられないほど大きく、胸元から飛び跳ねていってしまいそうだった。私たちは全員、数分間こうした愛を感じたまま座り、ひとりひとりが輝き、生き生きし、喜びを放出していた。

「オーケー。ではそれと同じ感覚を味わって欲しい。その暖かく、美しく、愛おしい感覚。胸で、脚で、顔で、内臓で感じてください。その感触に集中して。その輪郭に。その喜びに。さあ、それを自分自身に向けて。あなたの愛する人が……**あなたに**対しても間違いなく同じ感覚を抱いていると思って」

そっちは厄介だった。でもジョーイは家で待ってくれていた。彼は**いつも**家で待っていると断言してくれていた。ならば。それは**間違いない**ことだ。私は、彼が私に対して感じているであろうことを感じ取ろうとした。彼が思っているに違いないことを思おうとした。彼がどれほどに私の欠点を愛してくれているか考えようとした。だがその行為に奮闘すると、目から涙が溢れ出した。最終的に私は道理を考えることをやめた。彼が私をこの上なく愛してくれていることだけはわかっている。そしてそれがどれだけありがたいことか。感謝の波に飲まれるまま飲まれた。こうして愛されていることがどれだけ幸運なことか。どれだけ幸運で、どれだけ幸運なことか。

しばらく経ってから先生は3度目の声を発した。「さあ。その暖かく美しい愛を集めて。それを向けて」

1年前だったら、私はこの段階を達成することができなかっただろう。難しすぎただろう。だがEMDRでの経験が今呼び起こされた。

EMDR中、私は子どもの自分と現在の自分を同時かつ別々に呼び出すことができた。子どものステファニーの気持ちを感じながらも自分の気持ちも持てた。今の考えをもって彼女を励ますことができた。愛を与えながらも受け取ることができた。

今、私はEMDRの時と似たような想像を実践した。私は最近の自分、それも9カ月前の自分をイメージした。当初は診断結果にもがいていたステファニー。今の私の髪色は紫だが、ブルーグレーの髪でマウンテンパーカーを着た当時の自分が目の前にいるイメージをした。彼女を目の前にしても、大きく膨らんだ愛を彼女に投げかけても、なぜだか私は不愉快にならなかった。私は共感と哀れみと悲しみを感じ、そしてなにより、彼女が本当に、本当に頑張っているのがわかった。彼女は**快方**へ向かってベストを尽くそうとしていた。

「一生懸命頑張ってるね」と私は彼女に言った。「あなたは苦しんでる。でもよく頑張ってる。自分がやるべきだと思うことを全部やってる」

私はそれから別の自分を探した。それはトランプの束を扇状に広げるようだった。12歳の小さい自分、大学生のかわいい自分、20代前半の自分……そのどれもが自分。そしてどのステファニーをめくる時も、私は同じことを繰り返し言った。「あなたは苦しんでる。でもとても頑張ってる」

私の独り言は先生に遮られた。「その子を抱きしめて！」と先生が叫ぶ。彼の口調は起床を知らせるラッパのような祝砲だった。「その子を抱きしめて！　その傷ごと抱きしめて！　ありのままの彼女を！」

これが本当に難しかったので、私の顔は干しぶどうのようにしわくちゃになった。だが私は深く呼吸をし、ぐっと堪え、やみくもにやってみた。私は2月の自分を受け止めた。そしてそれから現在の自分を受け止める方向へシフトしようとした。難しかった。自らの意識に抱かれる。私は壁を突き破った。チューリップの中で丸くなるような感覚だった。輪投げをして、ずっと欲しかった景品に命中したような感じだった。妙だ。健全だ。**良い**。

私の周りの何人かがため息をついたり、呼吸を整えたりしていた。その人たちにもこの瞑想の効果があるらしかった。

自分自身を愛する。ああ、これか。幻覚剤の助けなしで訪れたのは初めてだ。無条件の自己愛。

瞑想の場から外に出ても穏やかな気持ちにはならなかったが、感情を込めて自分自身をもっと大切にしなければならないという新しい決意がみなぎった。その日はその後、自らの好きなところを洗い出した。それは簡単なことだった。友達への賛辞を1冊に纏めるようなものだったからだ。

だがこの瞑想施設で得た最高の収穫は、座って瞑想することで毎回馴染みの顔にアクセスできるようになったことだった。数分間、陽光を浴びて息を整え、1年後の自分を召喚する。想像上の彼女は私の後ろに座っており、背中越しにハグをして私を包み込んでくれる。彼女はしわが増えていた。しみもいくつか増えている。彼女はだぼだぼで柔らかい服を着ている。「やあ」と私は言った。

「やあ」と彼女が返す。

「今日悲しいことがあった」と私が打ち明ける。

「いいよ、悲しくなっても。ここから1週間悲しい気持ちが続くわけじゃないから。愛してるよ。あなたはベストを尽くしてる」と彼女が言い、私は彼女の正しさを確信している。私は彼女のお腹にもたれる。お腹が私を押し返すのを感じ、そのしっかりとした反発が、あなたは孤独じゃないよと教えてくれた。彼女は私の頭の中の母の声を黙らせてくれた。身体的にだけでなく、**精神的**にも母が切り離された。

彼女にはそれができた。3人目の親として、彼女はそうする権利を持っていた。

セルフ・リペアレンティング(自分による再養育)の

実践は、自己との健全な対話の着実な立て直しを指導してくれた。だがこれだけは言っておかなければならない。数多くの友人や知人がリペアレンティングに助けられてきたのを知っているが、その誰もがリペアレンティングは疲れると言っていた。リペアレンティングは時間がかかるし、集中力や静かな環境が必要だ。使い慣れた楽な神経経路を追いやって別の方向へ進むために、理知的で身体的な努力を要する。その努力によって喜びに満ちた収穫が得られる一方で、時には悲しみが伴うこともある。与えられるべき優しさを自らに示すことは、それが得られなかったことに気付かされることでもあるからだ。

　トラウマとは、殴られたりネグレクトされたり侮辱されたことによる悲しみだけを指すのではない。それはある側面にすぎない。トラウマとは、送ることが**できた**かもしれない幼少期を惜しむことでもあるのだ。周りの他の子どもたちが送った幼少期。膝を擦りむいた時はお母さんがハグやキスをしてくれたかもしれないという事実。あるいはお父さんが卒業式に参列してくれて、花束を渡してくれたかもしれない。トラウマとは、大人になってから、自分自身を養育**しなければ**ならないという事実を嘆くことなのだ。キッチンに立ち、腹を空かせ、焦したチキンを前にして泣きそうにならなければならないことであり、母にそれを電話で話すことも、それに対して大丈夫と声をかけてもらうことも、お母さんの作った料理を食べに行っていいかと聞くこともできないことなのだ。その代わり、自分でブーツの靴紐を引っ張り上げ、自らの人生におけるしんどいパズルを自分で解かなければならない。そうする他ないのだ。自分のために解いてくれる人など誰も居ないのだから。

その悲しみ、つまり喪失による悲しみには、報いとしての悲しみと違った特色がある。報いとしての悲しみは直感的に怒りを感じるし、激しさを帯びている。復讐や正義によってどの道、立ち直ることができる。

　だが幼少期が失われたことの悲しみは憧れのようであり、無茶な願望という感覚なのだ。空虚であり、際限ない飢えという感覚だ。

　私は、パパもママも**必要ない**と自分に言い聞かせて生きてきた。だが今、私はこの飢えが子どもじみたものなどではないのだと気付き始めた。これは普遍的で、根源的な欲求なのだ。我々はみな、大切にされたいし、それが当たり前だ。瞑想中に目の前に現れる柔らかくてだぼだぼの服を着た女性は、親同然などではないし、今後親になるなんてこともない。だが彼女は私を腕の中へ引き寄せ、「あなたを愛したい」と囁いてくれる。そして私は彼女にもたれかかり、身を委ねることにする。

チャプター35

家族の必要性を学ぶ、つまり、家族に頼りつつ自らも尽くすことを学ぶのは、ジョーイと付き合う上で習得しなければならないスキルだった。クリスマスが近づくということは、ジョーイと私がショッピングモール（彼の母へセーター）、ベストバイ（彼の父へドローン）、フォービドゥンプラネット（弟へ漫画）、CVS（祖母へホイットマンズサンプラー〔アソートチョコレート〕）、ベラミート（一番若い妹へジュエリー）、そしてサーラテーブル（別の弟へ調理器具）へ行かなければならないことを意味した。それでぎりぎり最低限だった。その道中で、叔父、叔母、大切な人たちへのプレゼントとしてさらに最低10品目は必要だった。

頑張って稼いだ金を街中駆け回ってお母さんのセーターに費やすというのは、控えめに言ってもおかしな行為だった。なぜなら……私はずっとクリスマスが嫌いだったからだ。

初めて孤独なクリスマスに耐えたのは高校2年の時で、父が出て行った後のことだった。私は繁華街のクリスマスイベントへ車で行き、アメリカンドッグを買った。雪の結晶が飾り付けられた観覧車に乗るカップルや、キラキラした緑のクリスマストレインに乗って笑う子どもたちを眺めた。**馬鹿どもが**、と私は思った。トナカイも愚かしい。クリスマスだからってすぐ雪の結晶を持ち出すカリフォルニアの単細胞っぷりといったらない。資本主義そのものが**愚か**。帰り際、出店を通り過ぎる時にデカいサンタの（なぜか棒がくっついている）風船人形を盗んで、その日は夜通し部屋で泣いた。

数年間に渡って、クリスマスやハヌカー〔ユダヤ教の年中行事のひとつ〕はその時々、友人たちの家族と過ごした。みんなとても歓迎してくれたし優しかったのだが、どうしても場違いな思いをしていた。子どもがキッチンを通る時、親御さんがそれを捕まえてハグするところをよく見たものだった。彼らは「大好きよ」とか「大きくなったね」などと囁いていた。夕食になると家族で昔話に花を咲かせ、その後、友人はソファーに飛び込んで兄弟たちとももみくちゃになったりしていた。とても美しい光景だった。そしてそれが私のものではないことに苦しんだ。

最終的に、私はどこかへ顔を出すことをやめた。クリスマスなどないものと思うことにした。私は仕事をするなり、絵を描くなり、DVDを観るなり、熱い湯に浸かるなりした。自分へのご褒美として手の込んだ食事を取ったり、道路向かいにある更生施設の男どもにチーズケーキを持って行ってやりタバコやジョークを交わし合った。それでも午前2時になると、気付けばデスキャブ〔アメリカのバンド。デス・キャブ・フォー・キューティー〕の「Someday You Will Be Loved（いつかは君も愛される）」をリピートして聴いていた。

シュルームの登場によってクリスマスは俄然盛り上がりを見せた。みんながイエスを祝っている中、スピリチュアルになっていたのは**本当に**私だけだと思う。それでも感謝祭のあとは緊迫感が出て、「リトル・ドラマー・ボーイ」が流れ出したらチャンネルを変えた。クリスマスのイルミネーションを見過ぎないように遠回りしたりもした。

だがジョーイと付き合い始めてから全てが変わった。ジョーイは心から、**心から**クリスマスが好きだったからだ。

知り合ってから数カ月でクリスマスがやってきた。「クリスマス産業全般に全然興味なくて。あんなもの家族がいる人のためのものだから」と私は彼に言った。彼は頷きながら聞いていたが、不審なほど無言だった。そのあと彼のアパートを訪れると、飾り立てられていた。ストーブの上にはポットロースト〔肉を煮込んだ鍋料理〕、イルミネーション、花飾り、両親のオーナメントが入った箱の隣に枯れ木。ライフタイム〔アメリカの有料テレビ局〕でやっているクリスマス映画に迷い込んだみたいで、いつもならこういったものを見下していたのだが、その時は何かが違った。私は誰かのクリスマスに足を踏み入れたわけじゃないんだ。全て私のためのものなんだ。

数日後、彼は私にホットチョコレートを渡してくれて、近場でイルミネーションが有名な場所へ連れて行ってくれた。その1週間後のクリスマスイブ、彼の家族による2日間のクリスマス会がクイーンズで行われるから是非来てくれ、と言われた。私が到着すると彼の家族は笑顔で私に自己紹介、からの挨拶のハグ……そしてそれからすぐに彼の父は、海水の入った濡れた袋をこれ見よがしに見せてきた。

「アサリってどう調理すればいいかわかる？」

「うーん……なんとなくは。例えば、白ワインとガーリックで炒めるとか？」

「わからん。**アサリ**。獲ってきたのはいいんだけどどうすればいいかわからなくてさ」彼は私の手に袋をドサっと落とした。「ほら、作ってみて」

私が上がり込んだクリスマスの中で最もクレイジーだった。両親がタイミングよくオーブンから料理を取り出す一方、静けさもなければ温かい寄り添いもなかった。それどころか、彼の兄弟姉妹は「誰もわかってくれない」と喚き出し、彼の父は紙媒体メディアに対する批判を延々言い、彼の母はメガネが見つからないと言って身体をぶつけながらあちこち這い回り、混沌と緊迫の渦中には茄子、そして犬は床にフンをしていた。いや、最後は嘘だ。キッチンが改装中だったので犬は床に敷かれた大量の段ボールに糞をしていた。それを拭うのではなく、彼らはウンコに沿って周りをエグザクト〔刃物メーカー〕のナイフで四角く切りさっと処理していた。ほとんどの社会規範は窓の外、あるいは向こうの角を曲がったところ、それかもう少し離れたところにあり、社会的にばつが悪くなる余地などなかった。リフォーム中だったので私たちはみな、リビングのコーヒーテーブルを囲んで座って食事を取るしかなく、ただそれでも料理は色とりどりで美味しいし、彼の家族も底抜けに愉快で愛おしいので**そこに居るだけ**で楽しく、私が処理に追われるなりまた慌ただしく次のやっかいが繰り返された。

クリスマスイブの恒例で、彼の家庭では遅くまで起きてプレゼントを交換し合うことが固く決められていた。みんなはプレゼントが見られてしまう可能性を防ぐため部屋に入る前に必ず名前を名乗らなければならないのだが、案の定、阿鼻叫喚を伴う不慮の事故が起きた。午前4時に騒ぎは落ち着いてみんな寝静まり、朝には寝ぼけたラッピングが施された信じられないほど心のこもったプレゼントによる雪崩が起きた。ジョーイは私にクラダリング〔アイルランドの伝統工芸品の指輪〕と、2人の関係が花開くことにどれだけうきうきしているかが書かれた精巧な作りのラブレターをくれた。彼は私にクリスマスを好きになって欲しいという思い、そしてそれ以上に、クリスマスにまつわることを好きになって欲しいという思いで、その日を特別なものにするべくとても一生懸命頑張ってくれた。彼は私に家族の一員として、居心地よく感じて欲しかったのだ。

　だが彼の家族が私に居心地よく思わせるための惜しみない苦労をしていなかったら、その成功もまたなかっただろう。彼の兄弟姉妹はお茶や漫画やジュエリーをプレゼントしてくれた。彼のおばあちゃんはアイルランド訛りでおばあちゃんらしい下ネタを言い続けていた。「あなた本当に素敵よステファニー！　あなたたちは喧嘩もしたことないんでしょうねえ。え？　さっきしたの？　じゃあ急いで仲直りをやらなきゃ。そこが一番楽しいんだから」そう言って私にウインクし肘でつついてきた。お母さんはジョーイに私の好きなパイを聞いていて、特別に私のために作ってくれた。ラズベリーと梨のパイだ。そして彼女は私に、持って帰るには大きすぎるほど山のようにプレゼントをくれた。キッチン家電、香水、口紅、帽子、靴下、セーターなど、彼女が想像し得る限りの暖かくてかわいい品々。その膨大さに罪悪感すら感じた。こんなのただただ**多すぎる**。だが私たちがそれら全てを開封するのを見て、彼女は微笑んでいた。丁寧に包んだその包装紙を破いて開ける人を見ること以上の喜びなどこの人生に存在しない、とでも言いたげだった。

　彼らの心遣いはクリスマスだけじゃなかった。ある日、お母さんは私の家族について聞いて、それからこう言った。「じゃあこれだけは覚えといて。私たちはあなたの家族。あなたは私たちの家族」兄弟姉妹たちは毎度誕生日会やカラオケバーで集まっている時に私を誘ってくれて、彼らの秘密を暴露してくれた。彼らに使わなくなった家具をもらったり、プレイリストを教えてもらったり、大好きなアニメを強制的に見させられたりした。私たちはみんなで毎夏、州の北部へ行って大宴会を催した。そこでは森の中、綱引きをしたりした。私が家族に関する不安をジョーイのお母さんに吐露すると、彼女は私の手を握り、目に涙を溜めながら「私は絶対あなたから離れないからね」と言ってくれた。

　そして2回目のクリスマスにお邪魔するとお母さんは、家族の集まりに着ていくには露出が激しすぎると以前だったら思ってしまうような大量の洋服（だがもし彼女が私をかわいくしたい、そして尻を見せつけて欲しいと思っているならクールだ）、マグカップ、2人のアパート用に家電とサラダボウル、そしてその他の細かな品々をプレゼントしてくれたが、それすら他の家族の狂気じみた大盤振る舞いの中に埋もれてしまった。ジョーイは相変わらず「クリスマスをもっと好きになろう」キャンペーン中で、彼が自分でクラフトした木製時計を私にくれた。それは将来計画のための10年分のカレンダーを意味するものだった。

　診断と失業と瞑想のどうかしている1年をなんとか生き抜き、3回目のクリスマスを共にする時がきた。今回はジョーイがどんな茶目っ気を見せてくれるか楽しみだった。だが全てのプレゼントを開け、包装紙をバッグに詰め込み終わっても、未だジョーイからは何も受け取っていなかった。そんな時、彼は家族全員に封筒を手渡した。中にはそれぞれパズルのピースが入っていた。

　何年も前のとあるクリスマス、ジョーイやその兄弟姉妹がまだ小さかった頃、彼らの父は謎解きしながらプレゼントを探すという手の込んだ宝探しを企画した。子どもたちは夢中になり、お互い協力してその宝探しに身を投じたという。今年、ジョーイはその伝説を再現した。

　私たちは2つのチームに分かれて探索を始めた。家族それぞれに合わせて作られた謎があった。そのうちのひとつは、ハリー・ポッターに登場する「みぞの鏡」を探し、そこに映るものを見るというものだった。それが『リック・アンド・モーティ〔SFギャグアニメ〕』のジョークを元にした謎へ導き、さらにチェスのパズルへ導き、それが一連の音符の位置を変えることでC―A―B―B―A―G―E（キャベツ）という単語になる謎解きへ導き、その中に次なる謎が隠されていた。3時間に及ぶ探索では、鍵を開け、酒をすすり、聖書の中から手がかりを見つけ、数学の問題を解くことが要求された。そうして我々は各々躓きながら階段を上がった。

　彼の弟の部屋のドアには大きなニューヨークの地図が

貼ってあり、その両面にピンで何枚かのインデックスカードが留められていた。それぞれのカードには私たち2人の関係において重要だった瞬間が記されていた。初めて彼が好きだと言った時、彼がニューヨークの繁華街を案内してくれた時、私の昔のアパート。そこで私はわかった。パズルを解くと、最後の手がかりが私に――それも私ひとりで――道路沿いの彼のおばあちゃんの家に行け、と言っている。身体を震わせ泣き出し、そして自分の靴を見つけられない私をお母さんが優しく靴箱まで導いてくれてお母さんのUGG〔ブーツブランド〕を履かせてくれた。私は緊張と興奮でしゃっくりをしながら道路を進んだ。

　ジョーイはおばあちゃんの家のリビングで待っており、隣の壁には家族の写真が貼ってあった。「ここにいるみんなが君のことを愛している」と彼はそっと言い、未だ私は過呼吸で、涙が頬を伝っていた。「それにはある良い理由があります。君が素晴らしい人だから。それに君ほど僕をアットホームな気持ちにさせてくれる人はいない。僕は君のホームになりたい。それも永遠に。君と家族になりたい。結婚してくれませんか？」彼は片膝をつき、ベルベットの箱を開けた。そこには私が親友たちとの間で熱望していた綺麗な指輪が入っていた。

　私は「そんな、ジョーイ、ええ！　これダイヤモンドじゃん！　こんなの絶対高いのに！　キュービックジルコニアにすればよかったのに！」と叫んだ。

　そしてその上で私は、はい、と答えた。

　その後、彼の家族は全員、家で私たちを待っていた。彼の兄弟姉妹たちはみんな私を心の底から嘘偽りなく歓迎してくれた。そしてひとりの弟が私にこう言った。「兄の面倒を見るのにこれ以上の人は考えられないし、俺の家族になるのにも、これ以上の人は一生涯考えられないな」お母さんは私を抱きしめ、私の肩で泣き、それからシャンパンのボトルを開けた。ソファーに座っていたおばあちゃんは私の隣で眠ってしまうまで私の手を握り続けていた。

　プレゼントは指輪なんかじゃなかった。プロポーズでもない。プレゼントはこの3年のバーベキューや脱出ゲーム、ラズベリーと梨のパイ、過越で交わされたワインによる祈り、深夜の映画上映会だった。引っ越しや皿洗いや、どのボードゲームを買うかの判断を手伝ってもらう必要がある時、誰かが必ずそこにいてくれるということがプレゼントだった。プレゼントは、私のことを一員だと思ってくれるこの小規模で頼もしい仲間たちだった。プレゼントは、居場所があるというこの感覚だった。

君は僕らのもの。

それから何日も眠れなかった。私はとても幸せだった。あまりにも信じられなかった。**なんでこんなことができた？　お前の馬鹿げたシナリオに付き合ってくれるような説得をどうやって成し遂げた？**　私は自分に問うた。そして畏敬の念を抱く。**ついに、私の面倒を見たいと思ってくれる人が現れた。私をとても愛してくれる人が現れた**。**私と共にいたいと思ってくれる人が**。

私は暗闇の中でジョーイの方を向き、その愛おしい顔を眺めた。彼は眠っているにも関わらず私の感動に呼応してこちらに身体を向け、私を抱擁で包み込んだ。

パートV

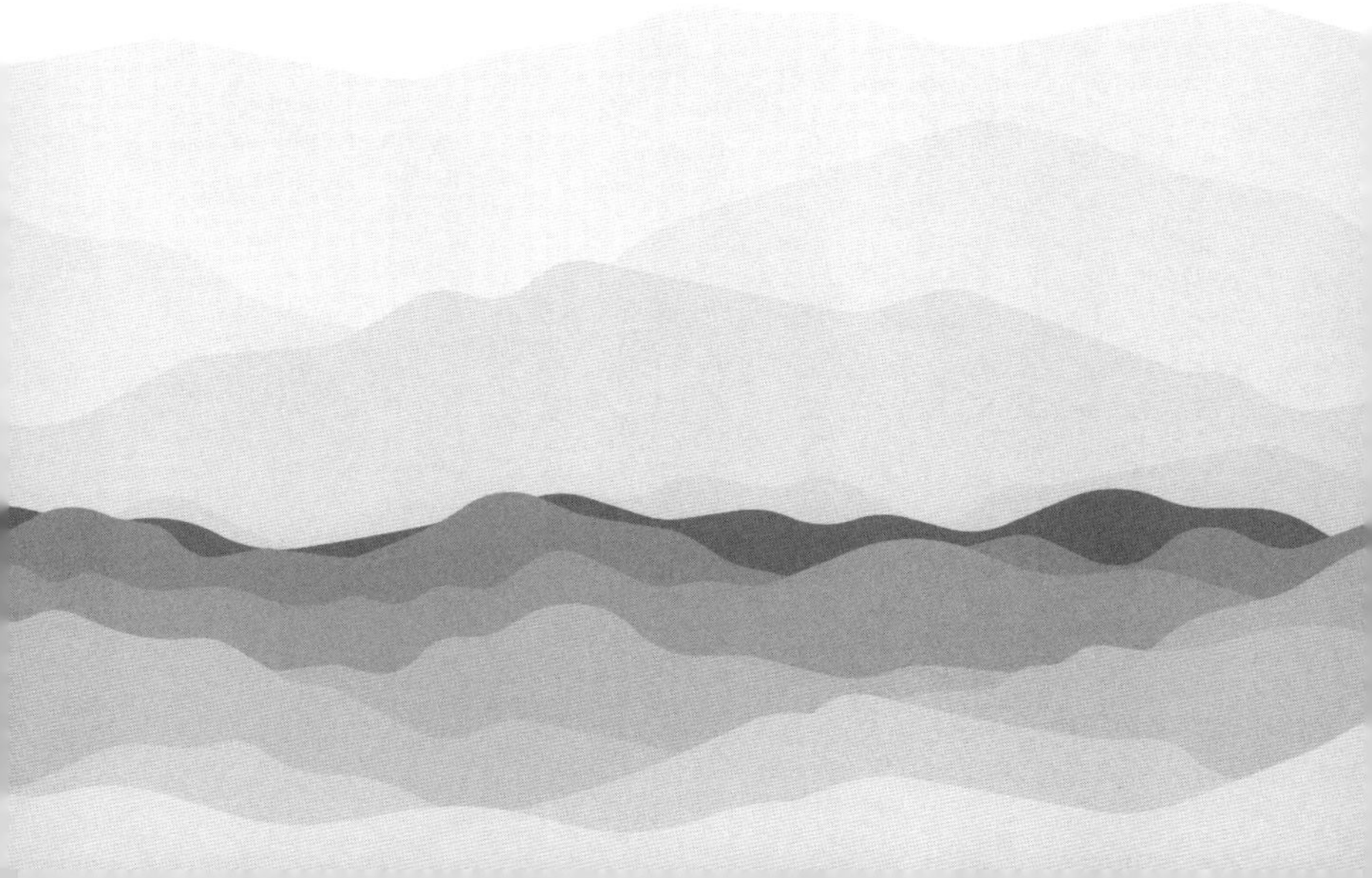

チャプター36

診断が出てから約1年経った2019年の1月、ようやく苦心が身を結んだように感じられた。私は愛する人と婚約した。フリーランスとしての仕事もようやく安定して依頼が入るようになり、前職とほぼ同程度の額を稼げるくらい軌道に乗り始めた。自己鎮静化というテクニックにも見返りがあった。日常的に、疑いよりも感謝を抱くことの方が増えたのだ。身の周りの人たちが素敵に見えた。行きつけのカフェでスコーンを貰った！　地下鉄で人から話しかけられるようになった！　しばらくしてからなぜそんなことになっているのかがわかった。私があまり恐れを抱かずに世の中を動き回っていたからだった。私は笑顔で、他者を信頼していて、おおらかだった。

私はこの気持ち新たな1年を始動するに当たって、自らに良い刺激を与えるべくユタ州のサンダンス映画祭へ向かった。そこで私はラジオストーリーのひとつをライブパフォーマンスする予定だ。そこにいる間は子どもの頃の親友であるキャシーと合流することになっており、ふたりで温泉とかスキーといった感じの自然を満喫できるつもりでいた。私はこの旅行が、不安ではなく冒険に満ち、絶縁ではなく友情に満ち、自己嫌悪ではなく成功に満ちた、今年を象徴する旅になるだろうと期待していた。

自分の乗る便に間に合わせようとデルタ航空のターミナル内を急いでいる時、突然、強烈に刺すような痛みを感じ、そのあまりの唐突っぷりとショックで自分のスーツケースが目の前を滑っていくのをよそに私は進路上で立ち止まってしまった。生理中ではあったが、生理痛のそれではなかった。もっと鋭い痛みで、まるで私の体内に釣り針を引っ掛けた何者かが足を1歩前に出すたびにそれを引っ張っているかのようだった。

痛みは旅行中、出たり引っ込んだりを繰り返した。歩こうもんなら悪化したが、泥温泉はそれを和らげた。

帰ってきてから産婦人科へ行った。先生からいくつかの検査をするように指示された。血液検査、超音波検査、**子宮に**挿入されたカメラをやたらうねうね動かされる不愉快な検査。それから先生は私を椅子に座らせ「まあ、恐らく子宮内膜症でしょうね」と味気なく言った。

「え？　なんですかそれ？」

「まあ、要は子宮の内膜が子宮の外部に形成され始めている状態ですね。卵管の周辺だとか全骨盤領域だとか腸とか腰の筋肉周りにできることもあります。手術で切開しないと判明のしようがないんですけどね。治療法もありません。ただ、ホルモンの投与で進行を抑えるといった、痛みのコントロールは可能です。もしゆくゆく悪化するようだったら切開手術で内膜をある程度切り取ることになると思いますが、極力そうならないように頑張りましょう」

まず頭によぎり、それから思わず口にしたのは「私は複雑性ＰＴＳＤなんですが、それが原因ですか？」だった。

「子宮内膜症は女性の10人に1人がなりますから。本当によくあることで、おかしなことじゃないんです。精神的なことは精神科医に聞いてください。私に聞かれてもわかりません」

私は彼女の堂々とした物言いにたじろいだ。同じようなことを今まで言われてきたにも関わらずだ。「精神科医に聞いてください。脳と身体的健康は関係ないですから」その考えが完全な誤解だとはわかっていても、トラウマがいかに脳や身体組織に影響を与えるかの講義をするために医師との貴重な時間を割くのには私も気が引けた。

医師は、子宮内膜症が進行するにつれて生理痛がいっそう強くなるだろうと言った。私の生理は以前からつらかったが、主に精神的なものだった。私は何年も前から月経前不快気分障害で、生理の1週間前から強烈な怒りと憂鬱に襲われていた。今度からは精神的**にも**肉体的にも刺すような痛みを感じることになるのだろうか？　まあとはいえ、進行を遅らせるために生理を完全に止めましょうと医師から言われたわけだが。

「どうやって生理を止めるんですか？」

「ピルを処方します」医師は私を見ることもなくパソコンになにかを打ち込んでいた。

「待ってください。私はピルにアレルギーがあるんです。いくつか使ったことがあるんですがどれも跡が残るぐらい全身にひどい発疹が出たんです」と私は食い下がった。

「IUDは大丈夫なんですか？　銅製のを入れてるってここに書いてあるけど。ミレーナはどうですか？」

「ミレーナは使ったら2カ月間自殺を考えるほど気分が落ち込みました」と私は小声で言った。「IUDをやめた方がいいってことですか？　それで良くなる？　つまり、IUDを付けてたら生理が悪化するってことですか？」

「そんなことないですよ。銅はホルモンを含んでないから。だからなにも影響ありません。うーん。わかりました。じゃあ無理やり早期閉経させるしかないでしょうね。リュープリンを出しますね。熱っぽくなったり気分変動があったり、そんな感じの副作用があり得ますが、生理は止められます」

私は彼女の患者に対する扱いに怒りを覚えた。それがまるで大したことないかのようだ。「待って！」と私は言い、頭をフル回転させた。私はこれが全ての方法だと言っていいほどの避妊方法を試してきたが、そのどれもが私の気分を落ち込ませた。だが実際より20年も早く閉経するにしたって、精神衛生上あまり良くないことのように思えた。この決断をするのは不可能だと感じた。身体的健康と精神的健康を天秤にかけなければならない？　私は身体的健康と精神的健康が複雑に絡み合っているのを知っている。精神的健康が損なわれれば、身体的健康もまた損なわれる。薬を服用せず、精神的にも影響してくるであろう痛みに耐えるべきか？　あるいは身体的健康を向上させる薬を飲む一方で精神をずたずたにするべきか？

「今選ばなきゃだめですか？　絶対どれかを？　他に選択肢はないんですか？」

「どの薬も飲まないとなれば、恐らく痛みは耐えられなくなるほど顕著に増していきますよ。私を信じてこれを飲みましょう」と言って彼女は笑った。「痛みのことしか考えられなくなった患者さんをこれでもかというほど見てきたんです。それはあなたにとっても悲惨でしょ」

「わかりました、じゃあ」私は観念した。「何年も前にヌーバリングを使ったことがあって、それも実際憂鬱感があったんですけど、私が使ったホルモン系の中ではまだマシでした。どれかやらなきゃいけないならそれを……」

「それだ。良いですね！　それで処方箋書きますね」

「何もわかってない。良くなんかないですよ。こっから私はめちゃくちゃ悲しい気持ちになっていくでしょうね」と私は言い、紙の患者衣の中でもだえた。肌寒く灰色の診療室の中で。

「気分が落ち込むなら、ゾロフトの処方箋も書いておきますね。それでカバーできると思います」と彼女は快活に返し、軽やかに部屋を出て次の患者の下へ向かった。

私の足取りは人生を揺るがす知らせにふらついていたため、家までのタクシー乗車を大いに満喫しつつもグーグルで「子宮内膜症」の検索に勤しんだ。ある研究によると幼少期にトラウマ被害を被った女性は重い子宮内膜症になる可能性が80パーセント高まるというようなことが示されていた。

当然でしょう。

我々の社会ではPTSDが基本的に男の病気だと思われている、という最高な性差別的皮肉。それは**兵士が**かかる病気であり、海の向こうの危険な砂漠やジャングルでの戦闘期間によってのみ与えられる心の障害である。

しかし実際の統計はその逆の結果を示している。女性はPTSDになる可能性が男性の2倍以上だ。一生涯でPTSDにかかってしまう女性は10パーセント、それに対し男性は4パーセントだ。女性のトラウマにおける正統性を周知させた世界的な運動である#ＭｅＴｏｏ運動後ですら、このトラウマに対する処遇はその輝かしい闘争の裏で行われるひっそりした反省という名の中途半端な努力にとどまった。これまでもずっとそうであったのと同じように。

ジュディス・ハーマンは『心的外傷と回復』の中で、女性というものは現代精神分析の発展において重要な役割を担ってきたにも関わらず、どの節目においても我々の苦しみは見捨てられ、無視されてきた、と論じている。トークセラピーが生まれた背景には患者第1号たるアンナ・Oがいる。彼女は、精神分析医の第一人者であるヨーゼフ・ブロイアーの患者だった。トラウマが精神障害を引き起こすという知見において彼女は重要な存在である。ジークムント・フロイトは、女性の「ヒステリー」が幼少期に受けた性被害に起因しているという仮説をまず立てたが、その説に従うとなれば彼が診療を行っていたウィーンの上流階級地域に性犯罪者や児童虐待者が蔓延しているということになってしまうと気付き、その説を撤回した。[1]

それから１００年経っても、世の科学者集団は女性とトラウマの関係性を覆い隠そうとし続けている。ＰＴＳＤの研究者たちはトラウマの実験にマウスを利用する際、ごく最近になるまで**オスの**マウスしか使用しなかった。そしてメスのマウスで研究を始めると、なんと電気ショックに対する反応に大きな違いが見られた。[2] オスのマウスはショックを受けると硬直してしまうのに対し、メスのマウスは素早く逃げようとしたのだ。ＰＴＳＤは人間の男性と女性でも現れ方が違うので、メスの身体に関する科学的研究の欠如は重大事項である。

症状として、男性のＰＴＳＤは怒りやパラノイア、過度な驚愕反応として表出しやすい。女性は回避の傾向が強く、気分障害や不安障害を伴いやすい。女性は基本的に感情の調整に注力し、一方で男性は問題の解決に注力する。男性はストレスフルな状況に対処するために「闘争・逃走反応」を働かせるのに対し、女性は多くの場合「思いやり・絆行動」を働かせる傾向がある。基本的に女性は男性よりも社会的支援を求め、より心理療法からの助力を受ける。また、強い自己非難に傾倒する傾向がある。[3]

だが男性と女性でＰＴＳＤ体験になぜ違いがあるのか、正確に知る者はいない。

ジョー・アンドレアーノは認知神経科学者かつマサチューセッツ総合病院のインストラクターであり、とりわけ、月経サイクルにおける人間の脳に起こる変化に関する研究を行っている。「学会で女性たちから幾度となく、その研究を行うのは勇気ある行為ですね、と言われました」と彼は私に打ち明けた。「そう言われたあとで、そういった捉えられ方をされているのではないかと少し怯えています。その、なんでしょう……でも怯えてる時点でおかしいですかね？」

念のため言うが、私からすれば科学者としての彼は、科学的客観性や女性の体験に対する共感力、そして学会でＰＭＳ〔月経前症候群〕ジョークを言ってくる野郎共に対する反抗心も兼ね備えており、至極健全にこの研究テーマを扱っている人物だ。

そういったジョークを言われるのにはわけがある。アンドレアーノは神経画像処理による研究の中で、黄体中期（排卵後の月経周期後半）の中頃に感情的興奮の度合いが高くなり、感情と記憶の結びつきが強くなることを発見したのだ。これは単に「ビッチが生理前でイラついてるぞ！」なんてもんじゃない、複雑な発見だ。結びつきが強くなるということは、例えば不幸にもその期間中、過度な虐待を受けたとなれば、その虐待はより強く記憶に残り脳に刻まれ得るということだ。こうした記憶は、ネガティブ記憶バイアス、すなわちポジティブな記憶よりもネガティブな記憶に回帰しようとする傾向への助長にすらなり得る。結論：月経周期のとある期間中にトラウマを経験すると、ＰＴＳＤやうつ病になりやすくなる。

「でも扁桃体はホルモン分泌やストレス反応の調節においても重要なんですよね？」するとアンドレアーノはこう私に説明した。「そう。だから行動や記憶を変化させるだけじゃないんです。それが原因でストレスに対するホルモンの反応すら変化してしまう。そしてストレスホルモン系と性ホルモン系はとても密接な結びつきがあります。一方になにかあれば、もう一方にも影響する。性ホルモンが乱れればストレスホルモンも乱れ、それによってまた性ホルモンが乱れ、といった感じで」

「ループが増幅する」と私は要約した。

「そうです」

辻褄が合ってきた。女性は月経周期のある特定の時期にトラウマを受けやすい。そしてそのトラウマは性ホルモンの不健康な変化をもたらす。事実が証明している。子どもの頃にトラウマを経験すると思春期の到来が早まる。繰り返しになるが、幼少期にトラウマを経験した女性は重度の子宮内膜症になる可能性が80パーセント高まる。[4]さらに、月経前不快気分障害になる可能性も高まる。子宮筋腫になる可能性も高まる。[5]不妊に影響する可能性も。[6]産後うつ[7]や更年期うつ[8]のリスクも大きく高まる。

破滅がとうとうドアをノックしていた。本に警告されていたような健康的リスクや炎症を経験するためには、老いを待つ必要などなかったのだ。すぐそこにあった。

・・・

子宮内膜症の診断後、私は電話で友人のジェンに対し泣きじゃくった。「幸せになったところだったのに」と私は言った。「そう思ってたのに。**治った**と思ったのに。ヌーバリングに逆戻りしなきゃいけないんだったら、絶対うつになる。全部振り出しに戻っちゃう」彼女は私の知る限り最も共感力のある人なので、私と一緒に電話口で泣き始めた。「そんな。ステフ」と彼女はため息まじりにすすり泣いている。「あなたは一生懸命頑張ったんだから。いっぱい勉強もしたんだから。そんな悪いことになるわけない」

だが悪いことになった。

ヌーバリングは私の気分を確かに落ち込ませた。それもひどく。さらに膣炎にもなり、タンポンが使えないほど痛んだ。私は抑うつ感を打ち消すためレクサプロを服用した。ＳＳＲＩ〔選択的セロトニン再取り込み阻害薬〕を飲むのは３度目だった。

これまでの人生で多くの人々が私を薬剤で「治せる」ものと決めてかかっていたため、私に対し薬を飲ませようとしてきた。大学時代、頭がぼーっとして集中できなくなったのでプロザックをやめた時、友人のひとりが私に対して、薬をやめるのは「努力不足」でありメンタルの健康を優先しないのと同義だと言った。その後、彼女の私に対する態度はそっけなくなった。

その10年後、止まらない私の文句にうんざりしていた別の友達は、ＳＳＲＩさえ飲めば「自己中がマシ」になるのにと言っていた。当時セラピストだったサマンサはそれを良くない考えだと言った。サマンサは、問題を麻痺させるんじゃなく取り組む必要があるんだ、と言った。だが私は自己中になりたくなかったので、彼女の言うことを無視してとりあえずウェルブトリンを服用した。それが私のパニック発作を悪化させ、躁状態にさせた。幸いにも、安静時の心拍数が１００以上に爆増していると気付いたので、すぐ服用をやめた。

ウェルブトリン経験の後、そして診断が出た後、私はかなりの時間を費やしてＳＳＲＩがＰＴＳＤやうつや不安症に効く万能薬からは程遠いものだという記述を読んだ。薬がなければ睡眠も仕事も、毎日を送ることすらもできないという友達が何人もいる。薬が良く作用するなら利用した方がいいだろう。健闘を祈る！　だが多くの人にとって薬など役に立たない。むしろ調子を崩すことすらある。抗うつ剤は臨床試験の半数以上で偽薬を上回る効果が得られなかった。現在、私たちが化学的な不安定状態を持って生まれたという仮定は卵よりも鶏が先であるとみなすようなものだと、fMRI技術を有する脳科学者たちによって解釈されている。つまり、トラウマによって脳の構造や化学反応やホルモン反応が変化しているのだという知見があるのだ。多くの症例において、改善を期待して反対の化学物質を脳に注入するなどということはできない。根本の、大元の原因を治療するしかないのだ。トラウマそれ自体を。

そうして私は初めてのレクサプロを、大きなためらいとともに飲み込んだ。そして私は、もしこの薬が効かなくても自分を責めることはせず、そして自分の体に合わないとわかっていながら服用を続けて自らの健康を危険に晒すようなまねはしないと、心に誓った。最初の内、レクサプロは少し眠気を催す以外に何の変化も感じられなかった。数週間すると苦しみがいくらか和らいでいるのをはっきりと感じることができたが、それは私がただ眠りまくっているせいだった。夜に10時間寝ても、日に2度はデスクで居眠りをしていた。かなり少ない量の服用をし始めてから2カ月経った頃に私が自家用車で街をドライブした時、5分間ほど景色を楽しもうと、いい感じの公園の脇に車を駐めた。そこで気付けば2時間眠っていた。絶えずやってくる眠気のレベルが安全とは言い難いものになっていると感じた。そこで私は薬をやめ、自らの悲しみをこれまで身につけてきた色々な手段でやりくりしようと試みた。

だがそうした手段の利用が以前ほど容易ではなかった。抑うつによるストレスの増加は私の関節に炎症を引き起こし、健康回復だろうがなんだろうが、ヨガすらできなくなっていた。瞑想すら選択肢に入らなかった。ボディスキャン瞑想をしようと横になっても、身体の節々が痛んでノイズになり、手のひらの上の空気に集中することができなかった。身体が痛む人用のガイド付き瞑想も試したが、それすらダメだった。自分の身体に集中し、その感じ方に集中しようとしても、不安、背信、怒りが押し寄せてくるだけだった。炎症の痛みが身体中を駆け巡ることの不安から、間近に迫る死に対する恐怖や自分がACEの新たな統計になるのだという恐怖が呼び起こされた。全く自分のものだと感じたことのないこの身体、そして今や以前にも増して引き離したいこの身体に対する背信。そして怒り。まるで母が時空の法則を無視して再び私を傷つけようと手を伸ばしてきているかのように感じた。床に叩きつけられたりハンガーで引っ叩かれたりした時の痛みがまたやってきたかのようだった。それは私の関節と子宮の内側深くに蓄積されていった。私は未だ罰せられているのだ。

和らげる手段なくホルモン剤によって悪化した私の複雑性PTSDの症状は、今まで以上に強烈な形で戻ってきた。

私はベストを尽くした。本当に頑張った。闘わずして複雑性PTSDの流砂に再び飲み込まれるようなことはしなかった。アン・ラモット〔アメリカの作家〕の本やスーザン・コロン〔アメリカの作家〕の『ヨガ・マインド』を読み、エサレン協会〔アメリカの非営利的リトリート施設〕や地域の禅センターが発信しているポッドキャストを毎日聞いた。自分の世界が、生きる上で必要不可欠なものだけに狭められているのだとしても、その必要不可欠なもの自体が豊かなのだと解釈しようとした。その豊かさを浴びようと考えた。深い意識を持って海藻入りオートミールを食した。アメリカ人仏教尼僧であるペマ・チョドロンの著作を読んだ。それは「痛みの末に、人間がなんたるかを知ることができましたか？」という問いを私に投げかけてくれた。動かないことの重要性を書いたジェニー・オデルの『何もしない』を読んで、自らの至らなさは別にそれで構わないのだと思おうとした。その**至らなさ**はむしろ働きすぎな資本主義文化に対する威勢の良い反抗なのだと。私は野外に座り、鳥たちを眺めることに多くの時間を費やした。

そして私は治療を継続した。まあ、しばらくの間は。トラウマ学級でニットのセーターさんと出会ってから数カ月が経っていた。私に自分の性格の絵を描かせたあの男だ。彼は初めの頃、半年もすれば大分良くなったと感じられるまでになるでしょうと約束していたが、その期間もほとんどが過ぎ去った今、私は以前より悪くなっていると感じていた。なのである日、私は彼の診療室に入るなり、自分の身体がコントロールできていないことにどれほどの憤りを感じているか、を怒鳴った。

「そうですね。辛いことと思います。自らのケアに最善を尽くしているというのは伺ってますが、この状況だと不公平で、絶望的な気持ちになるのもわかります」と彼はいかにもセラピストっぽく慎重に言葉を発した。それが私の怒りを買い散らかした。「ＥＭＤＲをやってみますか？　心を静める方法を試してみます？」

「これは今何をしてるんですか？」私はキレた。「何度も聞いてると思うんですが、今日は答えてもらってもいいですか？　私の治療計画ってどうなってるんですか？　ＥＭＤＲをやることになってんの？　あるいはＩＦＳか？　ＣＢＴ？　教えてもらえる情報は何もないんですか？　例えば、私はどういう段階なんですか？　それで次はどういう段階に移行するんですか？　これで効果が出るのはいつなの？　私が普段やるべきことは何なの？どういうプランなの？」

「なぜプランが必要と感じるのかを話し合いましょう」と彼は言った。「あなたはこの対処を信用していないように思います」

「対処がどんなものなのか理解できればその対処を信用できるんですけど」

「これはあなたの信用問題と私に対する信頼に原因があると思います。物事をコントロールしたいというあなたの強迫的な欲求が表面化したのではないかと思うのですが、そこについて話し合いませんか？」

私がラッキーだったのは、トラウマによって得たある手段を保有していたことだった。振り返ってみれば、それは最も重要な手立てだったかもしれない。こう言えてしまうということ。「それは私のためにはなりません。さよなら」

ピルで発疹が出たりミレーナで抑うつ状態になったのを心身症だとするのはおかしいと、医者に言われたことがある。銅製のＩＵＤはホルモンに関する副作用がないんだから気分や子宮内膜症やホルモンに影響するはずないと言われたこともある。間違った診断を出されたり、私が自分の身体についてわからないのをいいことに騙された上で何百ドルも請求されたこともある。

だが今回ばかりは医者に私の実態を否定されたくない。もううんざりだ。

その診療後、私はそのセラピストと会うのをやめた。セラピーの本質的な情報や体系を知りたがることまで病理化されてたまるか。尊重されてしかるべき筋の通った要望だ。

それから私は「精神的なことは精神科医に聞いてください。私に聞かれてもわかりません」と語気を強めて言う婦人科医の下を訪れるのもやめた。

嫌です、聞かせてもらいます。

骨盤痛が専門の新しい婦人科医に変えた。彼女の問診票はトラウマに関する欄や虐待経験の有無を記入する欄が連なっており、他の医者よりも長いものだった。診察で私を座らせた時の、彼女の最初の質問のひとつが「どういう虐待だったんですか？」だ。

私が驚いた顔をしていると、彼女は「すいません。話したくなければ結構ですので」と言った。

私の口角はすぐに上がった。「いやいやいや！　話したいです！　喜んで話します！　ただ驚いただけなんで！」

エミリー・ブラントン先生は急がなかった。彼女はまる1時間かけ丁寧かつ慎重な診察と説明をしてくれた。彼女は手袋を外すと「私の推測では、あなたは子宮内膜症によって過去20年間、慢性的な炎症を起こしていた。骨盤領域の筋肉が長年のストレスと炎症によってダメージを負っていて、その影響が今になってやっと出てきたという感じでしょう。常に筋肉が引きつった状態で何年間も歩き回っていたようなもんです」と言った。

ブラントン先生はその後数カ月間のヌーバリング継続は許可してくれたが、次の診察時、痛みで気落ちしている私が訪れると彼女は一瞬もためらわなかった。彼女は私の痛みを否認しなかった。彼女は、もっと治療に向き合う**べき**だという風でも、あなたのせいであるという風でもなかった。「じゃあこの治療計画はもうやめましょう」と彼女は快活に宣言した。「気分が悪くなるようなものはやらない。心の痛みは身体の痛みとおんなじですから、我々はあなたに**良くなった**と感じてもらうためにここにいるんですからね」

彼女はヌーバリングを私から取り外し、骨盤領域理学療法をスタートさせた。それは1日15分のストレッチだった。

1カ月もしないうちに、気分は良くなった。その後まもなく、彼女は銅製のＩＵＤを持ってきた。その結果、私の症状は完全に対処できるレベルにまで落ち着いた。

さらには、私がＩＵＤを使い出してからの10年間で初めて、月経前不快気分障害が大きく緩和された。もしあの酷い婦人科医にかかるのをやめる勇気がなかったら、私はちょうど今頃閉経していたかもしれない。

　そしてもし、あのやっかいなニットのセーターさんにかかるのをやめる勇気がなかったら、私が心から切望している治療を施してくれる例のセラピストと一生出会えなかったかもしれない。

チャプター37

「トラウマが人に与えるものの本質とは、愛されるに値しないのだと感じさせることにある」ヘッドフォンから流れる声はそう言った。私はまたも別の医師の診察へと向かう電車の中だったが、その発言があまりにも真実味を帯びて響いたので猛烈な勢いでバッグの中をまさぐり、ノートを引っ張り出してそれを書き留めた。私がペンをしまおうとしたその時、また別のすごく良い一文が聞こえてきたのでそのまま膝の上で猛烈に書き留めた。

　友人のジェンはしょっちゅう短いポエムやウェブサイトのリンクを、丸1日かけて送ってきてくれるのだが、このポッドキャスト『回復への道』も教えてくれた。マウントサイナイ・ヘルスシステム〔ニューヨークの医療機関グループ〕が配信している番組だ。この回「果てしなく及ぶ幼少期のトラウマ」では、コメディアンで複雑性ＰＴＳＤ経験者のダレル・ハモンドと、マウントサイナイ病院のサイコロジストであるジェイコブ・ハムの対談がメインだ。ハモンドほどの有名人が表舞台で症状を正常化しているのは嬉しいことだ。だがそれ以上に素晴らしいのはハムだった。彼は私が今まで聞いてきたトラウマに基づく真理の中でも、最高の金言の数々をとうとうと話し続けた。特に『インクレディブル・ハルク』について話したところだ。

　ブルース・バナー〔ハルクの主人公〕は子どもの頃に虐待を受けており、その結果、トラウマが怒りという形で表出したのだ、と彼は説明する。そしてガンマ線を浴びたことで怒りは実際の強大な力に変わる。ハムが言うには、ハルクはまさしくトリガーに直面した人のように行動している、とのことだった。怒りが募るほど、ＩＱは低下していく。話すことができなくなり、考えをまとめることが到底できなくなり、自己認識を失う。関心の矛先は目の前のことと自らを守ることだけ。そして、即座にハルクを振り払うことが彼にはできない。落ち着かせることには、冷ますことには、時間がかかる。

「ハルクの好きな……ところは、悪役じゃないってところなんです。よく考えてみれば彼は宇宙一たちの悪いスーパーヒーローだと思いませんか？」ヘッドフォンの中でハムはそう言った。トリガーされたハルクが現れ始めると反射的にこう思う。**やばいやばい**。**このままじゃ暴れてしまう**。**また化け物になってしまう**。**ダメだ、ハルクやめろ！　どっか行け！**　だがハムは逆のアプローチを取る。彼はハルクに優しく語りかける。「私はこんな風に言うんです。『ハルク、戻ってきてくれたんだね？　僕が困ってると思ってくれたのかい？　そうか、僕のことそんなに大切に思ってくれて、守ろうとしてくれてありがとう』って」

「ハルクと友達になることです」とハムは主張した。ハルクが恐ろしい怒りと共に現れた時、私は未だにとても恥ずかしい気持ちになる。だがそうして濡れ衣を着せることで安心もできた。そうした怒りは常に悪というわけじゃない。正しく活用すれば有益なものにだってなる。

　そしてハムは、我々が社会としてハルクに対し寛容であるべきだと言う。彼は自分の中のハルクを他者に説明することを推奨した。身近な人には「時々奴が大声を上げ始めるだろうけど、すぐにいなくなって私が戻ってくるから。私のことをハルクと思わないで欲しい」と伝えるべきだと。[1]

　人生で出会う全ての人が私の素性をもう少しだけでも理解してくれていたら安心できるだろう。私はすぐにこのポッドキャストを知り合い全員に送ろうと思ったのだが、思いとどまった。疑念が溢れ出したのだ。私のハルクを大目に見てくれなんて言えるか？　自己中心的だと思われないか？　ハルクな友達なんて追い払うんじゃないか？　なので家に帰ってすぐ、ハムをオンライン上で探した。彼はマウントサイナイ病院の小児トラウマ回復センターのセンター長だった。私は彼に、自分がトラウマを調査しているジャーナリストである旨、複雑性ＰＴＳＤに対する効果的な治療法をもっと知りたいという旨、それから……ハルクの例えに関して聞きたいことがある旨をＥメールで送った。彼から8分後に返信があり、来週私の職場にいらしてくださいとのことだった。

・・・

ジェイコブ・ハムはマウントサイナイ病院内の無機質な黄褐色の廊下に小さなオフィスを構えている。そのオフィスの内装はＣＢ２〔家具・インテリア小売店〕のカタログそのものといった感じだった。モダンなグレーの家具、落ち着きがありそれでいて今風なブルーグレーの壁紙、木でできた装飾用の……なんかよくわからない小物。店で手にとって眺めはするが、高すぎて肩をすくめながら元に戻すようなタイプの代物だ。真四角の本棚にはトラウマに関する本、スナック菓子、小児患者のためのゲーム。そしてスタンディングデスクが1台。

彼は思いやりと躊躇いが入り混じったような態度で私を迎え入れてくれた。細身でにこやかな彼は、眼鏡をかけており健康的な韓国人のような肌をしていた。35歳、いや50近いか？　全くわからない。まるで部屋の物が全てガラスでできているかのように室内を上品に動き回っていた。

一方私は音を立ててソファーに身を投げ出し、リュックから乱雑にレコーダーを引っ張り出して即座に目的へと取り掛かった。ポッドキャストに感動してしまって、あんな興味深いことを、すごく面白かったです、ハルクの部分！　いえいえ！　ええ、どうぞここに座ってください。ええと、口をマイクからもうちょっと離した方が。今朝は何をお食べになりましたか？　それはおいしそうですね！

それから私は質問をし始めた。「私はトラウマに関する書籍をいくつも読みまして、トラウマを持つ子どもの経験に干渉する手段については数多くの記載があったのですが、成人に対してどうすべきか、特に複雑性ＰＴＳＤに苦しむ成人に対しての有益な解答がそこまでありませんでした。バイオフィードバックやＥＭＤＲ、ＣＢＴやＩＦＳやＭＢＳＲなど、他にもややこしい略語の方法がたくさんあって、それらは単回性のトラウマに対しては有効打になり得ると思うんですが、こと複雑性ＰＴＳＤの人にとってはこうしたセラピーはあまり期待できないように思います。そこで臨床家であるあなたなら、複雑性ＰＴＳＤに苦しむ人に対してどういったことから始めるのでしょうか？　そういった人たちをどう治療しますか？」

「私は科学的根拠に基づいた5種類のトラウマ治療法を勉強しました。TFCBT、アタッチメント理論、自己調整とコンピテンシー、ストロング・ファミリーズと呼ばれているもの、それから親子心理療法です。ですが現在、私は最新の関係性精神分析的アプローチを行っています。そして自らが、様々な経験に基づく立場や、トラウマから無縁の立場から働きかけることでその関係性が築かれるものであると私は確信しています」と彼は言った。

私は賢ぶってうなずいた。「なるほど……」

私は彼からもっと話を引き出そうとしたが、説明されるたび別のよくわからない説明に繋がっていった。彼は様々な種類の同調や、前頭前皮質の劣化とアタッチメント問題の関係性について抽象的に語った。彼は「中核に触れる」ことを心掛けていると再三言っていたが、私としては理解が追いつかないといった感じだった。こうした用語や言い回しは総じて聞き慣れていたはずだが、なぜ私は彼の言っていることが理解できなかったのだろうか？　私が混乱していることを認めたら、駄目なジャーナリストと思われてしまうだろうか？

「なるほど、ところでTFCBTは**効果的なんでしょうか？**　そもそも、実際に行っていることの中で一番**効果的な**ものはどれになりますか？　**聞いても**いいですか？」と私は少し馬鹿っぽく聞いた。この質問すら、様々な療法についての抽象的な思案に関する類の、恐らく本筋から離れた話題に切り替わった。

混乱の45分間を抜け、どうしようもないまま私は質問リストに目を落とし途方に暮れた。このインタビューはただ無に帰すかもしれない。私は最後の望みをかけて聞いた。「複雑性PTSDの人に対する助言に繋がるようなお言葉をなにか、もらってもいいですか？」

ハムは眼鏡の奥で目を細め、私に焦点を合わせた。私はその力強さに思わずたじろいだ。そして彼は言った。「物事の全体について考え、それがどこにも導いてくれない時は毎回、今起きていることに集中したいという気持ちに、私はさせられます。だから今この瞬間、あなたの絶望が持つ性質を理解したいと、私は思わされている。物事を変えられるか、という巨大な質問をあなたはし続けている。ところでなぜあなたはそういった状態なんでしょう？　10年間懸命に励みあらゆる勉強をしてきた、と最初にあなたはおっしゃった……だが、その勉強もあなたの役には立たなかった。そんなあなたが私の心に好奇心として残したものはこれです。**あなたの**苦しみとは何だ？　それに耐えられないのはなぜ？　それでも変えたいと思うものは何？」

「ええと、あー。私の**苦しみが**どういうものかってことですか？　うーん……そうですね……」インタビュー対象者が私にマイクを向けてくるのには慣れていない。私は深呼吸をした。

「基本的には……疑り深くなって怯えて、**駄目**……な状態になると思います。それでその**駄目**状態は多岐に渡って、とても落ち込んでるぐらいのレベルからある種解離状態で歩き回るレベルまで。それがいろんなことの妨げになって、例えばそうですね、座っていなきゃいけない会議で座っていられなかったり、なんか……」私はため息をついた。「みんなが私のことを嫌ってるっていう疑念とか確信を集中砲火みたいに絶え間なく感じ続けて」

「だとしてなぜ座っていられない？」

私は会話を抽象的な方向へ戻そうとした。チャーター・スクール〔非営利団体が行政の認可を得て独自の教育方針に基づいて教育するアメリカの公立学校〕とか世代間トラウマとか何かそういった方向、私個人よりも大規模な方向へ。だが彼はいつまでも、その得体も知れずロックオンしてくる眼差しで私に付きまとい、質問を浴びせ返してきた。なぜそれを聞きたい？　これまでに試したことがあるのは？　失敗した時、自分を許せましたか？　前代未聞のインタビューで、何から何までわけがわからなかった。1時間半が終了してもなお、これになにか学びや教示があったのかすらわからず、なぜ、どうして私が自身について暴露するに至ったのか理解できなかった。

　私が帰るために荷物をまとめていると、ハムはためらうような視線をこちらに向けて言った。「あなたにお願いがありまして。職域倫理上大丈夫なのかはわからないが、まあそれはあとで職員に確認するとして。お節介かもしれないが。私に治療させてくれないか？　無料で」

「え!?」

「タダで治療を担当しよう。その代わりセッション中は録音させてもらいたい。結果的にその音声が役立つかもしれない」彼の説明によると、人が話している音声というものに大変興味があり、長年それを使ってあれこれ試してみたいと思っていたそうだ。彼は以前、患者に許可を取ってセッションを録音したことがあり、その音声が人の役に立ったこともあるらしい。私を治療にとても熱心かつ意欲的であると思ったこと、そして仕事柄もあって教えようと思えば人に教えられるほどのオーディオに関するプロであることが彼に気に入られた。しかし当然のこととして、私がそのセラピーを他所に公開していいのであれば、の話だ。

「４カ月間やってみましょう。もし効果がないと感じたらいつでもやめて構いません。やめる場合はその理由も聞きません。強制でも義務でもない。音声の権利も１００パーセントあなたのもので。利用したいと思うものは何でも使ってもいい。心地よくないと感じるものは取り除きましょう。完全にあなたの裁量で構わない。そしてこの提案が気に入らなかったとしても、何もせず反故して構いません。ただ私は、面白い試みになる可能性を秘めていると思っています」と彼は言った。

彼がその申し出をし始めた時点で、私はすでに乗り気だった。私は良いセラピストを必要としていた。ハムは確かに変な人だ。だが同時に、会った当初から信頼でき、優しく、魅力的な雰囲気があった。彼はこちらが心配になるほどの聞き上手だと心から思えた。それに私は、自分のセラピーを表に出すのだって問題なかった。実は以前、面白そうだと思って何回かセラピストにセッションを録音していいか聞いたことがあった。だがそれも毎回断られていた。そうしちゃ**いけない**理由がなにかあるのだろうか？ 私にはひとつとして思いつかなかった。

「もちろん！」結局私はそう言った。「もちろん！ 是非試してみたいです。ただ知っておきたくてお聞きするんですが……普通だったらそのセッション、おいくらぐらいかかるものなんですか？」

「１時間４００ドルかな」彼はきまりが悪そうに言った。

「**１時間４００ドル！**」私は悲鳴で反駁した。

「私は１日中センター長の仕事をしているから」と彼は説明した。「だからセラピーに充てる時間が本当に限られているんです」彼はすでに、マウントサイナイでのトラウマ・薬物乱用の青少年向けプログラムの作成や、ハーレムの黒人や周辺地域のＬＧＢＴＱ＋コミュニティーに向けたトラウマセンターの創設、院内での院卒生やスタッフへの指導で週40時間以上の時間を割いていた。

翌日、職員や上司と話したという返事がハム先生からきた。私に対する強制や、私を不快にさせるやり方で私の努力を利用しようという意図が全くないならば、プロボノ〔専門家が知識やスキルを無償提供するボランティア活動〕として私を担当するのは構わないと言ってくれたそうだ。

こんなこと滅多にあることではないし、信じられないぐらい恵まれたチャンスだ。引っ張りだこの大物エキスパートが私を実際に担当するのだ。しかも**タダ**で。セラピーの換算価値は6500ドル相当！　私は躊躇した。道徳的にもそうだし、その異常な特別待遇っぷりも危惧された。心の健康にそれほどの金を出せる余裕がある人なんてほんの一握りではないか？　だがそうした疑念も身体を内から焦がすような痛みによって打ち消された。

私は救いを渇望している。

「決まりだ」私は言った。

治療法について知っておくべきことを最初のセッションで全て理解させられる、と患者に対して思っているセラピストもいる。残りの時間はただ題目の付いたバリエーションに過ぎず、最初の会話をフラクタル的に実践し、最終的に根本的な信条として染み込むまで教訓付けを繰り返す。ハム先生との最初のセッションも確かにその類だったが、初回としては私が今まで経験したことのないものだった。（多くの患者が彼のことをジェイコブと呼ぶが、私が最初にふざけて「先生」とか「ハム先生」と呼んだのが定着してしまった。）

その時点で私は大勢のセラピスト（10人近く）と会っていたため、最初のセッションでの転がされ方は熟知していた。このセラピーによって何を得たいのか伝える。それから自らがどのようにして壊れたのか伝えるために、人生で起きた出来事をいくつか簡潔に話す。その間セラピストは同情するようにうなずく。最後に現在抱えている課題について少し話し、実際の取り組みは次回に取っておく。

ハム先生との初回も、初めのうちは様式に沿ったものに思えた。何か抱えている課題はあるかと聞いてきた。ありがます。もちろんあります。セラピーでの目標を書いた紙を用意してきました。

「状態を総合して考えると、診断が出たことによって、私は人に負荷をかけているのではないかと思い自己嫌悪になり、不安になり、人付き合いが億劫になっています」とリハーサル通り言った。「診断結果との付き合い方とそれによる自己理解を変えたいです」

「人間関係にどんな悪い影響があったか聞いてもいいですか？」

「色々**気付いて**しまうんです。いつも。悪い振る舞いに。例えば、人を『安全』か『安全じゃない』かで分類しようとしてしまう。好きじゃない人がいた時、安全じゃないとみなしてその人に上手く対応できなくなります。それから、誰かが取り乱している時にその人の当惑に上手く寄り添えません。いつも助けようとしたり解決しようとしたりしているんですが。自分のことを大袈裟に言いがちだと何人かの人に言われたこともあります。私はネガティブで、自分の人生に関していつも不満を漏らしています。私は今でも自分をろくに落ち着けられないので、いつも危機的状況にあると感じています」

ハム先生は私の話に終始うなずいていた。彼には以前も診た経験があった。「それはとても一般的なようでいて、なんというか典型的というか古典的というか。あなたがどう思うかわからないので言うのは躊躇われるんですが——」

「だから問題なんです！　それがこの病気と付き合うことの最悪な理由です。私が読んだどの本にも複雑性PTSDの人間のそばにいるのは大変だって書かれてました。それが本当にしんどいんです。下等の人間として括られてるってことでしょ。診断結果が出る前から自分には確かに欠点があるとは思ってたけど、取り返しがつかないほど悪い人間だとは思ってなかった、と、そう思います」

「つまり、診断によって自分がなぜそういう振る舞いをしてしまうのかはわかったが、同時にそれに対してできることはほとんどないという宣告も受けてしまったと」

「だし、変えなきゃいけないことや自分が続けている悪しき傾向について相当自覚させられました。でもその直さなきゃいけない悪事の量に押し潰されもしました。素行が悪すぎて友達と会話すらできないと思ってました。愛されないに決まってるという恐怖を常に感じていて。それも今や、愛されないに決まってることを証明する明確な科学的根拠があった。だからこそ私は最大限、組み立て直せるようになりたいと思ってます」

「その通りだ」ハム先生は畏怖すら感じている様子で微笑み、そう言った。「**すごい**ですよ。あなたの辿ってきた道は本当に希望に満ちていると、とにかくそう思います。それによってどういう変化があったと感じるか教えてください」

「そうですね、1カ月ぐらい前に叔母に会っていたんですが、それがかなり自信に繋がりました」と私は話し始めた。

1カ月前、ジョーイと私は結婚式前の新婚旅行として、私の親戚がいるシンガポールとマレーシアを訪れた。そんなある日、私たちが車で郵便局前に差し掛かった際、叔母がジョーイに小包を手渡し郵便局へ寄ってこれを郵送してくれと頼んだ。彼が車から出ると叔母はすぐに私の方を向いた。「あんたね、義理の家族がどんだけあんたに親切でも、**本当の**家族じゃないんだから絶対信用しちゃいけないからね。私といる時みたいな振る舞いしちゃだめだからね。その輪にいる時、ジョーイとも絶対喧嘩しちゃだめだよ。その人たちはいつだってあんたじゃなくてジョーイの味方なんだから」そこから、いかに私が父親を許さなければならないかという長い講釈に発展した。私たちにとって唯一の、**本当の家族**なんだから、自らを軽んじてでも真の家族ならば許さなければならないんだと。

ジョーイが離席したのはわずか10分だったが、車に戻ってきた時には、私は怒りにむせび泣き、手で顔を覆いながら「なんにもわかってないだよ！」と叫んでいた。「なにが**あったの**？」とジョーイは呆気にとられ、視線を私と叔母に行ったり来たりさせていた。私と叔母は彼がいるのを気にもしなかった。

それどころか叔母は舌打ちをしてこう言った。「**もう**、あんたまだお父さんのことでそんな動揺してるの？　こんなに時間が経ったのに？　わかると思うけど、良い人間に、強い人間になるためにその苦労を生かしなさい」

「わかってると思いますけど、ステファニーはそうしてますよ。強い人間になるために一生懸命頑張ってます」私が返答もできないほど泣いていたので、ジョーイは後部座席からひとまず談じ込んだ。

「なら良いんだ良いんだ」と叔母は言った。「アイヤー、わかったから。お願いだから泣き止んで、チキンライス食べに行こう」

トラウマの道のりに繰り出す前だったら、叔母の発言は間違いなく私の1日を台無しにしたでしょう、と私はハム先生に言った。きっと1時間は泣き続け、遺恨は残り、遺恨が残ったことで自己嫌悪に陥っていただろう。残りの旅行中はトリガー入りっぱなしだっただろう。だがそうならないよう、私は車窓から見える色を数え、呼吸を整え、解き放った。数分もしないで通常に戻り、ジョークを飛ばしては楽しく過ごしていた。

「なるほど。それは**良い**ですね……」とハム先生が疑っているような口調で言った。

そしてそこから、最初のセッションが変な方向へと進み始めた。

「もし興味があるようだったら教えてください」と彼は提案した。「グラウンディングを利用したのは大変良いのですが、それだけじゃ足りない。もしあなたが『とっとと次に行きましょう』と言うのであれば、再び心を通わせる部分を除いた調整の部分をやっただけになる。私は叔母さんがなぜそんな言い方をするのか、納得して欲しいんです。そしてまず初めに、なぜそれがそんなにあなたを悩ませているのか理解しましょう」

他のセラピストであれば、私の背中を叩き、私の成長を褒めてくれていただろう。だがハム先生は端から私に挑戦的だった。私はそれゆえ平静さを失い、正直言って動揺した。

「それが私を悩ませる理由はわかってます」と私は焦って返した。

「オーケー。聞かせてください」

叔母は、とても素晴らしい人物である私の姑に会ったことがないにも関わらず、叔母の世代の中国人姑は総じてものすごく悪名高いこともあり、私に対して自身を投影しているつもりなのだ。私は今日に至るまで叔母として数々の喧嘩や、叔母が私の両親を擁護する核心的な理由を列挙した。だが先生は詰め寄ってくる姿勢を変えなかった。「それで？　それが？　どうして？　それがなんで気に障るんです？」

ついに私は白状した。「私が人生に求めているのが家族だってことが原因です。無条件に愛されるってことがどんなことなのかいつも知りたかった。夫の家族の一員になる喜びによってそういうなにかが感じられた。そこで叔母に言われたんです。手に入れてなんかないって。お前は信じることができない、誰も信じることなんてできないって。言っておくけどそれは幻想でしかないって。叔母はそういう酷いことを」目に涙を溜めながら私は言った。

椅子から身を乗り出していたハム先生はまるで満足したかのように、ようやく深く腰を掛けた。私は彼に少し腹が立った。落ち着こう。彼はなにか輝かしい成果を挙げたかのような気でいるだろうが、私にとっては目新しい告白ではない。私が得られるものは何もない。なので私はそれに関連して、人間関係とか親族の過去といった方向へ話題を移そうとした。だが数分後、ハム先生が私を遮った。

「言っておきたいのが、私はただ自分の気持ちを**表現**したいだけだってことです。なぜ叔母さんがあなたの気に障ったのかと私が聞いた時、あなたはただ愛されたいだけだと言った。それは私にとって本当にグッとくるものがあったんですよ」

「ええ、そうですか」と私はイラついて言った。「つまり先生が言いたいのは、私が割り切れていない――」

「いやいや違う本当に、私はただあなたに付いて行って、同じ気持ちに……うーん……なんというか……参ったな。いや失礼」彼はどう話を続ければいいのか困惑している様子で、黙ってしまった。「ただ、あなたは異様に警戒心が強くなって私の言いたいことを独断してしまう瞬間がありますね。それで口を挟もうとしてくる」

「すいません」と私はかろうじて聞き取れるほどの声量で呟いた。**そんな！　私がそんなことを？　私がそんな聞き下手だなんて。だがそれもまた複雑性ＰＴＳＤの特徴だ。**

「それにあなたはむき出しで、なんというか……痛切な瞬間もある。愛されたいと語った時のあなたはとても素敵に感じました。私も涙がこみ上げてきて、共感を呼び起こされた。あなたにもその感覚、わかりますか？」

「警戒心が強くなる感覚ですか？」と私は聞いた。「すいません。自分では気付いていないです」

「そのすいませんはさっき聞いたよ」と先生はため息

を漏らした。「もう、どうしようもないな。これじゃまさにあなたがさっき言ったような複雑性PTSDが関係性を崩壊させてる状態だ」

「わかりますか？」と私は躊躇いがちに聞いた。「私は異常ですか？」

「そういうことじゃなくて」

「ああ、そうですか。その……私、傷つきやすくて」

「いやいや大丈夫。私もちょっと乱暴だった」しばらくの沈黙。「このセッションはどうですか？」

「大丈夫です。すごく正常だと思います。でも、そうですね……さっき先生は調整の部分だけじゃ足りないって言っていたじゃないですか。足りないっていうのはどういうことなのかなって。これ以上どうしようもないだろって。でも普通に知りたいです。さっきは挑発的に返してしまいましたが、好奇心と拒絶感の両方あります。その両方の気持ちが」

「うん、それは本当にその通りですね」とハム先生は黙り込んだ。私はその場に座りながら、どういうことなのかわからず混乱していた。そのうち彼は言った。「私ももっと効果的なコミュニケーションができればいいんですが」

「でも多くの人があなたとのコミュニケーションを求めてやってくるわけじゃないですか」と私は言った。

突然、ハム先生は大喜びで眼鏡の奥の目を丸くさせ、飛び上がるように椅子の上で再び前のめりになった。「今すごく面白い瞬間だった！ 今のをとことんまで分析させてもらえる？」

私は彼が、デカい鼻くそが取れた時みたいな状態に見えた。「えっと……はい」

「また君は私を先回りしたんだ！ 何かを見越した。安心させようとするパターンのやつでしょ？ なぜそうした？ 自分で気付きました？ あなたの中で何が起きたんですか？」

私はその過剰な分析が馬鹿馬鹿しくて笑った。「だってもっと上手くコミュニケーションしたいって言うから……落ち込んで欲しくなかっただけ！」

「それで親みたいな振る舞いを私にし始めたわけだ！ それも、**我慢しろ、みんな慰められに来るわけなんだから**、みたいな口ぶりでしたよ」

「そんな風に言ってました？ うーん……」私は余計

に笑った。「私って本当におどけてるみたいな話し方しちゃうんです。特にまだあまり知らない人の前では」

「おどけてる感じでは全然なかったですよ。淡々としてました」とハム先生は言った。

はいそうですか、私は今**完全**にどうでもよくなりました。話のトーンなんて今重要なことか？「つまり……そういうトーンで言うと人を不快にさせちゃうよってことですか？」

「なんで！　違う違う違う！　まだ私も見極められてないんだから！　まだ調査を閉じないで！」と彼は叫んだ。「私は疑惑のある点を指摘しようとしているだけだから。あなたが何を**感じて**話しているのか。純粋に安心させようとしてたとは私には思えなかったのでね」

はあ？　私が何を**感じて**いたか？　たかがあのわずかな一瞬に何を感じたかなんて自分でもわかるわけあるか。落ち込んでるっぽかったから良さげなことを言おうとしたんだろ。**私の**ＰＴＳＤのセッション中にそんなことになるのはおかしいけど、でも、そんなのどうでもいいわ。しばらく私は黙った。「上手くコミュニケーションを取ることに関しては私も思うところがあったので、あなたと同時に自分自身も安心させようとしたんじゃないですかね？　そういうトーンで言っちゃったのは、私がなんか……疲れてたからとか？」

「なんだ！　そういうことなのか！」とハム先生は興奮気味にまくしたてた。今にも椅子から飛び上がりそうだった。「疲れてるのか！　自分自身を支えるのに疲れてるんだ！」

「ええ、やらなきゃいけないことが多すぎて。上手くコミュニケーションをするとかね」ひとつの良い例だろう。

「どうでした？　細かく分析してみて」

「いやもう、あんな感じでいちいち細かく分析してたら……時間がいくらあっても足りないですよ。どういう目的があったんですか？　けんかを売るためですか？」

「違う！　全然違うよ！」彼はうんざりした様子で顔をくしゃくしゃにし、首を横に振った。「驚かせないでくれ！　**また**そう私が責めてるみたいに捉えて！」

「すいません」私の口は再度、反射的にそう発した。

「また先回りしたね。聞きたいんだが、私は何かやっちゃいけないことでもやっていたかね？」

私は肩をすくめた。だが私は彼に批判されているように感じた。そうじゃないのか？　彼が変人なだけ？　私は彼のしていることがわからなかった。私はどう反応するのが正解なんだ？　わけがわからなくなってしまったので、私は足場を固めようとした。「なんで私が慰めようとしたところを取り沙汰したんですか？　細かく分析するため？」

「私たちの感じ方に食い違いがあったからです。私たちのコミュニケーションには束の間の断絶がありました。断絶にはいつも露呈が伴います。だから私たちは好奇心を磨き続け、判断するんじゃなく調査し続けましょう。そしてそのプロセスを通じて、あなたは自分自身に思いやりを持てるようになる。わかりますか？」

「はい……わかります」と私は言った。まあ、とにかくそうだ。束の間の断絶のところじゃなく。最後のところ。自分自身に思いやりを持つってところ。「私は自分のすることに対して超絶好奇心があります。でも、**いや、だから自分はそんなことをしたのか！**という感じじゃなく、**ふざけやがって、そんなことした理由はそれかこのクソボケが**、という感じです」

ハム博士は再び私の言うことにうなずき、その微笑む眼差しが、**うん、確かに**、と言っていた。そしてまた、熱のこもった視線が私に向けられた。「すごく面白いですよ。一度PTSDと診断されると大半の人は解放感や許しを得たような気分になります。他の、双極性障害やうつ病といった診断は病的逸脱を意味しますからね。PTSDは唯一、あなたのせいじゃないと言ってくれるものです。弁解できるものだ。でもあなたはそうじゃなく……」

私は肩をすくめる。「私はただアンチ弁解なだけだと思います」

しばらくして、私たちの会話は徐々に衰え、長い沈黙となった。私がそれを打ち破った。「それで先生、私はこれからどうすればいいでしょう？」

「そうですね、あなたは冗談でもなんでもなく無条件の愛を求めているということでしたが。私があなたに成長を強要したり、私があなたのことに関してなにか要求したりするぐらいの世話をして欲しいですか？　厳しさと優しさを同時に両立して欲しい？」

私はその時直接的には言わなかったが、イエスだ。それが私のして欲しかったこと**だった**。だが彼がそう言葉で展開すると、到底不可能なように思えた。あまりにも多くの矛盾が各々取っ組み合っている。私は彼のソファーでできる限りコンパクトになるよう、身体をよじらせた。「欲張りすぎ?」私は小さな声で尋ねた。

「いやいや。現実的に、それこそまさしくあなたが必要としているものですから」彼は自信を持って断言した。

いやあ、それはよかった。**とても**素晴らしい。いや、でもハム先生にその力があるのか?

チャプター38

彼のオフィスを出たあと、先の1時間半をどう生かせばいいのかわからなかった。だが他のセッションと違い、私にはできることがある。私はすぐ、ハム先生のオフィスから角を曲がったところにあるカフェに行き、パソコンにセッションの音声をアップロードして自動書き起こしサービスに落とし込んだ。数分も経たないうちに自分のセッションの全書き起こしを手に入れた。私はそれをＧｏｏｇｌｅドキュメントにコピーし、ハム先生にシェアしてから読み始めた。

驚いたことに、対面では全くもって面倒臭いやりとりのように思えたものが、ページ上で意味を持ち始めたのだ。セッション中はハム先生が口を挟み私の発言に説明を求めてくるたび、私はその中断に一貫性もなく無意味であると感じていた。だが今、会話を読んでみると私が自らを軽んじる発言をした時には毎回、そして藪から棒に私が話題を変えた時も必ずと言っていいほど、それから私が話題から外れようと気にせずとりとめなく話している時も数回、先生が口を挟んできていることに気が付いた。私が読み進めていると、コメントが画面に表示された。ハム先生が書き起こしに注釈を追加したのだ！「この要約は素晴らしい」と、冒頭で私が願望を言い表している箇所に彼がコメントを入れた。そして彼は、私がそのあと言った文章を強調させ、こうコメントを入れた。「君が初めて先行して口を出してきたところ」私が自信を喪失している2つの箇所には「恐るべき屁理屈！」とコメントされた。

私は彼にメールで「私もコメント入れてもいいですか？」と送った。彼は1分もしないうちに「もちろん！」と返事をくれた。

私たちは二人揃って、実際に起きたことに対しての見どころを記入していった。ハム先生は彼がした口を挟むような発言やコメントの数々に対する論拠を欄外に説明した。私が彼に対して苛立った瞬間を指し示すと、彼は気前よく笑って同意してくれた。そして彼は自分の強引すぎた瞬間について謝った。それから私は、自分の内になにかが起こっていたであろう瞬間に対して、自覚できたと示した。彼の言っていることがわからなかった時、私はたびたび話を脱線させ話題を変えていることに気付かされた。混乱している時にも概ね私は説明を求めていなかった。それどころか彼から非難されていると反射的に思い込んでいた。私は先回りして彼の話を遮り、自分の態度の悪さを謝っていた。自身に対する厳しい言葉を何度も口にしていた。複数の箇所で支離滅裂なことをとりとめもなく話していた。事もあろうにジョーイの仕事についてべらべらしゃべっている箇所を発見した。そこに私は「なぜこんな話をしているのか。どういう話の筋道？」とコメントを入れた。ハム先生からは「**そう！**これぞ解離の結果だ」と返信がきた。

ほー。面白いな。どうして私は解離したんだ？　画面上へとスクロールした。

その意味不明なだべりの直前、私は肉体的に受けた虐待について話しており、喉元にナイフを突き立てられた時の情景をスピーディーで生々しく説明していた。なるほど。私はトラウマの話をするために意識をシャットアウトしていたのか。そしてそれを切り抜けたところで迷子になり、自らの口から出ている言葉を自覚することすら困難になったわけだ。なんと興味深いことか！

私はこの形式のセラピーが**大好き**だ。もしその場でハム先生に非難されていたら神経質になりまごついただろう。だがＧｏｏｇｌｅドキュメントでの編集を介すことでなにか心地よい距離感を感じた。私たちのやりとりに客観性が生まれ、誰もがわかるように事実が提示されたことで「水掛け論」にならなくなっていた。そしてそれによってセラピーが、自らの欠陥を過度に気にするような重苦しいやり方ではなく興味深い研究プロジェクトに変貌した。優秀な編集者たちと私がこれと同じようにＧｏｏｇｌｅドキュメントを目の前にして座り、私の原稿に多少メモを入れたり編集したりする際、私はむきになったりすることがほとんどなかった。我々は作品を良くするために協力していたからだ。それと同じ感じで、私たちは会話から一線を引いて私のトラウマを**編集**しているのだ。これが私のジャーナリスト魂に火をつけた。

　私の声のトーンやただ単純に話題を変えたなどの些細なことに対して猛烈に食いかかってくるハム先生の癖も気にならなくなった。4回中3回は実際そこに面白い気付きが**あった**からだ。もちろん振りかぶって空振りすることもままあった。例えばある時、彼がセッション中に「涙ぐんでるね！　何が悲しいんだ！」と鋭く叫ぶので、私が「いやいや……あくびしただけです」とか。だが、時として行われる過剰分析は精読によって生じた当然の帰結だと理解し始めた。

　大学の論文のほぼ全てで私はA評価を取っていた。書籍を読んで、あるテーマに基づいた比較をしたり文化的分析をしたりといったものだ。だが詩や長い作品の中の一節を精読、つまり単語の選び方や構文のパターンに注目して著者の意図を解釈するとなると毎回、残念な成績を取った。私が分析したかったのはジョセフ・ヘラーが官僚制度の愚かしさや戦争の深い悲しみに関して『キャッチ＝22』で何を語っているかだった。個々の単語に内在した意味などない。単語なんて、より巨大な、普遍的な考えへ導く乗り物でしかない。だが講師たちはそう考えていなかった。**作品全体ではなくひとつの段落について書いてください**、と講師たちに書かれたので、そのあと私は、本の文章全体からひとつの段落を分離してはいけない、そんなことをしたらこの本の意義が失われてしまう、と反論して言い寄った。彼らは私の成績を断固として曲げなかった。

　だがハム先生は文学に取り憑かれているかのごとく極端だった。彼は**人生**に対する精読者だ。そのことを彼に告げると、彼はまたも大興奮だった。「E・E・カミングスの詩を読んだ時、詩の冒頭が閉じかっこ〝)〟から始まっていたのを思い出すな。**それが私の頭にどう作用したか！**　こんな感じだよ。オーケー、君の考えや過ごしてきた過去のなにもかもはここで終わりだ。閉じかっこ。そして今から君はこの詩の世界の中にいるのさ、ってなもんだよ！」

　私は笑った。「なるほどね。私が読んでも……それはわからないだろうな」

　だが精読を拒んでいたら見逃してしまうような細かな事柄が無数にあることが判明した。私は自らの欠陥を病理化し、大局的かつ根本的に対峙不可能な方向性で捉えることに多くの時間を費やし、**聞き手としての未熟さ**ゆえに会話の一瞬一瞬から何を聞きこぼしているかもわからないまま恐怖に身を置いていた。だが今、この書き並べられた会話を手に入れたことでそれを真に目撃することに成功した。12ページ目、私は説明を求めることもなくネガティブな結論によって先回りすることでハム先生に口を挟んでいる。4ページ目、私は保身的ではなくより実直な言葉選びができている。25ページ目、私の声のトーンが会話を停止させている。そしてＧｏｏｇｌｅドキュメントという形式の持つなにかが、こうした過ちを許容可能なものにしていた。

コメントによるトラウマ探究は、前のセラピストに対して私が切望していた方向性を与えてくれた。私に必要な方向性。要求していいんだとハム先生が言ってくれた方向性。そしてその協力の精神が私に制御している感覚を与えてくれた。

私が出会った過去のセラピストたちは幾度となく、オズの魔法使いさながら、自分たちが全知全能であるかのような振る舞いをしていた。「なぜそう感じるんだと思いますか?」と彼らは聞いてきた。だが私がひとたび彼らのカーテンの裏側を覗こうとし、プロセスを調査しようとすれば、それを不服とした。対照的にハム先生は、喜んで私をエンジンルームへ招待してくれた。

彼はある箇所で「ここで君の表情の動きを追っていたら私がしどろもどろになってしまっていた」とコメントしていた。また別の、彼が自身のちょっとした話をしてくれた箇所では「成長には痛みが伴うということを共感してもらうために自己開示をした」と綴った。

ハム先生はセッションの中で自分の弱さを認めていた。だがその弱さによって彼の能力や信頼性が損なわれたように感じることはなかった。むしろ逆だった。よりいっそう信頼することができた。彼に振る舞いを正してもらうことに安心感を感じるだけでなく、彼がやりすぎな時は言い返しても大丈夫だと思わせてくれた。

2回目のセッション時、あなたはこれまでのセラピストとは決定的に違うという旨を彼に話した。

「そういうセラピストの患者になるのは私自身嫌だと思ったからです」と彼は同意した。「私は恐れてるんです。現状でも安心できていません。あなたもどうかクライアントとセラピストの間には大きな力の溝があるという意識を持っていてください。そしてあなたが本気で人と何かに取り組みたいということがあれば、あなたは自らの力を放棄し続けなければなりません。つまり謙虚なまま、ミスをも犯し、不器用であることです。気張ってはいけません」

その不器用さのおかげで**私も**不器用で構わないという気持ちになった。初めて彼に会った時、私は混乱しているのにただ、**はいはい**、**なるほど**、と相槌を打っていた。自分は賢くて有能なのだと思いたかったし、彼の言っていることを理解している風に振る舞いたかった。だが今ではそれが何の意味も成さないとわかった。だから2回目のセッションでは質問量が10倍に増えたし、不確かなことは全てハム先生に問いただした。彼が好んで口にする専門用語も全て明確にわかるよう聞いた。彼が決定したこともなぜそうするのか聞いた。そしてあの日、叔母との車の中で私は**一体**どうすれば良かったのかを聞いた。なぜ彼にとって色を数えるだけでは**不十分**だったのかを。

ハム先生は叔母の話に対するアプローチをただ「しょうもない勢い」でしてしまったことや、批判的すぎたし早計だったかもしれないと認めた。それでも彼は「他者と再び心を通わせることこそ、あなたにとって最も大切なことだと考えています。ただの緊急手段です。自己調整というものは非常に**閉鎖的**です。『あなたと心を通わせるつもりはないけど、あなたのせいで陥った動揺の調整は最低限できる』みたいな。私はあなたに隅っこで自己調整するだけに終始して欲しくない。その恥ずべきという気持ちのせいで、自分を隠したい、押しやりたいと思い至ってしまいます。そうではなく『どういうつもり？　今私はどうすればいいの？　あなたに何を求めたらいいの？』と聞けるぐらいの立場に身を置いてみてはどうでしょう？」と言った。

もしトリガーが入っていなかったら、私は叔母になんと言っていただろう？　時間的猶予もあって、そういう質問ができるほどのメンタルもあったとしたら。こんな感じのことを言っただろう。「あなたの義理の両親が問題ある人たちだったことはわかるし、それは気の毒だと思う。でも私は自分の義理の両親のことが好きだし、アメリカでは私にとって彼ら**が**唯一の家族。だから彼らのことを真の家族じゃないって言われるのは——傷つくよ。

そんなことは言わずに彼らとの良い関係をサポートして欲しい」そう言ったら叔母は良い反応をしただろうか？　私のことを抑え付けただろうか？　あの異質な癇癪をお互い無理にくぐり抜け忘れ去るのではなく、絆を強めることができたのだろうか？　叔母にありのままを見せようと試みることができたかもしれないというのか？

「もしそれがうまくいけば、お互い心を通わせて最後には叔母さんとハグができるような、ありきたりで素敵な結末を迎えられるかもしれない」とハム先生は言う。「ただ、叔母さんに要求を伝えても君の望むような反応を返してくれないかもしれない。でも彼女に対して怒り、失望したままで構わないんですよ。叔母さんがなぜそんな振る舞いをするのか理解できているから。それは叔母さんに対して反発する自分を許せているということだし、『彼女の要求が高いだけなんだ』と正しく認識できているということですから」

「**自分と**心を通わせたことになる」と私はゆっくり口にした。「それにも意味があるということですね？」

「その通り」

これこそがハム先生の理論の核だった。複雑性のトラウマとはそれ自体が反復的な性質を持ち、基本的に対人関係のトラウマなのだ。言い換えれば、トラウマとは他者との、それも、ケアしてくれるだろう、信頼できるだろう、という思いと裏腹に傷つけられてきた他者との、悪い関係性によって引き起こされたものであるということだ。それにより、複雑性のトラウマを抱えた人は他者を信用できないものと盲信し、将来的に誰かと親密な関係になることが困難になってしまうのだ。彼の考えでは、対人関係のトラウマから立ち直るには他者との関係性というダンスの経験を積む以外ないということだった。ひとりで自己啓発書を読んだり瞑想するのではなく。世界は安全な場所なのだという一度砕け散ってしまった考えを補強するために、我々は外に出て関係性を保つ練習をしなければならないのだ。

「人間関係はスポーツに似ています。筋肉が記憶するものであり、動くことこそが全てなんです。テニスについて読んで学ぶだけではテニスのやり方は身につかないでしょう。対戦経験には多くの学びがあります。対人でのやりとりあるのみ！」彼の見解から言えば、セラピーは心置きなく練習ができる場所だった。話を聞く練習、話す練習、聞きたいことを聞く練習。

Ｇｏｏｇｌｅドキュメントもスポーツの例えを一段上に押し上げた。ハム先生はスカッシュが好きらしい。彼はスカッシュに関して本当に負けず嫌いだった。他の人が何時間もただ練習し続けているその裏で、彼は試合の録画までしていた。彼は部屋の隅に小さなカメラを設置し、どこでミスをしたのか、フォームをどう調整すればいいのか判断するため、あとでビデオを見直した。そのおかげで彼はすぐに上達した。私とのセッションを読み直すのには、同様の技法を使おうという意図があった。

「君のやっていることは勇気あることだ」と彼は言う。「誰もが自分のプレーを直視できるわけじゃない。自意識過剰な人ってのが大勢いるからね」

こういう治療形態が他の人を怯えさせるのは納得ができる。なんせ私もラジオの仕事をし始めた時、自分の声に慣れるのに何カ月もかかったのだ。当時は自分の息遣いや発声の変さに虫唾が走ったものだ。だがそうした仕事柄もあって、この方針に違和感を抱くことはなかった。私はここ数カ月間感じることのなかったエネルギーを感じ、２回目のセッションの終わりでハム先生に「すごく気分がいいです！　楽観的な気分！」と告げた。たった２週間だが、生きる上での会話に応用できる中身の詰まったテクニックを手に入れたような感覚が私にはあった。今より周りの人々を愛せるようになる、現実的で具体的な方法を手に入れたような感覚が。

数日後、私はキャシーと電話で各々この数週間で何があったかを話した。彼女は同僚がやっかいだという話をし始めたが、その話を切り上げようとした。「まあでも、大丈夫」と彼女は言った。「大したことじゃないから。ところであなたの方はどう？」私は一瞬、そのままの流れで会話を続けようとした。だが一旦立ち止まった。私の新しい、研ぎ澄まされた意識下において何かしらが、言葉を詰まらせているような彼女の声の出し方に感づいた。彼女の話を掘らなければ。次に私が考えていたのは、そのやっかいな同僚にクレームをつけるべきか、彼女をほっとさせるためには知り合いでもなんでもないその同僚に対して侮辱すら浴びせるべきなのかということだった。だがそのどちらでもなく私は聞いた。「ちょっと待って。その同僚がなんだって？　どういう思いをさせられたの？」その時間と機会を与えられたことで、彼女は職場での不安に関して弱っている気持ちをシェアしてくれた。会話を前に進めたり先回りしてしまったら、絶対に聞けなかったであろう話だ。そのあと、私は彼女に対して親身になれた気がしたし、彼女の方も私との距離が縮まったと感じてくれたんじゃないかと思えた。ここ数カ月で初めて、自分を有能だと思った状態で会話を終えることができた。まるで自分が良い人のように。

これは多分、うまくいってる。

チャプター39

ハム先生の所へ行くのはジムに行くような感覚だった。脳や心を鍛えて強靭なものにするためのトレーニングの場だった。これは、若者のためのまたある違ったトレーニング場を私に思い起こさせた。数年前、「ディス・アメリカン・ライフ」で使う話の取材で「モット・ヘイブン・アカデミー」という、ブロンクスにあるチャーター・スクールへ訪れたことがあった。そこの生徒たちはほとんどが里親に出された子たちだった。学校側は丸一日生徒たちを見学する許可をくれたが、私は一般的な学校との明らかな違いをすぐに感じた。

運動場では私の周りでたくさんの子どもたちがサッカーをしたり、ブランコを揺らしたり、ジャングルジムから叫んでいたり、あとはざっくり言うと狂ったように追いかけっこしたりしていた。全て当たり前の光景だろう。だが何かが少し違った。私は少しして気付いた。**孤独な子はどこにいる?** たいていの校庭には隅っこで静かに絵を描いていたり、本を読んでいたり、ひとりでなわとびをしているような変わった子がひとりふたりはいるはずだ。だがここでは全員が大人数グループの一員であるように見えた。しかめっ面で立っている8歳の少年ただひとりを除いて全員が。彼の内側で何かが彼をかき乱し、その影が次第に濃くなっていく様子を私は熱心に見つめていたが、彼は突然校庭を突っ切り4フィート〔約1.2メートル〕ほどの木の枝を拾って鬼ごっこをしているグループに投げつけた。枝はそのグループの子たちには当たらず、彼らは少年に対し少し気味悪そうな視線を送り、やや離れた場所に移動して遊びを再開した。

校庭監視係が彼に近づいた。彼の行動は紛れもなく暴力行為であり、誰かを怪我させる可能性が間違いなくあったので彼女は少年を反省させるとか、職員室かどこかへ連れて行きなんらかの措置を取るのだろうと思った。だが彼女は膝をついて「機嫌が悪いみたいだね。どうしたの？」と言った。

「一番仲良い友達が今日は他の奴らと遊んでる」と彼は言い、うつむいていた。半泣きだった。「**毎日**一緒に遊んでたのにそうだったから嫌だった」

監視係が彼のその親友を呼んだ。「ちょっと、ニコ！」ニコは急いで走ってきた。

「ニコが今日他の子と遊んでるからジェレミーは困ってるんだって。もう友達じゃなくなりたいとニコが思ってるかもって、ジェレミーは心配してるの？」

ジェレミーはまた目を合わせようとせず、かろうじて頷いた。

「えーそうなの、全然俺はまだお前のこと好きだよ」とニコは安心感のある**当たり前**口調で言った。「今日はなんか新しいことにチャレンジしたくなっただけ」

「大親友になっても時々別の友達と遊んだっていいじゃない？　嫌い同士になったってことじゃないんだから」と監視係が言った。

「そうだよ、お前は友達だよジェレミー**！**」とニコは自信を持って断言した。

ジェレミーはようやく顔を上げた。「俺も好きだよ、ニコ」これにて校庭監視係は撤退した。たった1分でジェレミーは人として変わった。サッカーをしている子どもたちの方へ駆けて行き、昼休みの終わり頃にはグラウンド上を嬉々として縦横無尽にドリブルし、グループの一員になっていた。

トラウマの話はどこへ行ったたって？　あんたたちよく聞きなさい。里親制度をくぐり抜けた子どもたちほど悲惨なものはない。ＡＣＥで4以上のスコアを取った子どもは、里親に出されていない子全体では13パーセントなのに対し、里親に出された子では51パーセントだ。[1]里親に出された子が幼少期に10箇所以上の家を、心から自分の家だと思えるほどの安心感もないまま転々とさせられるなんてよくある話だ。ある研究によれば、里親に出された子どもは性的虐待を受ける割合が10倍高くなるらしい。[2]もちろん、こうした痛ましい幼少期を経験した子どもたちは大人になってから真の意味での影響を受けることになる。5箇所以上里親に出された子の90パーセントが将来的に刑事司法制度の世話になるのだ。[3]

モット・ヘイブンが他の学校と違うところに重点を置くのはこうした統計があるからこそだ。モット・ヘイブンでは学業の成績ではなく学校内での**コミュニティー**作りに最も重きを置いている。家にはないであろう家族のような形の愛に溢れた強固で、安心感が得られる場所だ。そしてそのために重大な役割を担っているのが、とんでもなく型破りな学校規則だ。教室での子どもたちは、だらけていようが鉛筆をカチカチ叩いていようが授業中立って歩き回っていようが、罰せられることはない。言ってしまえば、積極的に聞こうとしていたり取り組もうとしてさえいれば子どもたちは立ち上がったり机を入れ替えたりしてもいいということだ。もし程度があまりにもひどい場合は、子どもたちが身を潜めていていいようなくつろげる空間がある。ブランケットで作った小さくも居心地の良いテントとかクッションソファーがあり、そこで彼らは反省し、自分を落ち着ける時間を設けることができる。学校生活や日常生活での重い悩みを生徒たちが共有する時間も週に数回、特別に設けてある。そしてほとんどの子どもは最低でも週に1回はセラピストに会うのだ。

子どもの行動が荒れた時(子どもにとっては、特にトラウマを持つ子どもにとってはそういった行動が当たり前だが)、管理者は罰するよりも癒すことや関係性の維持に注力する。

校庭監視係がジェレミーの下へ行った時、ジェレミーが悪いことをしたくてやっているわけではないことを彼女はわかっていた。ジェレミーに何かがあったことを察知したのだ。ジェレミーにそのことを尋ねた時、彼女はジェレミーが、ただわかって欲しくて、愛されているのか確かめたくて、やったことなのだろうと察知した。案の定、安心するやいなや彼から苦悩は消え去った。そして当の友達を呼び寄せることで、断絶した関係性を修復する方法をもジェレミーに示したのだ。一方でニコに対しては幼い友人の不安を和らげる方法を教え**ながら**。

「そう、ここでは喧嘩を**ほったらかして**おくことはしません」と彼女は言った。「他の学校と違うのは、我々がどんな争いや口喧嘩でも仲介するってところです。遺恨を残させたくないんです。みんなに安心してもらいたい」

「このグループ、あのグループっていうのがなくて、私たちはみんなでひとつのグループだから」と少女は言った。その少女はウィローと呼ぶことにしよう。「この学校ではみんなダメ。でもみんな本当は優しい。時々意地悪なこともあるけど、嫌な奴の時も……**良い**奴だから。超、超**良い**人たち」

ウィローはニーナ・シモン〔アメリカの歌手〕とカーディ・B〔アメリカのヒップホップミュージシャン〕のファンだった。しょうもないジョークを言うのが好きで、言ったあとにいたずらっぽくケラケラ笑う。さながらちっちゃいおじさんだった。彼女と話しただけでは決してわからないが、モット・ヘイブンに来る前は複数の学校でキレて問題を起こし停学処分になったのだと本人が教えてくれた。教師に暴力を振るい、教室内で椅子を投げ飛ばしたそうだ。彼女はモット・ヘイブンにも大して期待していなかった。寝癖のせいで人気のある女子生徒たちからいじめられるような今までの学校とそう変わらないだろうと思っていた。だがここでは、争いが不愉快なまま終わることなどなかったと彼女は語ってくれた。

彼女は2週間前に友達とした口喧嘩の話をしてくれた。ウィローは友達のことを変な奴だと言ったらしい。また別の友達はそんなこと言うのは良くないとウィローに告げ、残りの授業時間中ウィローを無視した。だが次の日、ウィローは彼女に「まだ怒ってる?」と尋ねた。そこでその友達は「ううん、怒ってない。もう終わった。私はあなたの友達だから」と、安心させるために彼女が学んだ巧みな言葉を口にしたそうだ。

こうした友情がウィローを変えた。彼女の成績は上がり、嫌いだった教科にも興味を持てるようになった。以前は自分のことを怠け者で無知な人間だと思っていた。それが今、たった1カ月後には、斬新な物語を作るようになった。彼女は新たな高みに自らを押し上げるだけの力を持った素晴らしい作家だったのだ。それから彼女は我慢強い。先日、彼女の言うジョークやおふざけがクラスの全員から無視されているように感じた時があったそうだ。そこで彼女は教室の隅にあるクッションソファーのところへ行き、1分間ほどひとりになった。「その時思ったのは、**ウィローったら！　みんなはまだ子どもなんだから。なんで今むかついてるのかわかんないんだけど。別に大丈夫っしょ**、って感じだった」彼女は自分を落ち着けることができたが、これは教師やセラピストから教えてもらったことなどではなかった。彼女が直感的に身につけたものだった。脳の恐怖反射というものは酷く現実的だ。だがそれとは全く異なる性質の力も存在する。それは同じだけ古くからあり、同じだけ力強い。私たちの身体や脳は、優しさというひとつの大きな要素の前では変化してしまうのだ。

「この学校は私のことを本当に愛してくれる人たちがいる場所って感じがする」

ジェレミーとニコが仲良くしているのを見て、私は涙を堪えざるを得なかった。二人とも愛らしすぎる……でもそのスキルには畏敬の念すら感じるな、と私は思った。私も二人ぐらい達者になりたい。大人のモット・ヘイブンがあって欲しい。だってそんなスキル、他にどうやって学べばいい？　誰が教えてくれるっていうんだ？

「今日はどういう話をします？」ハム先生は、私がソファーにどかっと座るなり聞いてきた。

私の声色は抑揚がなく疲れていた。「この週末はまたくだらない喧嘩をして最悪な日を過ごしました」

ジョーイと私は夜の外出を終え、家に向かう電車の中だった。私たちは話をしながら今日1日を振り返っていたのだが、その時ジョーイがオレンジ色の座席の上で身体を傾けながら痛そうに顔をしかめた。「大丈夫？」

「大丈夫」と彼は突き放すように言った。

「痛むんじゃないの？　どんくらい寝たの？」と私は迫った。「もう。だから昨日早く寝なって言ったじゃん！」

ジョーイは怒りの視線を私に向けた。疲弊と憤慨が入り混じっているやつだ。

私は彼の表情と同じで、かつそれを強めた表情をした。「なに？」と私は言った。「なんでそんな顔する必要があるわけ？」

彼はその顔をやめ、私に背を向けたことで会話は終わった。

数年前にジョーイが私のトラウマやそれに関連する問題を「対処」できると約束してくれた時、私は彼がそれを難なく受け入れられるという意味だと思っていた。私は彼を過大評価しすぎていた。彼は良い奴だが、聖人でも救世主でもない。だし、そうでなきゃいけないといういわれもない。年月が経ったことで私たちの短所は新鮮味を失い、余計に腹立たしくなった。彼は私の欠点の多くを渋々我慢していたが、それにももちろん限界がある。彼も彼で短気なので、思いがけずかっとなってそれが私を悪循環に陥らせることもあった。あの日の電車内みたいに。

「その表情を見るとどうなるんです？」とハム先生が聞く。

「あの顔は嫌ですよ。彼が私に怒りだしたら私もますます怒っちゃうから。私は口を開けばうっかり関係性をめちゃくちゃにしちゃうような、そういう人間なもんで」

「あらまあ」ハム先生は顔をしかめる。

駅についた時、私は怒って足早に歩いた。ジョーイは私に追いついてきて私を遮ろうとした。「君が言ったことは俺のあの顔と同等に失礼なリアクションだったと思うんだけど。そんぐらい乱暴だと思ったからあの顔をしたんだよ」

「**そっちも**失礼だと思ったんだ。私は失礼なことしてやろうと思ってやったんじゃない」

「失礼でしょ。俺はトリガーにならないように言動に気を付けてるのに、自分が誤解を与えたことに関しては無責任なの？」

「なんでそんな」と私はぼやいたが、そこで話を切り上げた。

翌日、ジョーイと私は近所の小さな公園に通りかかった。彼はその角でコーヒーを買おうとしたのだが、私はやめといた方がいいと言った。彼はまた全く同じ表情を、**また言ってきたよ、失礼なことを、**と罵るようなあの表情を私に向けてきた。

「なんなの？」と私は言った。「昨日も別になんでもないことで不機嫌になってたけど、今日もじゃん。なんなの？　何が不満なの？」

「じゃあ俺も体調に関して頻繁に干渉してもいいってこと？『陰部の調子はどう？』って聞かれたらどう思う？」

「別にいいよそれでも！　陰部の調子だろうと教えてあげるよ！　うんこの調子でもなんでもどうぞ！　何が知りたい？　固さ？　色？」

彼はあきれた表情で私から距離を取った。

私の心は動揺していた。**私はどういうつもりなんだ？　どうやって収めればいい？**「私に対して悪意があるじゃん。私の気持ちなんて考えてないじゃん」と彼に叫んだ。

彼は力なく笑って「あーあ！」と声を上げた。「そうなんなんだ。「私が何をしたっていうの？」と私は怒鳴った。「こんな目に遭わなきゃいけない理由をちゃんと教えてくれる？　私が何をしたの？」両手で顔を覆って縁石の上にうずくまり、私は感情を爆発させた。**ああ、マジで、外で泣いてる。みんなに嫌われちゃうから私は会話もできないんだ。これからは女の形をした口も利かない置き物の人形でいなきゃいけないんだ。**

「頼むから」と彼は諦めて言った。「ちょっと、こんなところで」だが人形は返事などしないので、私は黙っていた。

彼は数分間立ったまま私を眺めて、こう言った。「今どういう感情なんだよ？」

「なんでそんなの言わなきゃいけないの。最悪な感情だよ」私は絞り出すように言った。「俺のこと嫌いになった？」

「違う」

「やっぱ結婚しなきゃよかったと思ってる？」

「思ってない」

「俺のこと最悪な人間だと思ってる？」

「思ってない！　違う！」と私は咽び泣いた。「そうじゃなくて、自分のことが嫌で死にたいと思ってんの！」

ハム先生にここを話した時、彼は笑い出していた。「いや失礼！」と彼は言ったが、笑いを堪えようともしていなかった。「いやすいません。ついつい」

腑には落ちなかったが、私も常々、場にそぐわない下劣な笑い声を上げて反感を買うことがあるので甘んじて受け入れた。「大丈夫です。私も重苦しい空気なのに笑っちゃうことが多々あるので」

「いや、そうじゃなくて……馬鹿馬鹿しい発言の最後を『死にたい』で締めるのが突拍子もなくて。トラウマ反応の馬鹿馬鹿しさってのはもう笑う他ないですね」

「そうかもしれないけど」私の笑顔は引きつった。「私にとっては馬鹿馬鹿しくないです」

「いやいや、もちろんそうなんだが」彼は真剣な口調になった。「圧倒的な苦しみがあるのはもちろん。死にたいというのはあなたが耐えうる限界に達したということだ。だがそれを、自分がいかにダメかということに、自分が最も反社会的で人類にとっての癌だという理屈にもっていくのが、それが馬鹿馬鹿しいということですよ」

「そうですね」

私たちはしばらく黙って座っていた。するとハム先生は「なにがそうさせるんでしょう？ どんな必要性を感じて彼の健康に干渉してしまうんでしょう？」

「管理する必要性でしょうね」と私は言い、ため息をついた。「もろに親心みたいな感じ」

普通のセラピストならこのことに関して検討したり家族の歴史を遡れるチャンスだと思って飛びつき、分析にやっきになっているところだろう。だがハム先生はその瞬間に留まりたがる。「なるほど」彼はこだわり続ける。「ではなぜ管理する必要性があるなんて感じるんでしょうか？」

「それは……教師の仕事をし始めてからろくに物を食べていなかったし、寝れていなかったからですね。採点したり授業計画を立てたりで夜4時間しか寝ていなかったです。彼は1日17時間労働で、もし労働時間を減らしたら上司に、生徒のことを考えてないって言われるらしいです。それから彼は自己免疫疾患があって、大きなストレスがかかって眠れなくなると毎回発症して、深刻な状態になっちゃうんです。最近も発症してて、私が彼に一旦仕事を置いて、しっかり食べて、体調管理するようにいちいち言わなきゃいけないんです」

「彼を心配してるということですね」ハム先生は合点がいき、また目を大きく見開いた。「そして彼に迷惑をかけてしまったと」

「そうですね」と私は小声で言った。

ハム先生はしばらく考えてから、驚くことに、感情を爆発させた。「私だったらブチ切れるね！ 私が彼のことを愛してるとして、彼が自分の健康を気遣わないようだったらとやかく言う権利がある。なんて図々しい奴なんだ彼は」

「え。じゃあ、私は……正しいですか？」

先生は首を振った。「いいや。私は彼にとやかく言い続けろって言いたいんじゃない。とやかく言うのには正当な理由があるんだから『とやかく言う自分はダメなんだ』なんて言っちゃいけない、ってことを言いたい」

「うーん……とやかく言うことと私が心配することが正当化されたとして、私はどうすればいいんですか？　彼を怒らせないにはどうすれば？」

「彼にそれを伝えればいい。例えば『とやかく言いたくないんだけど、ごめん。でも目の前で死なれたら困るし、あなたが自分に気を遣わないところをただ見てることなんてできない。私のために頼むから自分を気遣って』みたいに」

「なるほど。わかりました。言ってみます」それは規範的な、良い解決策のように思えたがまだ安心には至らなかった。トリガー中で狂ってる時に私からそんなことを言うのは不可能に思えた。そして正直言って、ジョーイは多分**そんな**こと言われても腹を立てると思う。

私はハム先生のソファーからクッションを取り、お腹の上で抱きかかえた。「こんなくだらないことで喧嘩するんだったら、本当にそもそも結婚するべきじゃなかったのかもしれない。彼の**表情**ひとつがいちいちトリガー入るんだから」

「あなたは馬鹿ですね」とハム先生は言い、再び笑った。

「なにが?!　私のこと……馬鹿って言うのやめてもらえますか。私は馬鹿じゃないです」

「あなたはずっと馬鹿」と彼は言い、むかつく感じでにやりと笑った。「喧嘩なんてどうでもいいんですよ。大事なのは修復でしょう」

修復。

ジェレミーは今も友達だよ。気にしてないよウィロー、だって友達だもん。

・・・

大人にとって修復の過程はより複雑で、より取引的である、とハム先生は私に語った。それでも納得感が損なわれることはないのだと。

「いいですか、トラウマを抱えている人は断絶しか知らないんです」とハム先生は説明する。「いつだって虐待者に対して謝らなければならなかった。だがそれは決して**その人たち**自身にその必要性があったからじゃない。相互的なものじゃないんだ。一方通行なんですよ」

私はしばらく考えた。「つまり……私は問題が起こった時に『ごめんなさい。私がダメなんです』と謝る方法しか教えられていないと」

「その通り。あなたは双方を修復する謝り方を知らないんです」

私は先生の言ったことに思いを巡らせながらぶつぶつ呟いた。「だからトラウマを抱えている人はしょっちゅう謝って……でも自身の問題に目を向けてもらったり修復してもらうことがない。というか絶えず謝罪することに労力を使いすぎて」

「相手を認めることができない。そうだ！」

「だから修復のニュアンスが欠けてるのか」と私は少し声を震わせながら言った。

「そう。許すとは、『あなたは不完全な人間だけど、それでも愛してる』と人に対して言うような、愛のある行為なんです。『私たちはお互いを諦めない。長くかかったけど。あなたに傷つけられ、そしてもちろん、あなたのことを傷つけてもしまった。それは本当にごめん。でもあなたはまだ私のものだ』というエネルギーをあなたには持っていて欲しいんです」

「それは素敵だ。そういう双方向性を持っていたいです。でもそれを持つにはどうすればいいのかが本当にわからない」

「だからあなたはここにいるんだ」

チャプター40

真実を捉えるというのは簡単なことじゃない。もしそれが簡単なのだとすれば、世界はもっと平和な場所だっただろう。我々の内側には、トリガー、渇望、感情、欲求が繊細に絡み合っており、その欲求を表に出さない方法を誰しもが持ち合わせている。それ故、人が何を欲しているのかに対する認識が実際その人の欲するものと一致しなかった時、対立が生じる。対立を最小限に抑える秘訣は、その真実に対する見解を複数の側面から点検することだ。**実際には何が起きているのか**を明確にすること。ただし、アナイス・ニン〔フランスの作家〕のものとされる言葉から引用するならば「私たちは物事をありのままには見ていない。自分たちが見たいように見ている」のだ。

ハム先生によれば、複雑性ＰＴＳＤは根源的な直感から生じる認知をいっそう曇らせるらしい。私たちは怯えた生き物で、危険や対立を予期しているせいでそれが目に入ってしまうのだ。私たちは実際に起きていることに対してしょっちゅう盲目になってしまう。

そこでハム先生は、ダライ・ラマが言うところの「内なる武装解除（物事を、不安や怒りによる混乱から脱した状態で現実的かつ明確に見ること）」を支持する。ハム先生曰く、不安を根底に持つ複雑性ＰＴＳＤの狭い見解はそのどれもが、広く、何層にも重なった真実に行き着いているとのことだった。当然、愛する人自身すらその真実を認識できていない可能性があるので、真実の全てを常に把握することなど不可能だ。大事なのは、恐れることなく、真実は一体何なのかという好奇心を持ってその全ての相互関係に対してアプローチすることだ。先生は私に対して、困難な会話には「**私が**あなたを傷つけたか？」ではなく「何があなたを傷つけたか？」という態度で臨むべきだ、と言った。

ハム先生はセッションの大部分でこの好奇心の手本を

私に示してくれた。私と会話している最中に、彼はよく背筋を伸ばし天井を見つめ「私が何を考えているのか」とか「どういうことなんだろうか」と言った。私はただ座って彼が導き出すのを待った。「君が私に対して挑戦的だから私も不機嫌になったんだろう」とか「話すことで君に気分良くなってもらおうとしたんだろう」とか「君の中で何が起きて、なぜ顔つきが変わったのか?」とか。頭に浮かんだことの全てをとても開けっぴろげに、正直に言う人がいて、そしてその人が何の恥じらいもなく私の思考の全てを知りたがっているということに、私はほっとさせられた。

Googleドキュメントを通してハム先生と私との間にある同調不和を念入りに抽出すること数週間、私はついに他者との交流における不和を特定でき始めていた。友達2人とブランチを食べに行った時、会話が全くうまくいかなかったという話をハム先生に話した。その時は終始無理に会話をさせられているみたいな、演技をしているみたいな感じだった。「素晴らしい。それに気付いてくれて嬉しいです」とハム先生は言った。

それから、少し心労を感じたディナーパーティーがあった時、その詳細をハム先生に話して、実際は何が起きていたのかという真実を細かく探ろうとした。私がダメ幹事だったのか? 軽率にしゃべりすぎだったのか? 私はダメな奴? 「待った。その2人は女? 男? それか男女?」とハム先生に聞かれた。

「男女です」

「2人とも独身?」

「あー……まあそうですね。でもお互い興味はない感じだと思いますけど」

「独身の異性2人を呼んだってこと? なんかそういう段取りをした感じが出ちゃいませんか? そりゃ変な雰囲気になるでしょう」と彼は言い、含み笑いをした。「それを解決するのなんて簡単な話ですよ。次は単純にもっと人を呼べばいい」

たまには小さな気付きから即座に実行へ移せることもあった。例えばある日のこと、ジョーイの弟を夕飯に招いた時、彼が最近手を怪我したと言った。私はそれに関連して自分の親指を捻挫したことについて話し始めた。彼は鈍い相槌を打っていた。**むむ**、と私は思った。**決し**

て良い会話の着地ではなかった。私の怪我はこれといって程度が重いわけじゃないし、比較で持ち出すべきじゃなかったかもしれない。そうじゃなく、彼の痛みに寄り添うことで彼の期待に応えられたかもしれない。翌日、私は彼にメッセージを送った。「手の怪我の話、本当にごめんね。めっちゃ痛いだろうに」それから私が贔屓にしているCBD〔植物由来の化学物質。カンナビジオール〕の痛み止めクリームのリンクをいくつか貼って送った。彼は感謝の返事をくれた。**よし**、と私は思った。**これで少しはマシだ。**

だがそうやって行動に移せる場合はごくわずかだった。ある日、私はハム先生に、最近恋人と別れたばかりの友人について話をした。「4時間その子の話を聞いたんですけど、彼女の気分を持ち上げられた感じが微塵もありませんでした。アドバイスするよりもただ『わー、めっちゃ辛いね』って言ってあげるべきだったのかもしれないです。彼女にはそれが必要だったのかも」

「おお、それは非常に直感的ですね！　そう言ってたらとても救われただろうね」

「やっぱそうですか？　あー、ミスった」そして私はセッションの残り時間を、その時に思い至れなかったというどんよりした後悔を抱えながら過ごした。

「良くない方向に行ってますね」と、そんな私にハム先生は警告した。「今トリガー状態です。そっちに行っちゃダメだ」

先生がこの警告を出すたび、私は抵抗した。「良くない方向になんて行ってません。良くない方向っていう意味すらわからないし。トリガー状態でもないです」そして先生は、私がトリガー状態**だった**ことに気付くまで「オーケー」と言い、そのあとの私はトリガー状態の自覚がなかったことを恥じてただ座って泣き、「自殺願望孤独横丁」へと一直線に向かっていく。こうした1時間にも及ぶ試練の途中で私が自身に対する最悪な事柄をせわしなく並べ立てている中、ハム先生は笑いが堪えきれなくなって私のことをバカ呼ばわりする。どういう訳か**そういうものなのだ！　アジア人とは（自分がアジア人だからに他ならない！）**、それが自分としては受け入れられず、私は逆に「バカじゃない、あんたがバカなんだよ**バカ！**」と怒鳴り返してしまう。私たちは双方ともに笑い、こうして私は課題に取り組める態勢へと戻ってくる。

・・・

ある夜、私は絵画教室に通っている夢を見た。私に二人の女友達ができて、夕陽や農場のフレスコ画を描いているうちに三人とも仲良しになった。海辺のお屋敷を描くことになった日、そのうちのひとりが離婚するという話を始めた。彼女が長々と話を続けている中で、私は「そうなんだ、マジ最悪だね。ところでここ、青く塗んなきゃいけないんだっけ？」と彼女に言った。夢の中の友達は絶叫した。「もうあんたなんか嫌！　話相手として最悪！　二度と話したくない！」そう言って怒って立ち去ってしまった。私は彼女のあとを追って「待って！待って！」と叫び、泣きじゃくり、自分に対して「なんでだよ！　なんで彼女に寄り添わなかったんだ！　なんで彼女の欲求を直感しなかったんだ！」と怒鳴った。

ハム先生もこの夢を笑った。「なんて直接的な」

「本当！」と私は言った。「私の潜在意識ももうちょいぼやかしてくれればいいのに」

そして6週間が経ち、セラピーの空気をがらっと変えてしまう映像を、私は観た。ＹｏｕＴｕｂｅで昔の「サタデーナイトライブ」の映像をハシゴしていると、ハム先生のチャンネルを発見した。スクロールしていて私は笑いがこみ上げた。あの専門用語塗れのハム先生が馬鹿でも心を許せるようにと、自分の動画タイトルを人間にでき得る極限まで、限りなく癪に障らないようなものにしているではないか。私は「愛に親しみを持つことでアタッチメントトラウマを治す[1]」というタイトルの動画をクリックした。

そのビデオは、父とその娘のセッションを記録したものだった。ハム先生は二人の会話を円滑に進めていた。映像はなく音声のみで、黒い背景に白い字幕が付いていた。私の推測では娘は20代、父親は大柄で粗暴なニューヨーカーといった感じだ。彼女が父から大切にされていると感じられないせいで（親近感がわく）、良好な関係性を築けていないのが聞いていてすぐに分かった。父親は怒るとカッとなり、娘に対してわがままで自己中心的だと怒鳴る。そのせいで彼女が何かを求めたくても父に話を持ちかけることに恐れを抱いてしまっている。この圧力は家族の死によって深刻化してしまったようだ。その人の死後、彼女の両親が傷心しきってしまい、娘の気持ちを整理するためにそばにいてあげる人が誰もいなくなってしまった。その後、彼女が不安や悲しみを表現しようとしても両親には相手にされず、大袈裟だと言われたり、お前の苦しみなんて私たちの苦しみには敵わないとさえほのめかされていた。

　最初その娘は優柔不断で引っ込み思案だった。だがハム先生の手引きもあって彼女は泣き出し、震えた声で、疑いようなく何年間もため込んできた怒りや悲しみを急速で制御不能な雪崩のごとく言葉として吐き出した。「お父さんは大丈夫になっただろうけど、私はなってない。私は大丈夫になってない。お父さんの苦しみも背負わされたから。私は誰に話せばいいの？　私には誰が寄り添ってくれるの？　誰もいないじゃん！　……だし、**お父さんの**話聞くばっかりで、大切にされてるとか守られてるって思う瞬間が私にはない。本当にがっかりするのが、私を守りたいとは思ってるんだろうけど……でもいざ私が守って欲しい時……**お前はどこにいるんだよ**」

　初めのうち、その娘の父親は保身に走った。娘が主張するようなことを言った覚えがない、と言った。そして、娘の方から来てくれなければ自分が必要とされているかどうかなんてわかりようがない、と。娘の心を読まなければいけないのか？　**あー、同じだ**。今まで父親と１００回はしただろう、まさしくこの会話を私はありありと思い出した。

　だが彼女とハム先生が寄ってたかって攻撃したことで、父親はついに自分が傷付けたことを認識した。保身の鎧にはヒビが入り、さらに彼は自らの無力感に身を投じた。「私は人間関係っていうのがダメなんですよ」と彼はどうしようもなく言った。「そうしちゃいけないって時に強く当たっちゃうんです。コントロールできない。ずっと良い父親になりたかっただけなんだ」長い沈黙を挟んだ後、息も絶え絶えの懺悔がなされた。「でも俺はなれなかった」

　これもまた、同じ。この域まで達して、父親を泣かせた時に生じる貴重な会話は何かしら考えさせられることはあれど満足いくものではない。父親が自己嫌悪に陥ったことで自分はまた**父を**慰める立場に、面倒を見る立場に追いやられるからだ。この知見は生々しく不愉快なものだったが、今回は別の何かもあった。何か別の、さらなる困惑をも招くものが。

このビデオを見て、私はこの娘に自分を投影しただけでなく、この父親にも自分を見た。**私は人間関係っていうのがダメなんですよ**。この男は自己否定・嫌悪という良くない方向性から全く抜け出せていない。彼は、着手すべき問題に取り組もうとせず縁石に座り込み死にたいと泣き喚いた私と同じだ。私は聞いていて落ち着かず、生爪を剥いでいた。

この家族にとって幸いだったのは、会話の中でその一連の思考を中断させるハム先生がいたことだった。「なんでそういう返しになっちゃうんですか?」と彼特有の遠慮ない言い方でその父親は遮られていた。だが声色は穏やかで優しい。「どうして娘さんに**対して**そんなことを言うんです? それじゃ彼女に同調していることになりません。行きすぎです。起きたことを悲しむのはいいですが、ダメな父親だなんて言うのはやめましょう」

そこで娘が口を挟んだ。「私が言ったことに対して、**俺はダメだ、俺は最低だ**、って受け止め方するの怖いんだけど。自分を悪く言うことで心の闇に入り込んで行くのが一番ダメだよ。それって、**お前がダメなんだ、お前が悪いんだ**、って感じになるじゃん。そうなったら私は……もう嫌! 本当に! やめて!」彼女は拳を何かに叩きつけた。「お父さんは違うじゃん! まだそこまで行ってないんだから。私は傷付けたいと思ってるわけじゃないから。**頑張って**欲しいんだよ!」

私はこの時点で、この父親がこれを真摯に受け止められるだろうとは思っていなかった。誰の目から見てもそれは明らかだっただろう。娘も、父親の方を見ることすらできないと言っていた。ハム先生も明らかに、父親を苦しめることなくこれ以上どうやって指導すればいいのかわからないといった様子だった。「どうにか娘さんの苦しみを自分に染み込ませていって、関心を向け続けなければいけないんじゃないかと私は思います。どうすればそれができるのかと言われれば困りますが……彼女が感じていることを完全に理解してあげるには、あなたの勇気が必要なんです」とハム先生は言ったが、不安定で言い淀んでいるのが私にはわかった。この娘がこの日望んでいたものは得られないだろうと、誰もが諦めていた。

だがそれは突然の、予期せぬタイミングだった。まるで彼に神の思し召しが下ったかのようだった。彼の声色が躊躇いや不安を帯びたものから明確に……満ち溢れていた。「今私は、娘に対する愛情に溢れています」と彼は言った。依然として彼の声は震えていたが、それは自分が言うべきことに迷いがあったからではなかった。それは、溢れる愛を表現する言葉が見つからなかったから震えていたのだ。「この子が私を見てくれるまで待ちます」と嬉しそうに彼は言った。彼は娘が目を合わせてくれないことに怒りを感じていたわけじゃない。彼は笑って、最愛の娘の存在に胸を躍らせていた。彼は善意に溢れていた。「私は今、この子をただ抱きしめたいという気持ちしかないです。私は**ここ**にいる。我が子のために。抱きしめるために。娘がして欲しいと思うことを全てやるために」

それはもはや言葉を超えていた。実際に、部屋の重苦しい空気を父親の声が一瞬にして、まさしくその口調の通りに変えてしまった。光に照らされた。娘の怒りは溶解した。彼女は父の腕の中へ身を任せた。父と娘は互いに抱きしめ合い泣いた。咽び泣く声はお互いの衣服に覆われていた。多くの言葉が交わされた訳ではないが、何かがただ浄化されたのだ。

「これが答えでした」とハム先生は得意げに言った。

私は後ろへもたれかかり、ビデオを閉じた。アン・サリヴァンがヘレン・ケラーの手をポンプの下へ差し出させて背中にW―A―T―E―Rの字を書く様が思い浮かんだ。この映像は私にとってそれに似た浄化作用があり、そして衝撃的な真実を悟らせてくれた。

罰には効果がない。

私は罰と恥こそ、失敗した時の必然的かつ重要な反動だと教わってきた。罰のメリットは自分の乱暴でひどい性質を正しい方向へ軌道修正してくれるところだ。その恥によって自分がより良い人間へと**収まっていく**。「正義は良識ある政府の何よりも固い柱である」と言うように、結局のところ正義とは、人々が失敗に対する代償を支払わなければならないことを意味するのだ。何かがうまくいかない時、必ずや落ち度がある。必ずや責任があり、苦痛がある。

今、私はそれが間違いだと知った。罰は物事を良くしない。それは物事を余計混乱に陥れる。

あの父親の自己罰は、娘の許しを聞き入れる行為ではなかった。自らの罪を吐き出すものではなかった。それどころか、自己嫌悪という名の牢獄に自らを隔離することで自分自身を家族から引き離したのだ。この牢獄に閉じ込められた彼は娘が必要とするものを聞くことができなくなった。娘が求めるものを与えることができなくなった。そこには確かに責任と苦痛があった。だがそれこそが娘との関係性の改善を、浄化を、積極的に妨げていたのだ。

罰を与えたとしても、ウィローやジェレミーやその他のモット・ヘイブンの子どもたちが友達の輪に戻ることはない。罰とは排除であり切断である。人間関係やコミュニティーの破壊である。

私が幼い頃、よく母は私にこう聞いてきた。「どっちのが好き？　ママ？　パパ?」私はかなり幼い段階から気を利かせて「二人とも同じぐらい好き」と言うべきだと思っていたのだが、毎回それによって安心させたというよりもむしろ落胆させてしまったように感じていた。

この質問は、楽しいひととき(両親のベッドで朝寄り添い合っている時)や、緊迫した喧嘩によって夜中にベッドから引きずり出されて時期尚早の親権確保のために行われた。最終的に私はある時、それにうんざりしてしまった。あるいは単純に疲れていただけかもしれない。私は「どっちのが好き？」という母の質問に「ママかな。ママのが私を叱ってくれるから。だからママのが私のこと好きってことだから」と答えた。

罰は愛ではないと気付くのにこれほど時間がかかったことが信じられなかった。実際のところ、それは愛とは正反対のものだ。

許すことこそ愛なのだ。懐の深さこそが愛だ。

ビデオ内の父親は、自己罰から抜け出すことができて初めて、実際に何が起きていたのかを理解することができた。彼は真っ黒なレンズを外して我が娘を目の当たりにし、目の眩むような光の中で彼女を、そして色鮮やかな真実を見た。素晴らしい娘、我が娘、孤独を感じていて父に助けを求めている少女。そこでようやく、娘が必要としている力を自分が有していることに気付けたのだ。彼が**そこに**居るべき理由を作ったのは恥とは正反対のものだった。

何度繰り返しても答えは同じ、そうだろう？　愛、愛、

愛。癒しと救済。

良い人間になるために、私はあまりにも直感的でないことをしなければならなかった。自分を罰すれば問題が解決するという考えを捨てなければならなかった。愛を見つけなければならなかった。

翌週、私が編集を担当していた記者のひとりが抵抗してきた。彼女は私のいかなる編集をも拒み、3回連続でほとんど何も変わっていない原稿を送ってきた。もっと解説を追加するよう再び私が強く求めると、最終的に彼女はこの関係性だとうまくいかないだろうという旨、つまり別の編集者を当ててもらいたいという旨をメールしてきた。メールを読んですぐ私はトリガーモードに入った。**私はこの仕事に向いてない、私はやらかしたんだ、あーあ、私は終わりだ、私がもっと優しくて良い人間だったら彼女は私に嫌悪感を抱かなかったんだろうな、あーあ。私の初期衝動は、退いて逃げることだった。私に嫌悪感を抱いてるなら別に彼女と仕事しないのが正解だ。そうだ。良い厄介払いだ。彼女も別の編集者を当てればいい。さよなら。**

だがこの時私はこうも思っていた。この自己罰は完全に時間の無駄だ。何も解決しない。今の状況、**実際は何が起きている?**

今や私は数多くの手段を装備している。私はこの問題を解決するために多面的なアプローチを取った。食事を取ってから身体を落ち着けるためにしばらく座って瞑想をした。気分は良くなったが依然として自信喪失は拭えなかった。そこで私は信頼を置いており面識もある、5分間で大局的視点からのチェックができる心の余裕を持つ人物、すなわち「スナップ・ジャッジメント」時代の上司であるマークに連絡し、この状況に対する見解を求めた。彼は私を素晴らしい編集者であると断言した上で、批評を受け入れられない人間も無数にいる、と言った。君に問題があるわけではない、と。

私は座ってしばらく考えた。複雑性PTSDの人はたびたび問題が自分にあるという前提に立ってしまうことを思い出していた。それは自分本位や自己陶酔からではなく、問題を解決するためのコントロール力を十分に持っていたいという意識からだ。だが自分の問題じゃないとしたら、彼女は何と格闘しているんだ? **彼女が必**

要としていたものはなんだ？　私が提供できるものなのか？　私にはそれができないかもしれないという事実に対して、私は覚悟を決めようとした。それに、それで構わないとも思った。

私は彼女からの過去のメールを読み返し、そのとてつもない不安感に勘付いた。私はその、途方に暮れてしまうようなどうかしている締め切りに追い詰められながらも目下には過密なインタビューの予定という彼女の置かれた状況に同情した。私は彼女の背景をもっと知るために本人に電話をする予定を立てた。電話が繋がってすぐ、彼女は動き出した。いくつもの思い、愚痴、怒り、疑念。そしてそれを聞いたことで、今回ばかりは彼女の望みを正確に把握した。原稿に手を加えるように迫ってはいたが、私は彼女に**なぜ**そうしないのかを聞いてはいなかったのだ。この記者は単に誰かに話を聞いてもらいたかっただけなのだ。

私は彼女にひたすら話させ続けた。話し終えた彼女は息切れを起こしていた。私は彼女に「なるほど。なんでもお話しください。他に私が知っておくべきことはありますか？」と言った。彼女は面食らったようだった。彼女は争う準備をしていたが、ここに来てそうはならないことを知り穏やかになっていた。彼女は不安や、彼女が苦労させられてきた個人的な懸念を列挙し始めた。私はさらに15分彼女に吐き出させ、「なるほど。なるほど。それをやり遂げるために必要なことは何かありますか？」とただ繰り返した。私たちは作業の流れを微調整し、オンラインではない対面での編集を増やすことにした。通話の終わり際、彼女は自分の申し入れについて謝罪し、喜んで仕事の関係を続けると言った。

これはささいな機会だったが、重要な意味を持っていた。個人的には大きな成功だ。今のところではあるが、私は実際の、現実の修復の舵を取って人間関係を維持したのだ。媚びへつらいを伴わない修復。**ニュアンスのある修復。**

ひとつの成功を経験したことで、会話における詳細部分や不一致など、私はより自信を持って世の中の物事を分析し始めた。人に目をそらされたり会話の取っ掛かりに対して返答がなかったり話題を変えられたりした時に、私はそれを察知した。そうなった時に不安や罪悪感を感じるのではなく、自分に対して、**オーケー**、**好奇心**、と唱えた。**好奇心**、**自己否定禁止**。この変化はどうしようもなくささいなことのように思えた。しかし突然、ただこのわずかな態度の変化をもってして、隠された次元が可視化されたかのように世の中の複雑な挙動が明るみに出てきた。**むむ、Bの妹の話をしてたのに彼は急に話題を変えたな。ははーん、彼は二人のもつれた関係に対して罪悪感があるな！　なんで今Aはそんなに居心地が悪そうなんだ？　はいはい、今ピーナッツソースの話が始まったから彼女はリラックスしたね。あ、わかった！　自分の仕事の話になったから彼女は不安を感じたのか！**

　ある日、友人のジェンが両親のことで悩んでいると言い出したのだが、突如話を大幅に逸らして私の生活について熱心に尋ね続けてきた。なんで？　あー……かまってちゃんになってるんじゃないかって不安になったからか？　ジェンのその心情に私はどう取り組めばいいんだ？　私は**メンタライズ**と**メタコミュニケーション**を試みた。ハム先生が私に教えてくれる煩わしい用語は基本的に、**思っていることをはっきり言う**、を意味している。「自分の問題で私に負担をかけさせたくないから私の方に関心を移そうとしてるんじゃないかって心配になるんだけど。ジェンのやっかい事が私の負担になんか全然ならないよ。何があったのか普通に知りたい。私の生活なんて今なんも起きてないから、ジェンの話で時間使おう！」

「わかった」とジェンは言い、彼女が被っているしんどい事柄を明かしてくれたので私は慰めることができた。私は愛する友人のための時間を確保することができて光栄に思った。

　セッション中にも、ハム先生がその全てを見通す目で穴が開くほど私の頭蓋骨を見回しながら笑顔になっていき「今日は好奇心ありますね」と言った。あなたは贔屓にしてるクライアントです、と言われているかのようだった。アツい褒め言葉だ。

　もちろん常に好奇心があるわけじゃない。人に無礼を働かれたと思ったら、日々の同調ダンスの練習は蔑ろにする。ずっとやるなんてとんでもない。だが日増しに好奇心が高まり魔法の質問を使ってしまう。「どうして欲しい？」この7文字が扉を開き壁を壊す。理解することで得た恩恵によって、私たちはもう孤独にそれぞれの旅路を彷徨う別々の生き物ではなくなる。私たちは与え、受け取る。周囲の混乱を通じて結合し合うふたつの相互原子なのだ。**私はあなたを傷つけた。あなたは私を傷つけた。あなたは私のもの。**

しかし、**実際に何が起きているのか**を考える上で最終的に考慮しなければならないことがある。いつだって質問に答えがある訳ではないということ。多くの人々にとって、起きていることに対する理解が表面よりもはるか奥底に眠っているのだということ。

私は調査の中で、エモリー大学の神経心理学者であり、有色人種におけるＰＴＳＤの影響を研究しているネガール・ファニと出会った。彼女は、個人生活の場や職場において差別主義者から無意識的な差別を受け続けた黒人女性の脳をスキャンする研究を行い、この差別が脳の構造を変化させたことを発見した。[2] さらに、彼女たちの脳の変化は複雑性ＰＴＳＤを持つ人に起こる構造変化に類似していた。以上からわかることは、人種差別はＰＴＳＤを生みかねないということ。ネガール自身も、学会での先輩の白人男性から受けた侮辱や無意識的差別があったことで、この研究に繋がったのだと語ってくれた。

こうした研究結果に加え、過激な人種差別者や脅迫的なメディアが一個人の精神衛生に悪影響を及ぼしかねないことを示す研究がいくつも存在する。丸腰の黒人男性たちが警官に発砲される映像を見た黒人の人々が、不安症や抑うつになったという報告もある。国境で両親から引き離された無表情の子どもたちの映像を見たラテン系の人々にも同じことが言えるだろう。

これは私が崩壊したタイミングを再考するきっかけになった。当時の職場は白人至上主義や有色人種に対する暴力について毎日、一日中考えさせられるような場所であり、その間も上司から敵対感情や罵りを受けていたのだから、その崩壊がそこで起きたのは偶然でもなんでもない。それから何年も経った今、私と同じ時期に似たような精神衛生上の苦しみによってニュース編集室からの辞職を余儀なくされた有色人種のジャーナリストが何人もいたことを知った。

それはただ人種差別なだけではない。もしあなたが自らのアイデンティティーに起因して危険に晒されているのであれば、迫害を受けている少数派グループ（例えば同性愛者や障害者）の一員であること自体が複雑性ＰＴＳＤを引き起こしかねない。貧困も複雑性ＰＴＳＤの一因となり得る要素だ。そうした要素が人々にトラウマを与え、不安や自己嫌悪に追いやる脳の変化を引き起こす。そのような変化のせいで失敗に対する責任を被害者に内在化させることになる。彼らは自らがやっかいで怠惰で反社会的で愚かなのだと判断するが、**実際に起きているのは**白人至上主義と階級分化によって成功が制限された差別的な社会の中を生きているという事象なのだ。システムそれ自体が虐待者に変貌しつつあるということだ。

私が「違った」と上司に言われた時、**壊れている**という意味なのだと思った。私は今、それを別の意味合いとして捉えている。

チャプター41

「最高の週末だったのにそのせいでめちゃくちゃな気持ちです」と私は言った。ハム先生は困惑した表情でこちらを見て、私はため息をついた。

土曜日はジョーイの家族と豪勢なバーベキューをした。その翌日は繁華街まで繰り出していた友人たちとディナーに出かけ、夜遅くまでマンハッタンの大通りを散歩した。私はこの2日間笑いが絶えなかった。だが月曜になり、そういった交流やばか騒ぎも過ぎ去ると孤独を感じた。**このクソみたいな複雑性PTSDのせいだ**、と私は思った。**どんなに良いことがあったとしても、いつも結果的に孤独を感じることになる。**

情けないです、と私は言った。「大好きな人たちに囲まれてから半日経っただけで孤独を感じるなんて、という感じです」

「誰しもそうですよ」とハム先生は言った。

「いやでも——おかしくないですか？」

「そんなことない。普通はそうです。あなたの心は正直者です」

「それは……本当に言ってます？　孤独を感じるのはおかしなことじゃないんですか？」

「おかしくなんかない、日々がすごく楽しい時なんかは特に。週末は最高の料理を食べていたのに一転、クラッカーと水だけの日々になったんです。あなたの心は『なんで？　おいしい食事を惜しんじゃダメなの？』って思ってますよ。自然な気持ちを非難するのはやめた方が身のためです」

別の日、私はツイッターにログインしたことで深く落ち込んだ話をした。私は同僚の出世ぶりを見て不安な気持ちになったのだ。自分の非礼なツイートが攻撃的だと捉えられるんじゃないかと心配になって、私はそのツイートをすぐに削除した。ツイッターがトリガーになるなんて複雑性PTSDにもほどがある、と私は泣き言を言った。

「SNSなんてストレスが溜まるもんですから。全員そうですよ」とハム先生は言った。

「実際、本当にみんなそうなんですかね？」

「そうですよ。本当に。無責任なツイートをすることで実際に影響が**出ちゃうかも**しれないし。心配するのもうなずけます」

それからはセラピー中、些細なことで惨めな気持ちになる日が何日もあった。自分の気持ちを話に出したくもなかったし、それは愚かでしょうもなくて話す価値もないことだと思っていた。過去の落ち込んでいた時のブログ記事を読み返して悲しくなるなんてどうなんだ？　申し込んだ奨励金がもらえなかったことに関して悲しむのもどうなんだ？

だがその私の装いはハム先生に見透かされた。その時期、私が本心を出さないようにしていることは彼に勘付かれていた。その場に適応しようとはしている一方で正直でいようとはしていないことに、気付かれていた。何か問題を抱えているんじゃないかという彼の尋問は、「大丈夫ですよ。何を知ってる風に。超能力でもあるつもりですか」と私がきつく言い返すまで続いた。

私が**大丈夫な**空気を醸し出す中、ハム先生は私に赤ちゃんステファニーを召喚させようとし、彼女の保護をしようとしてきた。

「いいでしょう」と私は大真面目に言った。「あの子には私から、あなたのせいじゃないし全部をコントロールできるわけじゃないいし、だから大丈夫、あなたのこと愛してくれてる人たちもいるしその他諸々も整ってる、って言っときますから。やりましたね」

彼は私を見て、その怒りっぷりに驚いていた。「待て待て待て。どうしちゃったんですか？」

どうしたって、反吐が出るほど陳腐なそういうやり口に長々と頑張って乗っかってあげて、大した意味もないのに、なのに……

「ただただ疲れたんですよ」と私は言った。「そもそもこんなことをしなきゃいけないってこと自体にただ腹が立ってるんです。こんな長い間一生懸命頑張ってきたのに。先生に会ってからもう何カ月も経ってるんですよ」(正確には8週間だ。)「いつになったら私は良くなるんですか？」

ハム先生は椅子を回転させた。「見てください。こういう本当にしょうもない演習もありますよ。言うのも恥ずかしいですが、かなりしょうもない。でもあなたはこういうアート的な創作系、好きですよね？　円を描くやつやります？」彼は私に紙の束とペンを渡してきた。

私は軽蔑の目で彼を見た。私がいつもうんざりさせられていたのは特にアート的な創作系の演習だった。だが何はなくとも新しいということもあって私は折れ、紙の束とペンを受け取り円を描いた。「それで？」

「その内側に、持つことが許されている感情を書いてください。持っていて構わないと自分で思っている感情です。そして外側には持つことが許されていない感情を書いてください」

「わかりました」内側には、**喜び**、**時には怒り**も。外側には、**重いストレス**、**悲しみ**。私は走り書きしながら「悲しむことは許されません」と言った。「私はこの人生を与えられた上に能力もある。頼りなく愚かじゃダメだ」

ハム先生は笑っていた。

私は円の内部を放置して外側を埋めていった。それから反転させて彼に見せた。「どうぞ。どうですか私の図は。ほとんどの感情が外側です。でもこの円の中心にある**知性！**を見てください。これが私に許されたものの大黒柱です」

彼は前屈みになり目を細めてそれを見た。「一見するとタイガーマザーが頭に浮かびますね」

私は反転させてもう一度眺めた。畜生。またも母親が書かれてるじゃないか。「そんな。本当だ」

「じゃあこの演習の次のパートにいきましょう。自分に小さな子どもがいる想像をしてください。自分の子どもには何を許しますか？」

この演習が子どもステファニーちゃんをしつけるためのバリエーションのひとつであることはよくわかっていた。わかってはいたのだが、彼の真意は強烈だった。こんなものを自分に強いているようでは、私が将来の子どもにこれを押し付けてトラウマを植えつけることになってしまうってことか？「マジか！」私は嘆いた。「これは最悪！　恐ろしすぎ！」

「自分の子どもにこんなの求めるわけない」と彼は強

調した。

「本当ですね。普通はこう――」私は全ての感情を巨大な円で囲んだ。

「でしょう。あなたも全部許されてるんです」ハム先生と私は座ったまましばし沈黙した。それから彼は言った。「あなたは自らの治療に対してもタイガー・マザーなんです。自分に対して、常に幸せであり続けなきゃいけないと言ってる。悲しみを感じたら失敗なんだと。本当の意味での**治療**ができてない」

「はい」と私は小声で言った。

「それじゃ効果も出ようがないんです」再びの沈黙。「いいですか。ハートというものについて話させてください」

私はあきれた顔であざけり、スピリチュアルで清らかな仏教徒の話になるのだろうと身構えた。

「違います。心臓の話です。筋肉としての心臓です」と彼は言った。「健康な心臓というのはいつも同じテンポで動いているわけではありません。だとしたらそれは事実**不健康**な心臓です。健康な心臓というのは柔軟性があり、適応が早ければ早いほど良い心臓です。走り始めたら即座にペースが上がるような心臓が理想的だ。そして休息したら即座にペースが落ちるべきです。感情に関しても同じです。とてつもなく悲劇的なことが起きているのに依然としてハッピーなのはおかしいでしょ？　何のリアクションもせずただ座っているのはおかしいでしょ？　悲劇が起きたら痛みとともに、悲しみを感じながらそこにいるべきなんです。不当なことが起きたら腹立たしさを感じるべきだ。そしてその感情を伴ったまま1時間でも1日でも1カ月でも、その出来事の深刻さに見合うだけの時間を過ごして、それから安らかな状態に戻れる。楽しい状態でもなんでもいいですが。癒された状態というのは何も感じなくなることを言うんじゃない。癒された状態というのは適切な感情を適切な期間感じ、それでも自分に戻ってこれることを言うんです。それが生きるってことです」

　幸福に執着する我々の社会において、ネガティブな感情というのは当然恐ろしいものだ。だが現代精神医学によって病理化された完璧主義と格闘している人にとってはより悪質なのだ。当初、私が複雑性ＰＴＳＤの人に関する本を読んだ時、**感情が不安定**でその**コントロールに問題がある**という風に私たちは描かれていた。この2年間、自分が陶酔するほどの感謝や恩義を持った状態でなければ残念なことのように思っていた。

だがハム先生が言うには、こうしたネガティブな感情というものは単に耐えて拭い去るようなものではないのだという。意義のあるものなのだと。有益なものなのだと。それは自分たちの要求を自分たちに教えてくれるもの。怒りは行動を促す。悲しむことは悲痛を処理するのに必要なのだ。恐怖は私たちの安全を守ってくれる。こうした感情を根絶することはそれこそ不可能であり、不健康なのだ。

こうしたネガティブな感情が有害になるのは、その他の感情を全て阻害してしまった時に限る。喜びを感じる余地がないほどの悲しみを受けた時だけだ。他者と穏やかに接することができないほどの怒りを感じた時だけだ。真の精神的健康とは良い感情と悪い感情のバランスが取れている状態であるように思う。ロリ・ゴットリーブ〔アメリカの作家兼心理臨床家〕は自らの著書『だれかに、話を聞いてもらったほうがいいんじゃない？』にてこう書いている。

「たくさんの人が決着を求めてセラピーにやってくる。気持ちを失わせてくださいと。彼らは最終的に、他の感情を消し去ることなくひとつの感情を消し去ることなどできない、という結論に行き着く。苦しみを消し去りたい？　なら**喜び**も消し去らなければ[1]」

私はこの考えを1週間携え続けた。悪質なドライバーが突然割り込んできて、ジョーイが窓越しに、母親からもわからなくなるぐらいコテンパンにぶん殴ってやろうか、と叫んだ時、私は1分間、自らがストレスや不安を感じるままにしておいた。なぜならストレスフルなシチュエーションだったからだ。そのドライバーがアクセルを踏んで走り去っていくと共に私の不安は走り去っていった。病気だった親族のひとりに関する悪い知らせを聞いた時、私はそれを悼む時間と余地を設けた。その時ばかりはその余裕を設けることが悪いとは思わなかった。そして罪悪感もなくテレビを観た。罪悪感もなくクッキーを食べた。すると信じられないようなことが起きた。翌日の気分が**良かった**のだ。これは良いぞ。依然としてその親族に対する悲しみは感じている。だが**喜び**も感じられていた。

こうした瞬間はささいなものに思えた。あまりにもささいだ。だがいくつかの大きな変化も生じた。私の中のネガティブな感情がどれも軽くなったように感じたのだ。苦しむ期間も短くなった。ネガティブな感情が湧いてきても、しばらくすれば引いていった。それも以前ほどは激しくなく、麻痺してしまうようなものでもなかった。時が経てば大海へ流れ出していってくれた。どんな感情も……適切に感じられた。ついに私は危険な3つのP（個人的、普遍的、永続的）を克服したように思えた。

翌週、私はハム先生に言った。「自分の気持ちを承認してもらったり普通だって言ってもらえることが本当に救いです。生活してる上でどんな要素もトラウマ認定してて、本当に自分では異常なんだと思ってるので。病的に全部のことをそう思ってるので。だからトラウマのどの部分が人間的で普通なことなのか、どの部分が実際の問題なのかを見分けられるようになって嬉しいです」

「そういう感情は持っていいものなんですよ。痛みと苦しみの違いはわかりますか？」

「えーと……わかんないです。なんだろうな？」

「痛みとは、何か良くないことが起きた時に抱く現実的で適切で妥当な不快感です。苦しみは自分がその痛みにもう何さじも加えているんです。気分を害していることに対して気分を害してる」

「二重処罰だ」と私はシンプルにまとめた。

「そう。だから苦しみから脱するには痛みに何も加えないこと。あなたは例のディナーパーティーがうまくいかなかったことでばつの悪さや気まずさや後悔を適切に感じたんです。あなたの友人が堅苦しかったことに対して困惑や怒りを適切に感じた。あなたはそれをただ受け止める。そして仮にその気持ちが消えなくても自身に、さて、なんでこの気持ちが残り続けてるんだろう？と問うんです。それから自分の深層には人知を超えた判断が下っているんだと思い込んで、それに耳を傾けるんです。どういうこと？　今私の中にあるこれは何？　何を教えようとしてくれてるの？って」

私は女の子じゃない。**私は剣だ**、と今まで自分に言い聞かせてきた。「ダメだ」と言ってくるのがベルトだろうがゴルフクラブだろうが門番だろうが、私は屈さずなぎ払っていく。私は生き抜いてみせる。欲しいものを手に入れてみせる。

だが剣であり続ける以上、武器の放棄ができなくなるということだ。降伏する喜びを味わうことはできない。

ある意味ハム先生は私にとって対母親のような存在だった。世話焼きな親のような人物（小うるさく、思いがけず厳しく、アジア人であることが救い）で、私の頭の中の両親の声に対して巧みに反論してくれた。母は私の脳に境界線を作り、意に適うようなあり方や考え方のルールを敷き、狭く危険な通路を歩くよう私の意識に強制した。私は少しでも息ができるように、その壁に向かって剣を振るっていた。

だがハム先生はそのルールを撤廃することによってそうした障壁を完全に取っ払った。**あなたは許されている。そうして構わない。それで悪い人間にはならない。やりましょう。降伏しましょう。**

友人から返信がなかった時に私が苛立つことを、ハム先生は許してくれた。ある朝、A列車の目前に女性が飛び込もうとしているところを目撃した（別の女性がすんでのところで引き戻した）。私は完全にトリガーが入ってしまい涙ながらに先生に電話すると、その日は休んでテレビを観ていいという許可をくれた。「今日のあなたはよくやりました」と彼は言った。「家に帰って。リラックス」彼は私にご褒美のお菓子を食べる許可をくれた。改善の道中で自分を切り刻む必要などもうない。**でもカロリーという点ではどうなんだ？　糖質に関してどうよ？　炎症は？**　それでも私は卑しい本能に屈服した。**それが私のしたいことなんじゃないのか？　今の私にとって正しいと感じることなんだろ？**　私はクッキーを食べた。２つ食べた。私は夜中の3時にベッドで泣いた。遺恨は1週間残ったが、そのあとどうでもよくなった。悪いことならなんでもやった。悪いとは思わなかった。

それで世界が崩壊することはなかった。それどころか逆のことが起こった。

依然として私は生産的だったのだ。脳が解放されて、むしろ今までより生産的になったかもしれない。依然として健康でもあった。依然として友情も育んだ。なにひとつ死ななかった。

そして通路は広くなった。私の人生はゆったりとした空間を手に入れた。円は大きくなった。円は全てを囲んだ。

ハム先生が私の内なる物語を、鞭振るう不愉快な暴君からチルったサーファー男に変えるまでにかかったのは約5週間——3カ月ちょっとだった。愛情が湧き、やがて破綻するかのように、それはゆっくりと、そして突如として起こった。たった今私は朝食を作っている。起きたのが遅かったし、今朝うっかり電話に出れなかったし、もう11時だし、やらなきゃいけない仕事がある。だが私は焦っていない。朝食のタコスのためにじゃがいもと玉ねぎとピーマンを炒め合わせ、卵を焼き、コリアンダーを刻んでいる。それらを丁寧に乗せ、上にコティハ〔メキシコのチーズの一種。ケソ・コティハ〕をまぶす。とても美味しい。洗い物はやる気になった時にやればいい。なんであろうとやる気になった時にやればいい。地球は回り続けているのだ。タコスが美味しい。私は時間をかけて平らげる。そして私は驚嘆している。**いやーすごいな。なんだかんだ言って、自分の人生は華々しいものになっていくのかもな。**

チャプター42

私はジョーイに、結婚式を2人だけのものにしたくないと伝えていた。結婚式を2人のためだけにやるぐらいなら、ラスベガスのチャペルでただ駆け落ちすればそれで望みは全て満たされる。前菜やテーブルの装飾や列席者を伴う結婚式を実際に行いたいのは、ひとつのコミュニティーとして引き合わせたいからだ。式を感謝や団結の手段にしたかった。式自体が10分程度で詩と誓約だけのものに2人で参列したことがあるが、自分たちの式は大々的なものにしたかった。相互的で感動的なものにしたかったし、自分たちだけでなく友人や家族に合わせた式にしたかった。

ニューヨークでの結婚式の平均費用は7万7千ドル。2019年はそんなに稼げなかったから私としては無茶な話だった。私たちの予算はその10分の1。友人たちの結婚式にはどれも、食事運びを手伝うアシスタントや椅子を並べたり装飾デザインを提案するプランナーがいた。その日を実現させるには同様にスタッフを雇う必要があると思った。だがジョーイに笑われた。「俺は家族が12人いるようなもんなんだから」と私の馬鹿げた案に驚いた様子で彼は言った。「スタッフなんて**揃ってる**じゃん！」

「**相互的**っていうのはそういう意味じゃなくて」と私は抵抗した。「あとあと文句言われたり安上がりだと思われたりしないならあなたの家族が手伝ってくれるのは良いと思うけど、私には家族がいないから」いとこと叔母は招待したが、両親は呼ばなかった。この決断をするのは辛かったが、最終的な考えとしては私のことを愛してくれている人に囲まれたかった。「友達に頼むのも申し訳ないし。強制する感じになっちゃうから」

彼は肩を竦めた。「喜んで手伝ってくれるって」とジョーイは言い張る。「頼もう！」

そういうわけで友達と彼の家族に協力を求め、式に飾りつける千羽鶴を折ってもらった。彼の弟には**ハープを練習してもらい**、ミュージシャンとして出てもらうことになった。そしていよいよ当日。小規模な一団には式の何時間も前から会場入りしてもらい、テーブルと椅子の準備や私のドレスの着付け、ブーケを作ってもらったり風船の買い出しに行ってもらったりした。私はその間終始、純粋なアドレナリンを放ちながらみんなにあちこちで指示を出し、結果として全ての要望に関して罪悪感と感謝を抱いていた。「これをお願いします。すいません！ありがとう！」

そして緊張の瞬間がやってきた。ハープの演奏を聞きながら私はバージンロードを歩いた。ジョーイがハグで迎え入れてくれる。私たちは屋外の、折り鶴が飾られた白い木のアーチの下に立つ。9月にも関わらず幸運に恵まれていた。気温は25度で晴れており、完璧な日だった。会場である庭園の桜はそよ風で揺れ、枝は互いにさわさわと音を立てている。小さな緑のイモムシがマイクの天辺目指して進んでいる。とても太った猫がジョーイにゆっくりと近寄り、愛らしく鼻を擦り付ける。私は震える手でマイクを握り、観衆に向かって話す。

「愛は限りあるものではありません。オレオのひとパックのように丁寧に分け与えなければならないようなものではありません。むしろ愛することがさらなる愛を生み、それがまたさらなる愛となります。

「ご存知とは思いますが、私はほとんど愛を受けずに育ち、15年前にはほぼ孤児同然でした。それは時に、ご想像通りの悲しみを伴いました。ですが大半の時間は悲しくありませんでした。孤独じゃなかったからです。今日、ここでも私は同じように孤独ではありません。

友人たちへ。一番孤独を感じていた時も、一番辛かった時も、あなたたちの愛は闇を照らす光でした。あなたたちの愛は私を生かしてくれました。あなたたちの愛は私を育ててくれました。あなたたちから愛を受け取った時、私は優しい気持ちになれました。その愛によって思いやりと優しさを持つための着実な方法を学びました。そして愛というものがそうであるように、それは増幅し、発展し、自分自身を愛する方法を、そして他者を愛する方法を、それからこんなに素晴らしい男性を愛する方法を……彼にふさわしいだけの莫大な愛を与えられる方法を教えてくれました。なので今日、ここに来てくださったみなさんに、その上で手作業をしていただいているのを見て、心から感謝しています。私たちがここにいるのはみなさんのおかげです。ありがとうございます。

そして今日から私が一員になった、ジョーイのご家族のみなさんへ。真の、実際の愛ある家族とはどういうものなのか私に教えてくれて本当に感謝しています。カオスな大騒ぎに巻き込まれている時も、犬が床にウンチしちゃった時も、あなた方は寛大で義理堅く、お互いの奇行も本当に尊重し合っていて、みんな根っから優しい人たちです。本当に最初から、みんな両手を広げて私を愛あるカオスの中へ迎え入れてくれました。『君はもう一員だ』とみんな言ってくれました。おばあちゃん、あなたのお母さんは母親を亡くした赤ちゃんを引き取って自分の子どものように可愛がったそうですね。おばあちゃんもその子を弟のように可愛がった。そして3世代あとになってもあなたの家系はその教えを忘れてなどいません。愛が愛を生んでいます。心を許してゴシップ話をし合えたり、兄弟姉妹たちとゲームをして笑い合えたり、電話を取って『お母さん』と言えたりすることが私にとってどれだけ宝物のようなことか、言葉では伝えられません。みんな今日ここにいてくれて、そして毎日いてくれて、ありがとう。そのお返しと言ってはなんですが、寛大さとおもてなしというあなた方家族の伝統を、続く世代も受け継げるよう最善を尽くしたいと思っています」

私は読んでいた紙から目を離し、視線を上げた。鼻をすする音があちこちで聞こえた。ダスティンの頬には大量の涙が流れ、キャシーとジェンの顔は彼女たちが着ているドレスと同じピンク色になっていた。ジョーイの目にも涙が溢れていた。それから彼はみんなに、座席の下に手を伸ばすよう言った。

仲の良い人たちでの結婚式をやりたいと私が伝えた時、ジョーイは賛成してくれただけでなく、2人で列席者それぞれに個人的な手紙を宛て、自分たちの人生においてその人と出会えたことがなぜありがたいかの理由を伝えよう、と提案してくれた。そこでみんなは各々の座席の裏に貼ってある手紙を見つけ、驚いた様子でざわめき立った。

ひとりが「ジョーイ、これ開けていいの？」と聞いた。

ジョーイは腕を前に伸ばした。「どうぞ開けてください！」

私は最初、ジョーイのアイデアに目を輝かせた。だが実際に書き始めてみると、難しい手紙がいくつもあった。手紙それぞれに固有の課題があった。比較的新しく、強く踏み込めば壊れてしまいかねないような、繊細なガラス球のような友情もあった。文字で語るには足りなすぎるような友情もある。キャシーとダスティンなんて9歳の頃からの友達だ。大学時代や20代の頃は計り知れない価値がある友情だったとしても、その後の人生で活発さを少し失ってしまったものもある。そして「スナップ・ジャッジメント」時代の上司であるマークのような人もいる。彼のことは大好きだが、彼との関係性は基本的に良い空気感での罵り合いによって成り立っていた。彼はよく私をけちな奴だといじってきた。彼が怪我をした時、私は心配して電話をかけたことがあったが、ローラーブレードで転んだという怪我の原因に関して私は彼を終始こきおろした。「90年代じゃねえんだよジジイ！」と私は冷やかした。彼は「うるせえな黙ってろ」と言い返してきた。そんなスベり散らかしたアホに対して感傷的にもぎこちなくもならずにどうやって感謝を伝えればいい？

私は最終的に、全部の手紙をただ一生懸命書こうと決めた。真剣な愛と、私に寄せ集められる限りの実直さと誠実さで埋め尽くそうと。私は感傷に身を委ねた。**あなたは私が付けたマークおじさんというあだ名にふさわしい人物です**、と書いた。**私の神経質さをいつも許容してくれて、私をかばおうといつも考えてくれて、そんな価値もないのに私に愛と優しさを持って接してくれて、本当にありがとうございます。あなたのようなおじさんがいてくれて私はとても幸せです。**

私たちはみんなが読むための時間を2、3分取り、その大勢の人たちを見つめるという束の間の状況に立ち会った。みんなは前傾姿勢で、微笑み、笑い声を上げ、泣いていた。まあ、そうだな、ただ泣いてたんじゃない。**見苦しいほどに泣いていた。**ダスティンはびしょびしょに濡れたティッシュを何度も丸めていた。かろうじてまっすぐ座れているという感じで、彼は自分の夫の肩にもたれかかっていた。私のいとこは彼に新しいティッシュを渡し、さらにもうひとつティッシュを取り出して自分の鼻をかんでいた。その隣にいるタイ・クー・マは、長らく見たことのないような穏やかで満たされている表情をしていた。マンスールとマークは笑顔だった。ノアは間の抜けた、これでもかというほど歯をみせた満面の笑顔を私にくれた。ジェンはすすり泣いていた。キャシーは涙で濡れた顔を上げ私を見て、私も涙ながらにはにかみ合った。人生で初めて仲の良い人たちがひとところに集まっているのを眺め、**いやあ、とんでもなく良い人たちだ**、と思った。ひとりひとりが、愛、優しさ、深夜の電話、焼き菓子、冷えたビール、温もりあるハグ、といった数え切れないほどの行いを象徴している。一生分の喜びに裏打ちされて、こうした笑顔があるのだ。これには空虚も満たされた。溢れ出した。

手紙を書いて良かった。この人たちにもっと手紙を書きたい。私がいかに彼らを愛しているかを、１０００万通りの切り口で絶え間なく、毎日でも伝え続けたい。この上10億通の手紙をしたためたい。彼らの手を掴んで握り潰したい。私たちが年老いてシワだらけになって、白内障のせいでその綺麗な顔を拝めなくなるまで、穴が開くほど彼らを見続けていたい。

ＰＴＳＤは私に、お前は孤独だ、と言い続けてきた。お前が愛されることはないと。お前は有害なんだ、と。でも今はっきりした。それは嘘だった。私のＰＴＳＤは、実際起きていることに対する私の視界を曇らせていたんだ。

今実際に起きていること：この人たちは私がフォークの配置に異常なほどこだわっていることなんか頭にない。ダスティンは装飾を作る時に熱くなったグルーガンで火傷したことなんて頭にない。キャシーは15歳の時に私からビッチ呼ばわりされたことなんて頭にない。この空間には罪悪感も羞恥心もない。純粋な愛情表現だけがある。私のことを愛し、そして愛されていると感じるからこそ、互いにほとんど面識のない友人たちが大勢の前で泣いてくれているのだ。起きているのは、慈悲のやりとりだ。

私は重すぎるつけまつげをぶら下げ、人前で嬉し泣きしていた。事前にピザなんか食べるんじゃなかった。ガスが溜まってお腹がドレス越しにぽっこり膨らんでいる。ことあるごとに写真を撮られてるのに。最も無防備な状態を友人や知らない人に晒してしまっている。これほど大切にされていると感じたことはない。これほど安心したことはない。実際に起きていることの正当性が、これほどに正確で間違いないものだと感じたことはない。

そして誓いの言葉の時間がやってきた。ジョーイは言葉を口にする前から、すでに感極まって特段優しいまなざしを私に送ってくれた。「ここが我が家だ」と彼は言い、ニューヨークを見渡した。「しかも**なんて良い家なんだ！**」その愛らしい言い方は観衆の心を掴み、その仰々しさにみんな笑った。彼の誓いの言葉はよく練られており表現豊かで、私たちが共に築きそして修繕していく家というテーマでまとめられていた。彼は現実的だが楽観的だ。厳しくも祝福された将来への興奮に満ちていた。「僕のことをあなたほど徹底的に知ってくれて、愛してくれた人はいません」最後に彼はそう言った。「あなたに忠誠を誓います。あなたに対し誠実であること、そしてあなたに対し正直であることを誓います。なぜならあなたに認められることで、僕の心はすっかり動かされるからです。僕の人生で最も大切であり、愛されているんだということをあなたに必ずわかってもらいます。僕はこうした言葉を言ったことなど忘れてしまうでしょう。なぜなら毎日あなたのために、こうした言葉の通り生きるからです」彼はひと間置き、肩を竦めた。「まあ毎日ではないにせよ、ほぼ毎日。多くの日は、言葉通りに生きようと思います」私たちは2人とも涙を浮かべて笑った。

私が誓いの言葉でジョーイに伝えたのは、育った環境のせいで無条件の愛という概念が長い間理解できなかったこと。だがもうそうではない。彼の絶え間なく揺るぎない愛は私を想像もつかなかった道筋で私を癒した。過ちを犯しても、それでも愛されるに足るのだということを、彼を通じて学んだ。喧嘩をしても修復できるということを。彼の愛を通じて、自分自身に無条件の愛を与える方法を知ることができた。

タイ・クー・マとジョーイのおばあちゃんが私たちに交換の指輪を渡してくれ、私たちはそれを受け取る前に2人をきつく抱擁した。それから私たちは誓約を交わし、キスをし、愛する人たちからの拍手の中を歩き、会場の屋根裏部屋へと上がっていった。そこで私たちは互いの手を握り、泣き、しばらくの間は畏敬の念から時間を忘れていた。このような瞬間を2人で一緒に作り上げることができたという事実によって、私は人生を共にする正しいパートナーを選択できたのだと思い知った。

そのあとは料理だ。私たちはバター風味のカレーパフ、塩スペアリブ、ジャヤ888（チャイナタウンにある私が一番好きなマレー料理屋）の辛いミーゴレンといったご馳走を用意していた。義理の兄弟たちは私を家族として迎え入れることがどれだけ嬉しいことかをスピーチで話してくれた。その内のひとりが私を側まで引っ張り出して「自覚があるとは思いますが、あなたはこの一家の空気にとても馴染んでいます。あなたはかつてあるひとりの素晴らしい友人と出会った。それが弟になるだなんて興奮せずにいられますか」と言った。

みんなは私のところに来て、どれだけこの式が自分たちにとっても意味のあるものだったか、どれだけ足を運んだ甲斐があったか、どれだけ愛の力によって変えられ、あるいは少なくとも元気付けられたかを一晩中語ってくれた。こんなにも美しいものを作り上げたことをとにかく誇りに思うべきだと彼らは言ってくれた。そして**彼らにとって私が**どんな存在なのかというちょっとした話を、彼らの口から伝え続けてくれた。辛い時期にあなたがどれだけ抱きしめてくれたか、どれだけ愛を教えてくれたか。高校時代キャシーが州をまたいで引っ越さなければならず、新しい街に誰も知り合いがいなかった時、私は毎日手書きで手紙を書いた。ダスティンのおばあちゃんが亡くなった時、私はＡＩＭで彼と毎夜遅くまで話した。タイ・クー・マと私は長い間西洋かぶれのマレーシア人であるという懺悔を重ね、そのたび絆を深めてきた。私はとても多くの人の最も悲惨だった瞬間に立ち会ってきた。彼らにとって私は、立ち会っていてほしいと思えるほど大切な家族の一員だったのだ。

マークはスピーチの中で、私のことをとても優しいと感じる瞬間が今までにあったこと、自分の娘同然に思っていたこと、そしてこのスピーチを書こうとして何度も泣いてしまったことをみんなの前で語った。彼は数年前の辛い時期に、私が毎週心配して電話をかけていたことを語った。その時の会話は私も覚えていて、私が仕事について文句を言ったり、耐えがたかったデートの話で元気付けたり、もっと休んで食事を取れと口やかましく言うようなのが主だった。その時の彼は基本的に私に対してそっけなかった。だが今日みんなの前で、そうした電話はかけがえのないものであったし、感じていた不安を切り抜ける上で手を差し伸べてくれるものだったと彼は教えてくれた。

これは仮説だ：私はずっと壊れてなんかいなかったのかもしれない。

ひょっとしたら私は、欠点があり成長途中だがそれでもやはり光に満ちた人間だったのかもしれない。今まで私は無数の愛を受け取ってきたが、与えてもいたのだ。私は世の中を渡り歩きながら自分でも知らず知らずの内に、個包装のチョコレートをバッグからうっかり落としてしまうみたいに優しさをそこらじゅうにばら撒いていたのだ。恐らく本当に壊れていたのは、厳しくて不公平で偏狭で過度に批判的だという自分に対するイメージだけだったのだろう。恐らく**実際に起こっていたこと**は、あらゆる欠点を持ち合わせていながらも、私がとんでもなく奇跡的な人物だったということなんだろう。そして今も私はとんでもなく奇跡的であり続けている。いつも電話をかけ直してくれて、料理を作ってくれて、名誉を守ってくれる、面白くて頼りになる友人として。トラウマの少ない人間からしたら断じて理解できないやり方で家族を優先し、家族に感謝もしている献身的な姉であり娘として。在籍するオフィスに不真面目さや茶目っ気をももたらしてくれる仕事熱心で有能な社員として。私は愛がいかに力強いものかを熟知しているゆえに、惜しみない愛を持ち、メッセージや電話や肯定によってその存在感を発揮している人間なのだ。

・・・

私が『愛は愛を生む』を書いた時、それは他の人たちの話から拝借してきた仮説のようなものだった。だが中国の魔術のように、話しながらまるで実体化したかのような気持ちになった。ただただ人生最愛の人物と結婚したんだという気持ちだけではない。その気持ちも確かにあったはあった。だがそれだけじゃなく、集まった人たち全員と結婚したかのような気持ちになったのだ。それは、互いに契りを交わすたびに増していく黄金の絆を、自分とみんなの間に決して解けない方法でくくり付けたかのようだった。愛し、より愛し、そしてさらに愛することでそれは愛の毛布へと、愛の大地へと、愛の地球へと変わり、それは苦痛よりも巨大に、恐れよりも巨大に、対立や悪意や惨めな欠点よりも巨大になり、その力が時間を、死を、人智を超えていくのだ。

これで良い締めになっただろう。結局ハッピーエンドというものは人生最良の日にもたらされるのだ。

だが最終的に自分の複雑性PTSDときっぱり折り合いをつけられるようになったのは、愛だけによるものではなかった。

悲劇によってだった。

チャプター43

言うまでもなく世界は終わりに向かっていた。

パンのない食料品売り場、ブロードウェイからきらびやかなガラス張りのオフィス街へとなだれ込んでいくデモ行進の海によって漏れ伝わってくる人種問題の報い、無数のヘイトクライム、国議会議事堂での武装した暴徒たち、そして、ああそうだった、ガムを噛み尽すように肺をだめにする油断ならないクソみたいなウイルスによってもたらされた何10万人もの人の死。

それは２０１７年の再現のようであり、それどころじゃなくもっとひどいものでもあった。生放送中なのに幻覚を見てしまうんじゃないかというほど疲れきっているコメンテーターたちが、口をぽかんと開けて頭を横に振りながら「これは最悪だ」と明言するようなニュースが連日終わりなく続いた。

でもこの時、私は元気だった。本当の意味でも健康だった。

私は生産的だった。講義をしたり、ものを書いたり、危機的状況にある友人たちを励ますために絵を送ったり、森林火災に遭って焼け落ちてしまったカリフォルニアの家から避難している友人たちを慰めるために何時間も電話したりしていた。

オンライン上でのみんなはうなだれていた。友人たちは、仕事はおろか本を読み切る集中力もなくなったと投稿していた。彼らは泣きながら1日中ベッドで横になっていた。私がＺｏｏｍをかけるとみんなベッドの上で目を腫らしていた。私は彼らに励ましのメッセージを送り、同情するように「いいね」を押した。それからジョーイの頭を撫で、眠りについた。

私はこの大丈夫っぷりに最初、悪い予感がした。私は家で仕事ができているからうまいことといっているだけなんじゃないか？　恵まれてたり無神経になってるからなんじゃないか？　解離してるからなんじゃないか？

だがその反面……それはその1週間前のことだった。私が散歩をしていると「緊急事態収束まで利用不可」という張り紙がＡＴＭの前面を覆っているのを見た。それから葬儀場の入口の門の横ではまた新しい遺体収納袋が運び込まれていくのを見た。私はただ力なくそこに立ち尽くし、マスクの奥で口を歪ませ、肩を震わせていた。だがそれから家に帰ってじゃがいもとネギのとてもおいしいスープを作った。ヨーグルトをひとさじ入れるとかなり間違いない。

この完成形に至るまで何週間もかかったのだ。ええと、私はどうかしてなんかいない。私はこの瞬間のために生きてるんだから。

ハム先生は、ＰＴＳＤというのは平時の精神疾患でしかないと私に言うだろう。ＰＴＳＤの本質は、いついかなる時も臨死に対して身構えさせられることにある。至るところに危険が潜む残酷な世界と直面するための覚悟を、私の両親は持たせてくれたわけだ。

だが大人になってみると、私はそんな世界になど住んでいなかった。私が住んでいるのは食料品店に17種類のケッパーが売られているようなふわふわした羽毛布団のような世界であり、リラックスしたいと思い立てば数時間の内に誰かがヴィーガン用のイランイラン〔香料等に使用される樹木の一種〕のバスボムを家まで配達してくれるような世界だった。ここでは私の恐怖など場違いで被害妄想だった。パンデミックが起きるまでは。

遺体を一杯に積んだ冷凍車が死体公示所の表に止まり、アジア人女性が蹴られ、酸で火傷を負わされ、撃たれたことで、私のＰＴＳＤは障害から強大な力へと変貌した。客観的に考えればＰＴＳＤとは適応形態であり、生き残るために発達した特異な身体のメカニズムなのだ。

私は突然、過度な神経質ではなくなった。ただの用心深い人間になった。缶詰を節約したり野菜を育てたり、買ったものを浴槽でいちいち殺菌したりしたが、変人ということにはならなかった。責任感がある人ということになった。

・・・

「それは時に呪いであり、時に祝福でもあります」とピッツバーグ大学の精神科医兼神経科学者であるグレッグ・シーグルは言う。彼は複雑性PTSDの脳を研究しており、私の疑念が正しいということ、つまり複雑性PTSDを実際の**長所**として捉える視点は数多く存在することを私に語ってくれた。「私は大いなる力と呼んでいます」と彼は言う。「我々が精神疾患と呼ぶものの多くは実際、スキルや能力の食い違いなんです」

私が勉強した言説のほとんどは、PTSDを持つ人は前頭前野が縮小している、すなわちトリガー的経験によって脳の論理性を司る中枢がたびたび停止し、私たちの理性を失わせ、複雑な思考ができなくなる、と述べていた。だがシーグル曰く、そういった研究には欠陥があったとのことだ。彼は複雑性PTSDを持つ人の多くに真逆のことが起きていることを発見した。強いストレスやトラウマを受ける瞬間、私たちの前頭前野は実際には**より**活発に動いていたのだ。

普通は脅威に直面した時、身体が直ちに反応を示す。心臓が血液を送り始める。首の裏の髪の毛が逆立つ。これも全て、とにかくそこから逃げられるよう足に血液を送るためだ。その上で心臓の鼓動が早くなっているのを**感じる**。興奮状態にあるのを自覚する。それによってさらに不安は募り、さらに鼓動は早くなる。だがシーグルは私にこう言う。「我々が複雑性PTSDについて言える範囲ですと、真にストレスのかかる状況において、段階的に抑制不能になっていくようなメカニズムを単純に停止させるであるとか、前頭前野の働きを高めさせるといった対処スキルを、あなたの前頭前野が有しているということです。それによって身体が反応を示さなくなるんです」

言い換えれば、強いストレスを受けた時にそれを割り切ることに関して、私たちは超一流なのだ。私たちの鼓動はそれほど激しくはならない。私たちの脳は身体を切り離しているため、不安であることによって不安になる、などというループの増幅による影響がさほどない。その代わり前頭前野は作動中にもオンオフする。ゆえに私たちは**超理性的**になるのだ。超集中状態。冷静。シーグルはこのように説明する。「もし逃げるという選択肢がないのなら、ずる賢かろうが、他の選択肢を取るしかないわけです。例えるなら、まさに今、我々の持てるもの全てをオンラインに移行しているのと同じです。この現状を生き抜くためなわけじゃないですか」

複雑性PTSDを持つ人は家でゴキブリを見たり人の表情から激しい怒りを感じ取ったりした時、大袈裟だと思うほどのひどいパニック状態に陥る可能性がある。だが、他の人にとっては畏縮してしまうような真の危険が迫った時、例えば怒り狂った人物が本物のなたを持って向かって来た時などは、真正面からその問題に立ち向かうのだ。私たちは多くの場合、それを手早く片付けてしまえる。

私が大学時代、大学新聞を発行する仕事をしていた時、広告代が十分に稼げず印刷コストを賄えなかった月があった。学生会の責任者が我々の仕事部屋で編集長と広告営業の男と私を呼び寄せ、ひたすらに感情を爆発させた。彼女は私たちに怒鳴り、無能だし無責任だし、こんな体たらくじゃまともな職になんて就けないだろう、と言っていた。広告営業の男は完全に閉口していた。編集長はむせび泣いていた。だが私は冷静に、率直に話した。怒っていてもしょうがないですよ、と私は彼女に対して言った。我々はまだ学生だし、こういう失敗も成功に繋がる良い経験になります、と話した。申し訳ないんですが、問題を解決するためにはあなたのサポートが必要なんです、と。気付けばその学生会の責任者は私たちに謝罪し、**自分が**言い過ぎたことを認めた。そのあとで編集長がまだ赤くなっている目を擦りながら私に驚いていた。「すごかった。しかもよりにもよって**あなた**っていうのが」と彼女は言った。その時は私たち全員、何が起きたのかよくわかっていなかった。だが今わかった。

ジョーイが鍋をシンクに落としたことで感情が爆発したのは納得いくとして、一方で彼が家族と大声で口論していたらある程度それを仲裁できる自信がある。

世界がバラバラになりつつある今、私が世界の破片を冷静に繋ぎ止めているのにも納得がいく。

シーグルがこの現象を指す時、つまり、ある状況に対してまるっきり的確な感情を抱けるとは限らないような解離状態のことを、「Blunted and Discordant Affect Sensitivity Syndrome（鈍化および不協和な情動感受性症候群）」と名付けていた。これを頭文字で略すとどうなるか？ BADASS（タフなやつ）だ。

「かねてから想像してるのは、そうだな、虐待されて自尊心を完全に失った少女がクリニックに来るわけです。そこで臨床医がこう言うわけですよ。『そうですね、多少BADASSの気がありますかね』って。それが私の目指すところです」

「すごいな」と私は言った。「最初に診断が出た時、あなたに相談しておけばよかった。まあしょうがないか」そう言って私は、意図せずこの会話自体に自分のBADASSっぷりが出てしまっていることに気付き笑った。

病理の霧が晴れ、強大なパワーの開花を認識したことで、複雑性PTSDには相当なタフというメリットが備わっていることがわかってきた。

2020年の夏、レイシーは超イケメンと付き合い始めた。超イケメンというものは総じてそうだが、不幸なことに、レイシーは彼とほとんど会うことができなかった。彼には頻繁に、会う予定をキャンセルされ、その上で別の日取りを提案されることもなく、約束したはずの電話にも出てくれなかった。彼は忙しいことを言い訳にしたが、そのどうかしている態度に彼女の堪忍袋の緒は切れた。

「私って普通じゃないのかな?」と彼女は私に数日おきにメッセージを送ってきた。「かまってちゃんとか気色悪いとか思われたくないんだけど、でも眠れなくて。ずっと気を揉んだり怒りを感じたりしてる。ずっとそのことばっかり考えちゃう」

「全然普通でしょ! そう感じるのは当然。そんなの誰でも嫌な気持ちになるよ。さらに言うとレイシーの複雑性PTSDは安定とか信頼に特に重きを置いてるんだよ!」と返信した。「そういう気持ちだって持ってて構わないんだよ。制御だってできないわけじゃない。それはレイシーの一部なんだから伝えたっていいんだよ。もしその人がレイシーの気持ちに応えられるなら良い男ってことだ! それで疲れちゃうようだったらむしろいなくて正解」

その結果、そいつが超ド級Aクラスのチャラ男であることが判明した。だが冷え込む気候になった頃には、レイシーもティンダーで安心感を与えてくれる別の男性とマッチングしていた。その時に彼女特有のボイスメッセージが送られてきた。それは彼女が忙しかったり文字じゃ伝えられない時に送ってくる情熱的で誠実な書簡だった。

「あの男のことで私が不安になってた時期覚えてる？」彼女はきびきびと息を切らしたような声で、どこかの浜辺を歩いているらしく、マイクを潮風が掠める音と共に話していた。「『普通』の、複雑性ＰＴＳＤじゃない友達全員に相談したんだけど、『なんでそいつに固執してんの？』ってみんなに言われたんだよね。でも私の気持ちが本当はあの男に対してのものじゃないって、あなたはすぐにわかってくれた。彼との関係の中で正真正銘の自分でいれるように背中を押してくれた。あなたには誰からも感じたことない、セラピストたちですら無理なレベルの理解があるよ！　しかも私を恥ずかしい気持ちにもさせないし。そのおかげでほっとしたし、今でもほっとしてる。今は彼氏もできたし楽しいよ！　あなたは私にとっての正義の味方です！」

それはよかった。私は複雑性ＰＴＳＤと格闘したおかげで、共感力がついたのだ。人が望んでいることに応じることができるようになったし、人を安心させる独自のスキルを得た。

そして私の複雑性ＰＴＳＤにおけるネガティブな部分にすら明るい兆しが見えてきた。ジョーイが怒っていたり動揺していたりすると、私は彼の苦しみに寄り添うことが困難で、決して穏便にむくれさせておくことができなかったのは確かだ。むしろ何があったのかはっきり話してくれるまで彼に口うるさく詰め寄った。ある時彼は、木の実を点検するリスのようなしつこさで私から触れられることに対して嫌気が差し、「俺の問題を解決しようとするんじゃなくて『なるほど、それはかわいそうだね』って言うことできないのかよ？　何でもかんでも解決する必要なんかないんだよ！」と怒鳴った。

だがその後数日経って機嫌が良くなると、彼は往々にして感謝してくれた。「結局はしつこく聞いてくれるおかげで誰にも言ってないようなこと言えてるな。自分の気持ちについてやりとりすることで自分を良い方向へ変えていけてる」と彼は私に言った。「君ほど俺の面倒見てもらってると思う人いないよ」

私は複雑性ＰＴＳＤの**せいで**愛されなかった。だがある種、これは複雑性ＰＴＳＤの**おかげ**だ。

世界的なパンデミックの中で力を発揮したのは私だけ

ではなかった。

私はその夏、Ｚｏｏｍを通じてポッドキャスティングの授業を受け持っていたのだが、その中の生徒のひとりが、深刻な潔癖症と強迫性障害を抱えるある女性について論じた。その女性は長期間に渡って家に閉じこもり、血が出るまで手を漂白剤で洗っていたそうだ。彼女の友人や家族は彼女のことを頭がおかしいと思っていたそうだが、パンデミックが始まって以後、彼女を責めた人たちから謝罪の電話が何本か入ったらしい。「今になってわかった」とその人たちは言った。それに感化されて彼女は家から**出たい**と思ったそうだ。自分同様みんなが細菌に対して神経質になっているのを見て、物に触ってみたいと思ったそうだ。人とキスしてみたいと。

私の知るある女性は、その女性の複雑性ＰＴＳＤに対して理解に苦しむ両親と関係がぎくしゃくしていた。だが隔離されている間、両親は途方に暮れ、気が滅入り、パニックであることを伝えてきたそうだ。「そうなんだ」とスーザンは両親に言った。「私はいつもそんな状態なんだよ」そしてその両親に何かが舞い降りた。

「完全な理解はできていないにしても、理解には近づいてる。それは私が伝えるのに何10年も苦労してきた感覚だからね」と私の友人は言った。「人に求めるようなことじゃないけど、理解してもらったと実感できる形で自分の過去の感じ方を表現してもらえたことで不名誉も大分マシになったな」

これこそが、この世の終わりの中で自分は力強い存在なのだと感じた最後の理由だ。それはハム先生の痛みと苦しみの定義の話を思い起こさせた。正当な痛みに対して、それに端を発した不名誉という苦しみ。ニュースの中で泣き崩れている看護師たちを見た時、私も共に泣き、正当な痛みを味わった。苦しみは味わわなかった。

それは私に自由を感じさせた。治癒を感じさせた。


パンデミックの最初の数日間、私は食料品店で真っ黒なサングラスと顔に巻いたスカーフによって身を隠していた。卵やパスタがない棚に対し怯えていた。だがそれとは別のものも感じていた。親近感のような何か。前もここにいたかのような感覚。そして本当に、いたのだ。

祖母が父の遺伝情報を積んだ卵を運んでいた時、その卵には未来の種の遺伝情報もまた積まれていた。日本の占領下で祖母が店に行き、米を手に入れられなかった時、顕微鏡レベルでは私もそこにいた。祖母が日本の旗を縫っていた時、私はそこにいた。

　私は自らの経験を、祖先たちが生き抜いた歴史的な大惨劇と同等だなんて思ったことはない。それは飢え、性差別、人種差別、そして言うまでもなく、爆弾や疫病を映したセピア色の写真として目にしたことのある大戦だ。私はオバちゃんから聞かされた耐え難い苦難の物語に添うことなどできない。私はこの血統の中でも非凡で傷つきやすく、最も未熟な子孫だ。手は軟弱で気性も不安定。だが私もこうして歴史を生き抜いている。そうでしょう？　自らの力と慈悲によってそうしてきた。生き延びる以上のことをしてきたのだ。

　闘ってきたのだ。

　中国のことわざに「世界の3分の1は天の下にあり、3分の1は自然の下にあり、また3分の1は自らの手の内にある」というものがある。闘い、運、天賦の才、両親、嫌な上司たち、良いボーイフレンドたち、の力によって私はここまできた。だが私は与えられたものを受け取った上で、この家系が何世代にも渡って負ってきた傷を癒すために3分の1の要素を費やす選択をした。私は岩と雑草を除去した。あとに続く者たちにとってより良い畑となるよう、私はできることならなんでもやっている。ユージニア・リーは詩「ゴールド」の中で、「言って欲しい　私はそうじゃないって　子どもたちが生き延びるためにいるんじゃないって。　言って欲しい　私が受け継いだ無秩序たちへ　私の息子に手を出さないでって。　そう、その集団は　私を殺そうとしてるものの全ては　私の脳を永久に乗っ取るかもしれない、でもわかっていて欲しい　私の母の母国語では　**亀裂**や**欠陥**を意味する言葉　それと同じ言葉で**ゴールド**も表現できるってことを。[1]」

　私はいずれ我が子に、その子にとっての曾祖母からもらった翡翠や、目にルビーがはまった金の小さなウサギを見せるだろう。これはあなたのものになるんだよと言うだろう。私はその子に全ての物語を、私たちの家系がどうやって生き抜いたかについて、戦争について、賭博場について、そしてもちろん、最終的にはゴルフクラブのことまでも話すだろう。空が落ちてきても毛布にしちゃいなよ、と言うだろう。

そして私はその子に光輝くものを、それは私たちの誰も手に入れられなかった、ただ私だけが手に入れたレジリエント・パワーを与えることができるだろう。この全ての痛みが私に与えたもの。私は我が子を強く抱きしめ、世界中の何よりもあなたを愛していると伝えるだろう。どんなことがあってもいつでも私のところに来ていいし、解決して欲しければ解決するし、話を聞いて欲しければ聞く。そして私が生きている限り、ひとりぼっちになんかしない。

・・・

2022年2月現在、診断結果から4年が経った。複雑性PTSDが落ち着いたとは言い難い。ましてや寛解したなどとは言えない。

私は複雑性PTSDという獣が狡猾にその姿を変えることを学んだ。その悪霊の正体を見破ったと思っても、ひと吹きの煙のように消失し、狭い隙間を通り抜け私の心の裏側へ隠れてしまう。それは姿を変え、今から1カ月の内にも、1週間の内にも、2時間の内にも再び現れるだろう。喪失の連続は人生において約束されたものであり、私のトラウマもまた期待を裏切らず悲しみを伴って表面化する。ゆえに複雑性PTSDも連続的であり続けるのだ。怒りは絶えず私の舌先にコーティングされる。私は心を鉄板で覆った状態で常に歩みを進める。私の微笑みは見知らぬ人との狭間で常にためらいを見せ、私の足は逃げ出せるよう常に準備しているだろう。この数年でその関節は錆びつき続け、腫れ続けている。私は自らの血も顧みずに暴力を煽ることなどできない。

獣が舞い戻ってくるたび、私は少し違った戦い方をしなければならない。今では戦いも短く決着がつき、古い手段も概ねうまく機能するようになった。色を数えたり、好奇心を持ったり、子どもの自分と会話することで獣に口輪をはめ、家畜小屋へと押し戻すことができる。時には獣に対して新たな武器が必要になることもある。新しい形式のIFSやCBT、新しいマントラ、新しいバウンダリィ、といった武器が。時には獣に自分の大部分を食い千切られ、私がそれを抑え込むまでの間、人間関係に大打撃を与えられることもある。時にはよく知る破滅や解離のくぼみに落ち、時にはまだ見ぬ不愉快な沼を渡り歩かされることもある。どんな出来事もそれ自体が過去、現在、未来を貫く波乱万丈の旅であり、莫大な勇気や新しいセラピーセッションが不可欠となる。

だが今や決定的な変化が2つある。希望と尽力があることだ。自分の感情がどんなに絶望的なものであっても、私はそれが一時的なものであることを知っている。その手に負えなさには関係なく、私にはその獣の主人であるという意識がある。そしてそのそれぞれの終戦に私は力強く立ち、こう旗を打ち立てる。私は生きている、私は誇り高い、私は幸せに満ちている、依然として。

そしてこの**充実感**こそが治癒であり、漠然とした不安の対極なのだ。私は怒り、痛み、平穏、愛、に満ち溢れており、恐ろしい断片や洗練された美しさに満ちており、それらを円の内側に留めておきながら全てのバランスを取るという生涯の課題を抱えている。治癒が終わることはない。達成されることなどない。だが喪失に伴って勝利がある。

私は今、この生涯の戦いと制約を受け入れている。悲しみという重荷を背負わなければならないにしても、私は強靭になった。私の両足と両肩は太く硬い筋肉の束だ。重荷は前よりも軽い。この世界をくぐり抜ける上で、もう縮こまったり這いつくばったりなどしない。今、私は荷物をグッと引き上げる。そして獣を待ち構えている。ダンスしながらね。

謝辞

何よりもまず、私の人生において愛を捧げてくれた方々に感謝します。あなたたちは愛や信頼を私に教えてくれ、あるべき姿を示してくれ、いかなる時も耳を傾けてくれ、許しを与えてくれました。あなたたちは私がトラウマについて寝室や暗がりのバーで話した時、最初の、優しくも寛大なる読者でした。本書における治癒はその全てがあなたたちの築いた土台の上に成り立っています。友人の皆様へ。今日も、そしていつまでも、個性的なあなたたちに私は愛をもって報います。

私のエージェントであるジェーン・ディステルには、書く自由を与えてくれたことに感謝します。バランタイン・ブックス、ランダムハウス、そして編集を担当してくれたサラ・ワイズに、心から感謝します。

カット・チョウには本を作る上での全ての工程を指導してくれたことに感謝します。あなたはこの本の守護霊です。初期のアドバイザーであるレベッカ・スクルート、スーザン・ザルキンド、アイザック・フィッツジェラルドに感謝します。初期段階からの読者であるジェン・リー、ハンナ・ベイ、ネダ・アフサルマネシュ、ニーナ・ジプキン、アレックス・ラフリン、キャロライン・サンに感謝します。本書を読み、感想をくれた面々であるメイ・ライアン、クリスティン・ハーマン、ダニエル・アラルコン、キャロライン・クラウス・エーラス、マシュー・テッドフォード、クリステン・ブラウンに感謝します。シャール・S・アリアにはその卓越した編集に感謝します。サラ・ドールマンその人と、本書において個人的に気に入っている何チャプターかを生み出してくれた彼女のワークショップ『沈没船へのダイビング』に感謝します。

本書の科学考証において大変な助力をいただいたジョセフ・フリードマンに感謝します。ボファール・フェン、ダリン・ライチャーターとガードナー医療センター、ネガール・ファニー、ウェンディー・ディアンドレア、グレッグ・シーグル、ジョー・アンドレアーノ、ベッカ・シャンスキー、リック・ドブリン、キャシー・トーマス、チ・グエン、キャスリーン・ギャリソン、シモーネ・チュフォリニ、リンダ・グリフィス、ベス・セメル、リサ・フェルドマン・バレットを含む、寛大にも私のために時間を割いてくださった全ての科学者、精神科医、心理学者に感謝します。私を上がり込ませてくれた学校であるモット・ヘイブン・アカデミーに感謝します。幼少期にトラウマや複雑性ＰＴＳＤを植え付けられ、その話を共有してくれた数多くの方々に感謝します。そしてその信頼と、包み隠さず話してくれたことに感謝します。ありがとう、レイシー。

　ジェイコブ・ハムとエミリー・ブラントンには、その卓越した治療に感謝します。

　ロザリン・カーター精神衛生取材寄稿奨励基金の組織全体には、その助力と連絡に感謝します。

　２０１５年に『お気に入り』を配信してくれた「ディス・アメリカン・ライフ」に感謝します。私をそこでかばってくれた同僚たちに感謝します。私の意見を熱烈に擁護してくれ、その発展に背中を押してくれた「スナップ・ジャッジメント」に感謝します。特に、当時恐らく無理があるほど頑固に擁護してくれていたマーク・リスティッチに感謝します。あなたの投資は実を結びました。高校で私にジャーナリズムを教えてくれた恩師であるケン・クラウザーには、私の人生における才能を与えてくれたことに感謝します。

　古くからの友人であるキャサリンには、家族のあるべき姿を示してくれたことを感謝します。持てる全ての金言で私を肯定してくれたダスティンに感謝します。私たちが15歳の時、私が自分の正直すぎる性格に悩んでいるとあなたはこう言ってくれました。「誰も本当のことを言わない世界なんて住みたいか？」ありがとう。ジェン、この過程の中でとてもたくさんの前向きな補強をしてくれてありがとう。

　タイ・クー・マ、サム・サム、私を信じてくれて、許してくれて、肯定してくれて、そして家族の歴史を教えてくれてありがとう。オバちゃん、我慢の教えをありがとう。

おばあちゃん、マーガレット、私を愛することなんて簡単だと言ってくれてありがとう。マーガレット、あなたに会いたいです。ディコ、ジミー、ケイティー、私を受け入れてくれて、自分のもののように扱ってくれてありがとう。あなたたちは私のチアリーダーであり共犯者です。ありがとう。

本書の大部分の調査に利用させてもらい、本書の大部分を執筆した場であるニューヨーク市立図書館本館とミルクアンドプルのベッドスタイ店に感謝します。

そして最後に、ジョーイ、この本を作る間ずっと私の面倒を見てくれてありがとう。全ての治療や瞑想や恨みの話に、いつでも、率直に、寛大に耳を傾けてくれて、皿洗いをしてくれて洗濯をしてくれてありがとう。あなたの信条や感情労働や思いやりのある批評に感謝します。そしてあなたの愛に、感謝します。あなたなしではこれを成し遂げられませんでした。

参考文献

チャプター11

1. Pete Walker. "The 4Fs: A Trauma Typology in Complex PTSD," Pete Walker, M.A., MFT, pete -walker .com/ fourFs _TraumaTypology ComplexPTSD .htm #: ~: text = This %20model %20elaborates%20 four %20basic ,referred %20to %20as %20the %204Fs.
2. @pascott79, "I had to google that but no . . . . . doesn't look nice from what I've read ," Twitter, March 30, 2018, twitter .com/ pascott79/ status/ 979877430612525056.

チャプター12

1. Seth D. Pollak and Doris J. Kistler, "Early Experience Is Associated with the Development of Categorical Representations for Facial Expressions of Emotion," *Proceedings of the National Academy of Sciences of the United States of America* 99, no. 13 (June 2002): 9072–76, pnas .org/ content/ 99/13/ 9072.
2. Liz Kowalczyk, "Allegations of Employee Mistreatment Roil Renowned Brookline Trauma Center," *The Boston Globe*, March 7, 2018, bostonglobe .com/ metro/ 2018/ 03/ 07/ allegations -employee-mistreatment -roil -renowned -trauma -center/ sWW13agQDY9B9A1rt9eqnK/ story .html.
3. Bessel A. van der Kolk et al., "Disorders of Extreme Stress: The Empirical Foundation of a Complex Adaptation to Trauma," *Journal of Traumatic Stress* 18, no. 5 (October 2005): 389–99, doi .org/ 10 .1002/ jts .20047.

チャプター13

1. Vincent J. Felitti et al., "Relationship of Childhood Abuse and Household Dysfunction to Many of the Leading Causes of Death in Adults," *American Journal of Preventive Medicine* 14, no. 4 (May 1998): 245–58, doi.org/ 10 .1016/ S0749 -3797 (98)00017 -8.
2. Felitti et al., "Relationship of Childhood Abuse."
3. Felitti et al., "Relationship of Childhood Abuse."
4. Monica Aas et al., "Telomere Length Is Associated with Childhood Trauma in Patients with Severe Mental Disorders," *Translational Psychiatry* 9, no. 97 (2019), doi .org/ 10 .1038/ s41398 -019 -0432 -7.
5. David W. Brown et al., "Adverse Childhood Experiences and the Risk of Premature Mortality," *American Journal of Preventative Medicine* 37, no. 5 (November 2009): 389–96, doi .org/ 10 .1016/ j .amepre .2009 .06 .021.
6. Robert F. Anda et al., "Inside the Adverse Childhood Experience Score: Strengths, Limitations, and Misapplications," *American Journal of Preventive Medicine* 59, no. 2 (August 2020): 293–95, doi .org/ 10 .1016/ j .amepre2020 .01 .009.
7. Anda et al., "Inside the Adverse Childhood Experience Score."
8. Martin H. Teicher et al., "The Effects of Childhood Maltreatment

on Brain Structure, Function and Connectivity," *Nature Reviews Neuroscience* 17 (September 2016): 652–66, doi .org/ 10 .1038/ nrn .2016 .111.

9. David Kestenbaum et al., "Where There Is a Will," *This American Life*, May 26, 2021, thisamericanlife .org/ 662/ where -there -is -a -will.

チャプター15

1. Gretchen Schmelzer, *Journey through Trauma: A Trail Guide to the 5-Phase Cycle of Healing Repeated Trauma* (New York: Avery, 2018).
2. Heather Kugelmass, " 'Sorry, I'm Not Accepting New Patients': An Audit Study of Access to Mental Health Care," *Journal of Healthand Social Behavior* 57, no. 2 (June 2016): 168–83, doi .org/ 10 .1177/ 0022146516647098.
3. William Schofield, *Psychotherapy: The Purchase of Friendship* (New York: Routledge, 1986).
4. Sari Harrar, "Inside America's Psychiatrist Shortage (Special Report)," *Psycom*, June 2, 2021, psycom .net/ inside -americas -psychiatrist -shortage.
5. Alice LoCicero, "Can't Find a Psychologist Who Accepts Insurance? Here's Why," *Psychology Today*, May 2, 2019, psychologytoday .com/ us/ blog/ paradigm -shift/ 201905/ cant -find -psychologist -who -accepts-insurance -heres -why.
6. Frank M. Corrigan and Alastair M. Hull, "Neglect of the Complex: Why Psychotherapy for Post-Traumatic Clinical Presentations Is Often Ineffective," *BJPsych Bulletin* 39, no. 2 (April 2015): 86–89, doi .org/ 10 .1192/ pb .bp .114 .046995.

チャプター16

1. EMDR Institute, "History of EMDR," accessed October 24, 2021, emdr .com/history_of_emdr/.
2. "Complex PTSD and Dissociations," Study .com, October 20, 2015, study .com/ academy/ lesson/ complex -ptsd -dissociation .html.

チャプター20

1. Wanpen Turakitwanakan et al., "Effects of Mindfulness Meditation on Serum Cortisol of Medical Students," *Journal of the Medical Association of Thailand* 96, no. S1 (January 2013): S90–95, PMID: 23724462.
2. Tammi R. A. Kral et al., "Impact of Short-and Long-Term Mindfulness Meditation Training on Amygdala Reactivity to Emotional Stimuli," *NeuroImage* 181 (November 2018): 301–13, doi .org/ 10 .1016/ j .neuroimage. 2018 .07 .013.
3. Megan Lee, "Calming Your Nerves and Your Heart through Meditation," Science in the News (blog), Harvard University Graduate School of Arts and Sciences, December 15, 2009, sitn .hms .harvard .edu/ flash/ 2009/ issue61/.
4. "Grounding 101: Featuring 101 Grounding Techniques!," Beauty After Bruises, December 23, 2016, beautyafterbruises .org/ blog/ grounding101.

チャプター24

1. Elizabeth F. Loftus and Jacqueline E. Pickrell, "The Formation of False Memories," *Psychiatric Annals* 25, no. 12 (December 1995): 720–25, doi .org/ 10 .3928/ 0048 -5713 -19951201 -07.
2. Erika Hayasaki, "How Many of Your Memories Are Fake?," *The*

Atlantic, November 18, 2013, theatlantic .com/ health/ archive/ 2013/ 11/ how -many -of -your -memories -are -fake/ 281558/.

3. Greg Miller, "How Our Brains Make Memories," *Smithsonian Magazine*, May 2010, smithsonianmag .com/ science -nature/ how -our -brains -make -memories -14466850/.
4. The World Factbook, s.v. "Vietnam," accessed September 23, 2021, cia .gov/ the -world -factbook/ countries/ vietnam/.

チャプター25

1. Judith Herman, Trauma and Recovery: The Aftermath of Violence—from Domestic Abuse to Political Terror (New York: Basic Books, 1997).（ハーマン、J. L. 中井久夫・阿部大樹（訳）（二〇二三）心的外傷と回復 増補新版：みすず書房）

チャプター27

1. C Pam Zhang, "When Your Inheritance Is to Look Away," *The New Yorker,* April 7, 2020, newyorker .com/ culture/ personal -history/ when-your -inheritance -is -to -look -away.

チャプター30

1. Paul Gilroy, *Against Race: Imagining Political Culture beyond the Color Line* (Cambridge, Mass.: Belknap Press, 2000), 114.
2. Viet Thanh Nguyen, *Nothing Ever Dies: Vietnam and the Memory of War* (Cambridge, Mass.: Harvard University Press, 2016), 41.
3. Kelly Wallace, "Forgotten Los Angeles History: The Chinese Massacre of 1871," Los Angeles Public Library Blog, May 19, 2017, lapl .org/ collections -resources/ blogs/ lapl/ chinese -massacre -1871.
4. Katie Dowd, "140 Years Ago, San Francisco Was Set Ablaze during the City's Deadliest Race Riots," *SFGATE*, July 23, 2017, sfgate .com/ bayarea/ article/ 1877 -san -francisco -anti -chinese -race -riots -11302710 .php.
5. Richard Gonzales, "Rebuilding Chinatown after the 1906 Quake," *Morning Edition*, NPR, April 12, 2006, npr .org/ templates/ story/ story.php ?storyId = 5337215.
6. Lisa Hix, "Dreams of the Forbidden City: When Chinatown Night clubs Beckoned Hollywood," *Collectors Weekly*, January 31, 2014, collectorsweekly .com/ articles/ when -chinatown -nightclubs -beckoned -hollywood/.

チャプター31

1. Brian G. Dias and Kerry J. Ressler, "Parental Olfactory Experience Influences Behavior and Neural Structure in Subsequent Generations," *Nature Neuroscience* 17 (2014): 89–96, doi .org/ 10 .1038/ nn .3594.
2. Isabelle C. Weiss et al., "Inheritable Effect of Unpredictable Maternal Separation on Behavioral Responses in Mice," *Frontiers in Behavioral Neuroscience* 5, no. 3 (February 2011), doi .org/ 10 .3389/ fnbeh .2011 .00003.
3. Rachel Yehuda et al., "Holocaust Exposure Induced Intergenerational Effects on FKBP5 Methylation," *Biological Psychiatry* 80, no. 5 (September 2016): 372–80, doi .org/ 10 .1016/ j .biopsych .2015 .08 .005.
4. Michael J. Meaney and Moshe Szyf, "Environmental Programming of Stress Responses through DNA Methylation: Life at the Interface between a Dynamic Environment and a Fixed Genome," *Dialogues in*

Clinical Neuroscience 7, no. 2 (June 2005): 103–23, doi .org/ 10 .31887/ DCNS .2005 .7 .2/ mmeaney.

5. Lars Olov Bygren et al., "Change in Paternal Grandmothers' Early Food Supply Influenced Cardiovascular Mortality of the Female Grandchildren," *BMC Genetics* 15, no. 12 (February 2014), doi .org/ 10 .1186/ 1471 -2156 -15 -12.
6. Encyclopedia Britannica Online, s.v. "Malaysia," accessed October 20, 2021, britannica .com/ place/ Malaysia/ Settlement -patterns #ref1007463.
7. Syed Muhd Khairudin Aljunied, *Radicals: Resistance and Protest in Colonial Malaya* (DeKalb: Northern Illinois University Press, 2015).

チャプター33

1. Kristina Scharp, "How to Navigate the Holidays When You're Estranged from Your Family," interview by Robin Young, *Here & Now*, WBUR, November 19, 2018, wbur .org/ hereandnow/ 2018/ 11/ 19/ holidays -family -estrangement.

チャプター36

1. Judith Herman, Trauma and Recovery: The Aftermath of Violence—from Domestic Abuse to Political Terror (New York: Basic Books, 1997). (ハーマン，J．L．中井久夫・阿部大樹（訳）(二〇二三) 心的外傷と回復 増補新版．みすず書房)

2. Tina M. Gruene et al., "Sexually Divergent Expression of Active and Passive Conditioned Fear Responses in Rats," *eLife* (November 2015), doi .org/ 10 .7554/ eLife .11352 .001.
3. This refers to cisgender men and women; there hasn't been enough research to determine how trans, nonbinary, and intersex people may fall under this spectrum.
4. Holly R. Harris et al., "Early Life Abuse and Risk of Endometriosis," *Human Reproduction* 33, no. 9 (September 2018): 1657–68, doi .org/10 .1093/ humrep/ dey248.
5. Donna Baird and Lauren Wise, "Childhood Abuse and Fibroids," *Epidemiology* 22, no. 1 (January 2011): 15–17, doi .org/ 10 .1097/ EDE .0b013e3181fe1fbe.
6. "How Childhood Stress Can Affect Female Fertility," *ScienceDaily*, Taylor & Francis, September 10, 2015, sciencedaily .com/ releases/ 2015/ 09/ 150910091448 .htm.
7. Karmel W. Choi et al., "Maternal Childhood Trauma, Postpartum Depression, and Infant Outcomes: Avoidant Affective Processing as a Potential Mechanism," *Journal of Affective Disorders* 211 (March 2017): 107–15, doi .org/ 10 .1016/ j .jad .2017 .01 .004.
8. "Trauma and Stress in Teen Years Increases Risk of Depression during Menopause, Penn Study Shows," *Penn Medicine News*, March 29, 2017, pennmedicine .org/ news/ news -releases/ 2017/ march/ trauma -and -stress -in -teen -years -increases -risk -of -depression -during -menopause.

チャプター37

1. Jon Earle, "The Long Arm of Childhood Trauma," in *Road to Resilience*, podcast, mountsinai .org/ about/ newsroom/ podcasts/ road -resilience/ childhood -trauma.

チャプター39

1. "In Loving Arms: The Protective Role of Grandparents and Other Relatives in Raising Children Exposed to Trauma," Generations United, 2017, gu .org/ app/ uploads/ 2018/ 05/ Grandfamilies -Report -SOGF -2017 .pdf.
2. Gail Tittle, Philip Garnier, and John Poertner, "Child Maltreatment in Foster Care: A Study of Retrospective Reporting" (Urbana: Children and Family Research Center, University of Illinois, Urbana-Champaign, 2001), cfrc .illinois .edu/ pubs/ rp _20010501 _Child Mal treatmentInFosterCareAStudyOfRetrospectiveReporting .pdf.
3. Christian M. Connell et al., "Changes in Placement among Children in Foster Care: A Longitudinal Study of Child and Case Influences," *Social Service Review* 80, no. 3 (September 2006): 398–418, doi .org/ 10 .1086/ 505554.

チャプター40

1. Jacob Ham, "Healing Attachment Trauma through Attuned Love," August 18, 2018, YouTube video, youtube .com/ watch ?v = gGoZAtb9I3M.
2. Negar Fani et al., "Association of Racial Discrimination with Neural Response to Threat in Black Women in the US Exposed to Trauma," *JAMA Psychiatry* 78, no. 9 (July 2021): 1005–12, doi .org/ 10 .1001/ jamapsychiatry .2021 .1480.

チャプター41

1. Lori Gottlieb, Maybe You Should Talk to Someone: A Therapist, Her Therapist, and Our Lives Revealed (Boston: Houghton Mifflin Harcourt, 2019).（ゴットリーブ、L.　栗木さつき（訳）（二〇二三）だれかに、話を聞いてもらったほうがいいんじゃない？：セラピーに通うセラピストと、彼女の4人の患者に起きたこと．海と月社）

チャプター43

1. Eugenia Leigh, "Gold," *Pleiades: Literature in Context*, Summer 2020.

監訳者あとがき

ステファニー・フー著『私の骨が知っていること』の原書に初めて目を通したのは、札幌を旅行中のことでした。トラウマ本を読む際はいつもなのですが、内容が重く、長くて疲れるのではないかと、少々構えていました。しかし、「……この本はハッピーエンドです」という冒頭からのネタバレがあって、少し安堵したのを覚えています。アミューズメントパークかと思うような新千歳空港に着くまでの間、私はこの本に没頭し、まるで自分のことのように感じながら、惹きこまれて読みました。

本書の内容を補足し、読者の皆様の理解を深めるために、以下パートごとの解説を記します。

＊

プロローグは、複雑性PTSDという診断名を告げられたところから始まります。複雑性PTSDとはトラウマによってもたらされた繰り返される対人間での弊害のことで、そのなかでも生育過程での苦しみによる生理学的、心理学的影響を発達性トラウマと言います。後のチャプターを読んでいくと、誰もが多かれ少なかれ世代間伝播されたトラウマの影響を受けていることがわかってきます。そして、著者はそれに果敢に取り組む決意をするのです。

I部では、彼女のACE（小児期逆境体験）について綴られています。2歳半でマレーシアからアメリカ西海岸のサンノゼに移住し、両親からの身体的・心理的虐待やネグレクトを受けながらも、なんとか生き延びた著者。母親からの躾《しつけ》と言う名の暴力の影響は、のちにフラッシュバックや過覚醒、パニックの形をとり彼女を悩ませるものとなります。親が、自分自身の発達性トラウマに苦しみ、同調されたかかわりやつながりといったアタッチメントが提供できなければ、その子どもは身体や情動の調整が難しくなって当然なのです。環境がいかに失敗していても、子どもは「自分が悪い」、「自分が壊れている」、「もっといい子になれば」と自分を変えようと努力し、なんとか「親に愛されている」と希望を持ちます。これが否定的な自己概念、対人関係の不安定など、のちの生きづらさになるのです。

両親が離婚したのち、父親との生活が始まりますがうまくいきません。命を危険に晒される場面はハラハラして、読んでいて息を飲みました。そして彼女はやがて行き場のない怒りを周囲に向けていくようになります。親や周囲のサポートが必要な多感な時期を、たった一人で暮らしながら、高校、大学を卒業します。そのなかでジャーナリズムという才能が彼女を支え、アンガーマネジメントや、不安を見ないための仕事への集中によって、表向きは成功を収めました。本文にもあるように、「レジリエンスは『成功』と同義語」と考え生きてゆきましたが、やがて自分のことを不当に扱う上司の下で「不安と鬱のアンハッピーセット」が影響力を増していきます。「仕事は救いではなく症状だ」という気づきがあって退職することから、彼女の複雑性トラウマの治癒の旅が始まることになります。

II部は、健全な自己への実践です。ジャーナリストとして自分の複雑性PTSDについてリサーチし、エクササイズ、食事、といった健康な生活を模索します。心の不安に取り組もうとセラピストを探し、EMDRを試し、自分の幼い、アタッチメントを求める部分と出会います。ただ、その部分と日常においてどう関係を保っていくか、大人の自己の強化が十分ではなかったため、旧友とニューヨークで再会したときに、幼い、アタッチメントを求める部分が反応してしまうというエピソードが描かれます。発達性トラウマの場合、自己調整力、主体性、内的協働や協調といった心理・生物学的能力向上によるサポートなしに、トラウマ的記憶や場面に取り組むのは荒治療だといってもいいでしょう。

そして彼女は、まず生理学的能力に取り組みます。瞑想、マインドフルネス、陰ヨガといった自己調整力を高めるものを試していくのです。本文にも出てくるようにナビゲーションされ、ガイドされたマインドフルや瞑想やヨガは、サバイバーにとって俯瞰する力を高めてくれます。ただ、一人で闇雲に試すのでなく実施することが大事です。

Ⅲ部では「心躍る谷」と呼ばれたサンノゼに向かいます。そこでは、移民トラウマ、自身のルーツである歴史トラウマなど、発達性トラウマの原因を、歴史、社会的・経済的背景も含めて探っていきます。エピゲノムやDNAメチル化といったトラウマの世代間伝播を検証し、「自分の骨が知っていることを文字にしたい。その贈り物が役に立つときは使い、役に立たない時でもそれを理解したいし、受け入れてあげたい」と自己受容が高まっていくのでした。心理的能力の向上です。

Ⅳ部では、父との絶縁のエピソードと、絶縁にまつわる研究が紹介されています。多くのトラウマサバイバーが、大人になってからの原家族との距離感や境界といったものに、悩みを抱えています。実際に物理的につながることだけが治癒なのではなく、距離をある程度とったり関係を断ったりすることも、健全な修復の一部であることに言及しておきたいと思います。

セラピーに行き詰りながらも、瞑想を通じて自分を愛することに少しずつ習熟してゆきます。またパートナーのジョーイとの関係によって、他者といながらも自分の声に気づけるようになり、バランス感覚を得ながら彼の家族の愛に心開いていく様子は、読んでいて涙が出てきます。

Ⅴ部では、セルフスージング（自己鎮静化）が効果を上げてきた矢先、子宮内膜症に苦しむことになります。しかし彼女のジャーナリスト魂は、婦人科系の疾患と発達性トラウマとの関連のリサーチへと向かうのです。内分泌系、免疫系、神経系は三つ巴の状態のものであり、相互に関係し機能していることが描かれます。彼女の、ただの患者、クライエント、消費者では終わらない姿勢を称賛したいと思います。そして彼女の、自分の役に立たないもの、無駄なものから離れられるという面も、彼女の発達性トラウマが治癒に向かった大事な要因であったと思います。

新たなセラピスト、ハム先生との出会いも非常に印象的です。ハム先生とのプロセスのなかで、さらに自分とつながりながら関係性にいるためのマイクロ分析をし、関係性の修復とはニュアンスを帯びたものであることを学んでいきます。最後の彼女の結婚式では、自分自身のコミュニティとしてのつながりを再確認する感動的なシーンがあります。

＊

本書を読み、セラピストとしてもサバイバーとしても思うのは、発達性トラウマの治癒とはいわば、「Ｉ ａｍ ｇｏｏｄ！」に辿り着く旅路だということです。親ガチャ、教師ガチャ、様々なガチャを経験し、そして最後にセラピストガチャが待ち構えている。そんなかを進むのはとても骨の折れる道のりです。そしてやっと辿り着いたところに、「自分は壊れてなどいなかった」という事実があるのです。

パンデミックの最中に発見した彼女の気づきもまた、興味深いものです。複雑性ＰＴＳＤに関して、従来の前頭前野がシャットダウンされる説とは真逆なことが起きていることに気づくのです。実は複雑性ＰＴＳＤに苦しむ人はピンチのとき超理性的に対処できる能力があるのだという研究が、彼女をさらに勇気づけます。

なお著者はインスタグラムなどで本書の後のことについても近況や情報を発信しています。出産や育児、執筆、複雑性ＰＴＳＤへの啓蒙活動も、写真とともに投稿されています（instagram: @foofoofoo）。

＊

この壮大な物語の翻訳を担当してくださった菅田眞之介様のご尽力に心から感謝を述べたいと思います。一つ一つの訳注から丁寧な作業が伝わってきました。訳語の選定が不正確な点は監訳者の未熟さによるものです。お叱りやご指導を賜れば幸いです。岩崎学術出版社の編集を担当してくださるＳ様には、いつも迅速で的確な御助言をいただき、調整していただき、心より感謝を申し上げます。

最後に、サバイバーの皆さまへ。本書の著者のようにたくさんの難しいところを通っていきながらあきらめない姿勢に、私はいつも尊敬を覚えます。なるだけ臨床家として近道をお教えできればと思いつつ、力不足の点はご容赦ください。発達性トラウマを抱える方々にとって、そしてその支援者の方々にとって、本書が、一筋の光となれば幸いです。

２０２５年春、吉日　浅井咲子

訳者あとがき

まず初めに、本書における訳注の多さを読者の皆様にご容赦いただければと思います。本書は著者ステファニー・フーによる、複雑性PTSDとの奮闘を記したエッセイかつ自伝ですが、そのドキュメンタリー性に伴って、日常レベルの現代アメリカ文化ひいては現代マレーシア文化が自然と現れ出ており、その点においても読み物として面白いと感じましたので、できる限りの固有名詞に訳注を付けさせていただきました。もしプレタ・マンジェが日本に再上陸した暁には読者の皆様に「これがステファニーの評価を一変させたチキンパルメザンラップか」と本書に思いを馳せつつ食べていただければ幸いです。

本書の原著は、通販サイトのアマゾンにおいて2022年上半期「ベスト20」の一冊に選ばれたとのことです。お読みいただいてわかる通り、現代社会の空気感がありありと表現されている、と言えるのではないでしょうか。もちろん、アメリカにおけるアジア人と日本における日本人では環境もなにも違うことは承知ですが、私が原著を読んだ時、その「違い」ではなく、何度も「共感」させられたことに驚かされました。読者の皆様も同じように感じたのではないかと思います。その「空気感」は時代性と見ることもできますし、むしろ普遍的であると見ることもできるでしょう。現代においてはインターネットによって国境を越えてその「空気感」が平準化したと見ることもできます。いずれにせよ、ステファニーが感じたような空気感や気持ちを、ここ日本でも味わっている人は多いはずです。そういう意味でも本書は日本で読まれる意義があるのではないでしょうか。

一方で私は、ステファニーの父親にも感情移入したことを自白します。もちろん、車での〝テロ行為〟は理解の範疇を超えていますが、それ以外のシチュエーションにおける彼の振る舞いや言動から、個人的には所謂「人間味」を感じました。彼の行い、例えば「自分にどうして欲しいのかのリストを作ってくれと求める」などは、同じ状況になったら必ずしも自分はそうしないかと問われると、あるいは同じことをしてしまうかもしれないと思いました。それに対するステファニーの正論による糾弾は、私自身に向けられているようで、人知れずうつむきながら訳したのを覚えています。

そして驚き。本書には学術的研究結果からの引用が何度もなされていますが、そのいくつもが信じがたい内容となっています。加えてEMDRです。経験のない人間からすれば興味深いことこの上ない心理療法です。人間の身体とはかくも不思議なものなのかと感じざるを得ませんでした。

こうしたあらゆる興味深さが本書には詰まっています。ごく個人的な話にはなってしまいますが、私は本書の翻訳と並行して、とある人間関係の苦難に立たされていました。詳しいことは伏せますが、その折には本書を参考にして、あるいは教訓にして立ち向かいました。時には相手方をステファニーに重ね合わせ配慮し、時には自分をステファニーの父親に重ね合わせ反省しました。ハム先生を見習い、彼の特殊なコミュニケーション方法を取り入れようともしました。いずれも失敗に終わってしまいましたが、それからというもの、本書の終盤の訳に取り掛かっている時は「この本を訳すためにあの一連の経験はもたらされたのだ」とすら思うようになりました。これは私にだけ当てはまることではないと思います。本書で語られていることは、現代を生きる上での参考資料として少なからず役立つはずです。それは、複雑性PTSDに悩まされている方に限定されることでもありません。生きる上で、必ず直面する類いの苦悩が本書には記されていると、私は思っています。

最後になりますが、本書の翻訳のご依頼をくださった編集者のMさん、後任編集者のSさん、訳文を監訳いただいた浅井咲子先生、そして著者であるステファニー・フー先生に、心よりお礼申し上げます。

菅田眞之介

著者について

ステファニー・フー Stephanie Fooは作家、ラジオプロデューサーで、直近で代表されるものとしては「ディス・アメリカン・ライフ」があります。彼女の作品は「スナップ・ジャッジメント」、「リプライ・オール」、「99％インビジブル」、「レディオラブ」で放送され、彼女の文章は「ヴォックス」や「ニューヨークタイムス」に掲載されています。著名な講演者およびインストラクターである彼女は、コロンビア大学で教鞭をとり、サンダンス映画祭からミズーリ州精神保健局まで、さまざまな場所で講演してきました。彼女はニューヨークに住んでいます。

stephaniefoo.me

Twitter（現X）：@imontheradio

Instagram: @foofoofoo

監訳者略歴

浅井 咲子（あさい さきこ）

公認心理師、神経自我統合アプローチ（NEIA）開発者。

外務省在外公館派遣員として在英日本国大使館に勤務後、米国ジョン・F・ケネディ大学大学院カウンセリング心理学修士課程修了。現在、セラピールーム「アート・オブ・セラピー」代表。トラウマによる後遺症を一人でも多くの人に解消してもらうべく多数の講演・講座を行っている。

著書に『今ここ神経系エクササイズ』（梨の木舎、2017年）、『いごこち神経系アプローチ』（梨の木舎、2021年）、『安心のタネの育て方』（大和出版、2021年）他がある。また、翻訳書にケイン＆テレール著『レジリエンスを育む』（共訳、岩崎学術出版社、2019年）、フィッシャー著『サバイバーとセラピストのためのトラウマ変容ワークブック』（岩崎学術出版社、2022年）、ヘラー＆カマー著『発達性トラウマ治癒のための実践ガイド』（岩崎学術出版社、2024年）他がある。

訳者略歴

菅田 眞之介（すがた しんのすけ）

フリーランス翻訳家。

1992年生まれ。法政大学経済学部経済学科卒。そののち翻訳専門校「フェロー・アカデミー」カレッジコースを卒業。

私の骨が知っていること
複雑性トラウマからの回復の記録

ISBN 978-4-7533-1258-0

監訳者
浅井 咲子

2025年4月21日　初版第1刷発行

印刷・製本 ㈱太平印刷社

発行 ㈱岩崎学術出版社
〒101-0062 東京都千代田区神田駿河台3-6-1
発行者　杉田 啓三
電話 03(5577)6817　FAX 03(5577)6837